Preventive Medicine

预防医学

主编 朱继民 蔡 琨

U0243119

中国科学技术大学出版社

内 容 简 介

本书为安徽省高等学校一流教材,由国内 7 所中医药大学联合编写。全书共 18 章,系统地介绍了预防医学的基本理论、基本知识和基本方法。

本书以群体健康为中心,以健康影响因素为重心,以病因研究方法和健康服务为桥梁,突出教材内容的统一整体性,以及各板块在预防医学中的地位、作用和板块间的相互关系,并融入思政和中医元素,旨在培养读者的预防医学思维和大卫生观念,更好地服务于立德树人教育根本任务。

本书适合高等医学院校中医学、针灸推拿学、中西医临床医学、护理学等本科专业及相关学科本科教育作教材使用,也可供相关专业研究生和科技工作者学习参考。

图书在版编目(CIP)数据

预防医学/朱继民,蔡琨主编.—合肥:中国科学技术大学出版社,2023.8
ISBN 978-7-312-05741-0

Ⅰ.预⋯　Ⅱ.①朱⋯ ②蔡⋯　Ⅲ.预防医学—高等学校—教材　Ⅳ.R1

中国国家版本馆 CIP 数据核字(2023)第 131326 号

预防医学
YUFANG YIXUE

出版	中国科学技术大学出版社
	安徽省合肥市金寨路 96 号,230026
	http://press.ustc.edu.cn
	https://zgkxjsdxcbs.tmall.com
印刷	安徽国文彩印有限公司
发行	中国科学技术大学出版社
开本	787 mm×1092 mm　1/16
印张	18.75
字数	445 千
版次	2023 年 8 月第 1 版
印次	2023 年 8 月第 1 次印刷
定价	52.00 元

编审委员会

前　　言

　　"预防为主"始终是我国卫生工作方针的重要内容。党的十八大以来更加强调"预防为主",并且"将健康融入所有政策"。健康中国建设理念的核心是从"以疾病为中心"向"以健康为中心"转变,贯彻预防为主的方针,提升国民健康水平。作为未来的医务工作者必须明白,医学不仅仅是疾病的治疗学,更是认识人类的生命现象,保护和促进健康的科学技术和实践活动。作为现代医学的重要组成部分,预防医学是所有医学院校非预防医学专业学生的必修课程。

　　预防医学课程主要涉及营养卫生、环境卫生、职业卫生、流行病学、卫生统计学、健康管理和疾病防控等内容。本书在坚持"三基五性"基本原则和保证预防医学知识架构完整的同时,打破原来知识板块的束缚,以群体健康为中心,以健康服务为主线,按照绪论、群体健康的描述、影响健康的因素、健康影响因素的研究方法、健康管理与健康服务的先后顺序安排章节内容,突出内容的统一整体性,以及各板块在预防医学中的地位、作用和板块间的相互关系,并适时融入思政元素和中医元素,培养读者的预防医学思维和大卫生观念,使本书更好地服务于立德树人教育根本任务。

　　本书是集体智慧和力量的结晶,也是校际合作、资源共享的创新成果。本书共18章,编写分工如下:第1章朱继民(安徽中医药大学),第2章李静、杨洁(安徽中医药大学),第3章崔宁(山东中医药大学),第4章高小娇(贵州中医药大学),第5章闫国立、王瑾瑾(河南中医药大学),第6章孙娜、李娟(陕西中医药大学),第7章齐宝宁、石瀚文(陕西中医药大学),第8章蔡琨(贵州中医药大学),第9章董菊、吴娟(南京中医药大学),第10章董菊、王均琴(南京中医药大学),第11章井珊珊(山东中医药大学),第12章闫国立、马晓梅(河南中医药大学),第13章陆婷婷(安徽中医药大学),第14章汪婷婷(安徽中医药大学),第15章李白坤(安徽中医药大学),第16章王东芳(山东中医药大学),第17章、第18章朱宇(安徽中医药大学)。朱继民、蔡琨担任主编,朱继民教授负责总纂和定稿,夏敏和闫国立担任主审。全部校稿工作由李白坤、李静和朱宇完成。

本书的出版得到安徽省教育厅质量工程项目(2021yljc074、2020SJSFJXZZ253、2019jxtd069、2022xxsfkc036)的支持和资助,参编院校领导和教务部门给予了热情的鼓励和支持,在此一并表示深切的感谢!诚然,尽管编审委员会的老师们作了极大的努力,对全部内容反复研讨、字斟句酌、缜密推敲,确保内容质量上乘,力争完美,但是限于学识能力,书中存在瑕疵和不足在所难免,恳请读者和同行不吝赐教。

朱继民

2023 年 5 月 6 日

目　　录

前言 ……………………………………………………………………………（ⅰ）

第1章　绪论 ………………………………………………………………（1）

1.1　健康状态 ……………………………………………………………（1）

1.1.1　健康概述 ………………………………………………………（1）

1.1.2　健康决定因素 …………………………………………………（3）

1.1.3　健康权 …………………………………………………………（3）

1.2　预防医学 ……………………………………………………………（4）

1.2.1　概念 ……………………………………………………………（4）

1.2.2　特点 ……………………………………………………………（5）

1.2.3　与公共卫生的联系与区别 ……………………………………（5）

1.3　预防控制策略 ………………………………………………………（6）

1.3.1　疾病自然史 ……………………………………………………（6）

1.3.2　三级预防 ………………………………………………………（6）

1.3.3　五层次预防 ……………………………………………………（8）

1.3.4　中医预防 ………………………………………………………（8）

1.4　预防医学发展 ………………………………………………………（9）

1.4.1　发展简史 ………………………………………………………（9）

1.4.2　发展趋势 ………………………………………………………（10）

1.4.3　学习预防医学的目的 …………………………………………（11）

第2章　群体健康描述 ……………………………………………………（15）

2.1　群体健康描述指标 …………………………………………………（15）

2.1.1　发病与患病指标 ………………………………………………（15）

2.1.2　死亡与存活指标 ………………………………………………（17）

2.1.3　疾病负担指标 …………………………………………………（19）

2.2　群体健康分布形式 …………………………………………………（19）

2.2.1　人群分布 ………………………………………………………（20）

2.2.2　时间分布 ………………………………………………………（24）

2.2.3 地区分布 ······ (26)
2.2.4 移民流行病学 ······ (29)
2.3 流行强度 ······ (30)
2.3.1 散发 ······ (30)
2.3.2 流行 ······ (30)
2.3.3 暴发 ······ (30)

第3章 描述性研究 ······ (32)
3.1 描述性研究概述 ······ (32)
3.1.1 概念 ······ (32)
3.1.2 特点 ······ (32)
3.1.3 用途 ······ (33)
3.2 现况研究 ······ (33)
3.2.1 概述 ······ (33)
3.2.2 类型与用途 ······ (34)
3.2.3 设计与实施 ······ (35)
3.2.4 常见偏倚及其控制 ······ (37)
3.2.5 优缺点 ······ (37)
3.3 生态学研究 ······ (38)
3.3.1 概述 ······ (38)
3.3.2 类型与用途 ······ (38)
3.3.3 优缺点 ······ (39)

第4章 筛检试验 ······ (42)
4.1 概述 ······ (42)
4.1.1 概念 ······ (42)
4.1.2 分类与应用原则 ······ (43)
4.2 设计与实施 ······ (44)
4.2.1 确定金标准 ······ (44)
4.2.2 选择研究对象 ······ (44)
4.2.3 估计样本量 ······ (44)
4.2.4 确定临界值 ······ (45)
4.2.5 平行盲法检测 ······ (46)
4.2.6 常见偏倚 ······ (46)
4.3 评价 ······ (47)
4.3.1 真实性评价 ······ (47)

　　　4.3.2　可靠性评价 ………………………………………………………（49）

　　　4.3.3　收益 …………………………………………………………………（50）

　　4.4　提高试验效率的方法 ………………………………………………………（51）

　　　4.4.1　选择患病率高的人群 ……………………………………………（51）

　　　4.4.2　采用联合试验 ………………………………………………………（51）

第5章　饮食与健康 …………………………………………………………………（54）

　　5.1　人体需要的能量和营养素 ………………………………………………（54）

　　　5.1.1　能量与宏量营养素 …………………………………………………（55）

　　　5.1.2　微量营养素 …………………………………………………………（62）

　　　5.1.3　水 ……………………………………………………………………（67）

　　5.2　各类食物的营养价值 ………………………………………………………（67）

　　　5.2.1　食物营养价值的评价及意义 ……………………………………（67）

　　　5.2.2　各类食物的营养价值 ………………………………………………（69）

　　5.3　平衡膳食与合理营养 ………………………………………………………（72）

　　　5.3.1　合理营养的概念与要求 ……………………………………………（73）

　　　5.3.2　膳食营养素参考摄入量 ……………………………………………（73）

　　　5.3.3　膳食结构与健康 ……………………………………………………（74）

　　　5.3.4　膳食指南与膳食宝塔 ………………………………………………（76）

　　5.4　人群营养状况评价 …………………………………………………………（79）

　　　5.4.1　膳食调查 ……………………………………………………………（79）

　　　5.4.2　人体测量 ……………………………………………………………（80）

　　　5.4.3　临床检查 ……………………………………………………………（81）

　　　5.4.4　实验室检查 …………………………………………………………（82）

　　　5.4.5　综合评定 ……………………………………………………………（83）

　　5.5　食品安全 ………………………………………………………………………（84）

　　　5.5.1　食品安全概述 ………………………………………………………（84）

　　　5.5.2　常见食品污染及其预防 ……………………………………………（85）

　　　5.5.3　食品添加剂及其管理 ………………………………………………（87）

　　　5.5.4　食品安全监督管理 …………………………………………………（89）

　　5.6　食源性疾病及其预防 ………………………………………………………（91）

　　　5.6.1　食源性疾病概述 ……………………………………………………（91）

　　　5.6.2　食物中毒及其预防与控制 …………………………………………（93）

第6章　自然环境与健康 …………………………………………………………（98）

　　6.1　空气环境与健康 ……………………………………………………………（98）

6.1.1 大气的特征及其卫生学意义 ………………………………（99）

6.1.2 大气污染与健康 …………………………………………（100）

6.1.3 大气污染对健康的危害 …………………………………（101）

6.1.4 大气污染控制措施 ………………………………………（103）

6.1.5 室内空气污染对健康的影响及其防护措施 ……………（104）

6.2 水环境与健康 …………………………………………………（107）

6.2.1 水源的种类及其卫生学特征 ……………………………（107）

6.2.2 水质的性状和评价指标 …………………………………（108）

6.2.3 水污染引起的健康危害及其防治措施 …………………（110）

6.2.4 生活饮用水的卫生要求及水质标准 ……………………（112）

6.2.5 生活饮用水的常规净化 …………………………………（114）

6.3 土壤、地质环境与健康 ………………………………………（116）

6.3.1 土壤的概念 ………………………………………………（116）

6.3.2 生物地球化学性疾病 ……………………………………（116）

6.3.3 土壤污染对健康的影响及其防护措施 …………………（120）

第7章 工作环境与健康 ………………………………………………（125）

7.1 职业性有害因素与职业性病损 ………………………………（125）

7.1.1 职业性有害因素 …………………………………………（125）

7.1.2 职业性病损 ………………………………………………（127）

7.1.3 职业性损害的三级预防 …………………………………（132）

7.1.4 职业性有害因素的预防与控制 …………………………（133）

7.2 常见职业病的预防与控制 ……………………………………（133）

7.2.1 铅中毒 ……………………………………………………（134）

7.2.2 汞中毒 ……………………………………………………（136）

7.2.3 一氧化碳中毒 ……………………………………………（137）

7.2.4 苯中毒 ……………………………………………………（139）

7.2.5 生产性粉尘与矽肺 ………………………………………（140）

7.2.6 中暑 ………………………………………………………（143）

7.2.7 噪声 ………………………………………………………（145）

7.3 职业卫生服务 …………………………………………………（147）

7.3.1 概念 ………………………………………………………（147）

7.3.2 实施原则 …………………………………………………（148）

7.3.3 基本内容 …………………………………………………（148）

7.3.4 职业健康监护的概念 ……………………………………（148）

7.3.5 职业健康监护的基本内容 ………………………………（148）

第8章　社会-心理-行为因素与健康 ·· (153)

　8.1　社会因素与健康 ·· (153)

　　8.1.1　健康社会决定因素模型 ·································· (153)

　　8.1.2　经济发展与健康 ·· (154)

　　8.1.3　社会关系与健康 ·· (155)

　　8.1.4　社会文化与健康 ·· (156)

　8.2　心理、行为生活方式与健康 ······························ (157)

　　8.2.1　心理因素与健康 ·· (157)

　　8.2.2　行为生活方式与健康 ·································· (158)

　　8.2.3　行为心理问题的干预 ·································· (160)

　8.3　心身疾病的预防与控制 ·· (160)

　　8.3.1　心身疾病概述 ··· (160)

　　8.3.2　心身疾病的诊断 ·· (161)

　　8.3.3　心身疾病的治疗 ·· (161)

　　8.3.4　心身疾病的预防 ·· (162)

第9章　分析性研究 ·· (165)

　9.1　病例对照研究 ·· (165)

　　9.1.1　概述 ·· (165)

　　9.1.2　研究设计与实施 ·· (167)

　　9.1.3　资料收集、整理与分析 ································ (169)

　　9.1.4　常见偏倚及其控制 ······································ (172)

　　9.1.5　优点与局限性 ··· (174)

　9.2　队列研究 ·· (174)

　　9.2.1　概述 ·· (174)

　　9.2.2　研究设计与实施 ·· (177)

　　9.2.3　资料收集与随访 ·· (179)

　　9.2.4　资料整理与分析 ·· (180)

　　9.2.5　常见偏倚及其控制 ······································ (183)

　　9.2.6　优点与局限性 ··· (183)

第10章　实验流行病学 ·· (186)

　10.1　概述 ··· (186)

　　10.1.1　概念 ·· (186)

　　10.1.2　基本特点与用途 ·· (186)

　　10.1.3　主要类型 ·· (187)

10.2 临床试验 ……………………………………………………………… (188)

10.2.1 概念与分期 ………………………………………………… (188)

10.2.2 设计与实施 ………………………………………………… (189)

10.2.3 资料整理与分析 …………………………………………… (194)

10.2.4 偏倚及控制 ………………………………………………… (195)

10.2.5 中医药临床试验实例 ……………………………………… (196)

10.3 现场试验和社区试验 …………………………………………………… (197)

10.3.1 概述 ………………………………………………………… (197)

10.3.2 研究实例 …………………………………………………… (198)

10.3.3 设计与实施注意事项 ……………………………………… (199)

10.4 优缺点 …………………………………………………………………… (199)

第 11 章 健康管理 ……………………………………………………………… (201)

11.1 概述 ……………………………………………………………………… (201)

11.1.1 健康管理的定义 …………………………………………… (201)

11.1.2 健康管理的产生背景 ……………………………………… (201)

11.1.3 健康管理的性质和特点 …………………………………… (202)

11.1.4 我国健康管理的兴起与发展 ……………………………… (203)

11.2 健康管理的环节 ………………………………………………………… (204)

11.2.1 收集健康信息 ……………………………………………… (204)

11.2.2 评估健康风险 ……………………………………………… (204)

11.2.3 制订和实施干预计划 ……………………………………… (205)

11.3 健康管理的策略 ………………………………………………………… (207)

11.3.1 行为和生活方式管理 ……………………………………… (207)

11.3.2 需求管理 …………………………………………………… (208)

11.3.3 疾病管理 …………………………………………………… (208)

11.3.4 灾难性病伤管理 …………………………………………… (208)

11.3.5 残疾管理 …………………………………………………… (209)

11.3.6 综合健康管理 ……………………………………………… (209)

第 12 章 社区卫生服务 ………………………………………………………… (211)

12.1 概述 ……………………………………………………………………… (211)

12.1.1 社区的定义 ………………………………………………… (211)

12.1.2 社区卫生服务的定义 ……………………………………… (212)

12.1.3 社区卫生服务的特点 ……………………………………… (212)

12.2 社区卫生服务的内容 …………………………………………………… (213)

12.2.1　基本公共卫生服务 ··· (213)

12.2.2　基本医疗服务 ·· (214)

12.3　社区卫生服务的实施 ·· (215)

12.3.1　机构设置与执业登记 ·· (215)

12.3.2　社区卫生服务的人员配备 ·· (215)

12.3.3　社区卫生服务的诊疗科目 ·· (215)

12.3.4　社区卫生服务的对象 ·· (216)

12.3.5　社区卫生服务的方式 ·· (216)

12.3.6　社区卫生服务绩效评价 ·· (217)

12.4　中医药在社区卫生服务中的意义和应用 ·· (217)

12.4.1　基本原则 ·· (217)

12.4.2　基本内容 ·· (218)

12.4.3　独特优势 ·· (219)

第 13 章　临床预防服务 ··· (221)

13.1　概述 ··· (221)

13.1.1　临床预防服务的概念 ·· (221)

13.1.2　临床预防服务的原则 ·· (221)

13.1.3　临床预防服务的特点与工作要点 ·· (222)

13.1.4　临床预防服务的优势 ·· (222)

13.2　临床预防服务的内容 ·· (223)

13.2.1　健康咨询 ·· (223)

13.2.2　健康筛检 ·· (223)

13.2.3　免疫接种 ·· (224)

13.2.4　化学预防 ·· (225)

13.2.5　预防性治疗 ·· (225)

13.3　临床预防服务的实施 ·· (225)

13.3.1　健康信息收集 ·· (225)

13.3.2　健康风险评估 ·· (226)

13.3.3　制订健康维护计划 ·· (226)

13.3.4　实施健康维护计划 ·· (228)

第 14 章　传染病的预防与控制 ··· (231)

14.1　传染病概述 ·· (231)

14.1.1　概念与分类 ·· (231)

14.1.2　流行概况 ·· (232)

14.1.3 影响传染病流行过程的因素 …………………………………… (233)

14.2 传染病发生与流行的基本条件 ……………………………………… (233)

14.2.1 病原体与宿主 …………………………………………………… (233)

14.2.2 流行过程的三个环节 …………………………………………… (234)

14.3 传染病的预防与控制 ………………………………………………… (237)

14.3.1 防控措施 ………………………………………………………… (237)

14.3.2 计划免疫与预防接种 …………………………………………… (238)

14.4 常见传染病的预防与控制 …………………………………………… (240)

14.4.1 结核病的预防与控制 …………………………………………… (240)

14.4.2 艾滋病的预防与控制 …………………………………………… (241)

14.4.3 新冠肺炎的预防与控制 ………………………………………… (242)

第 15 章 慢性非传染性疾病预防与控制 ……………………………………… (245)

15.1 慢性病概述 …………………………………………………………… (245)

15.1.1 流行概况 ………………………………………………………… (245)

15.1.2 危险因素 ………………………………………………………… (246)

15.2 慢性病预防与控制策略及措施 ……………………………………… (248)

15.2.1 国际慢性病防治策略 …………………………………………… (248)

15.2.2 我国慢性病防治策略及措施 …………………………………… (249)

15.3 慢性病管理 …………………………………………………………… (250)

15.3.1 概述 ……………………………………………………………… (250)

15.3.2 自我管理 ………………………………………………………… (251)

15.4 常见慢性病的三级预防 ……………………………………………… (252)

15.4.1 糖尿病 …………………………………………………………… (252)

15.4.2 高血压 …………………………………………………………… (253)

15.4.3 恶性肿瘤 ………………………………………………………… (253)

15.4.4 慢性阻塞性肺疾病 ……………………………………………… (254)

第 16 章 伤害预防与控制 ……………………………………………………… (258)

16.1 伤害概述 ……………………………………………………………… (258)

16.1.1 定义 ……………………………………………………………… (258)

16.1.2 分类 ……………………………………………………………… (259)

16.1.3 测量指标与研究方法 …………………………………………… (261)

16.2 伤害流行病学特征 …………………………………………………… (261)

16.2.1 全球流行病学特征 ……………………………………………… (261)

16.2.2 国内流行病学特征 ……………………………………………… (262)

16.2.3　伤害发生的影响因素 ··· （263）

16.3　伤害的预防与控制 ··· （263）

16.3.1　预防策略 ··· （263）

16.3.2　预防措施 ··· （264）

16.3.3　常见伤害类型的主要预防措施 ··· （266）

第 17 章　突发公共卫生事件预防与控制 ··· （270）

17.1　突发公共卫生事件概述 ·· （270）

17.1.1　相关概念 ··· （270）

17.1.2　特征 ··· （271）

17.1.3　分类 ··· （272）

17.1.4　分级 ··· （272）

17.2　突发公共卫生事件预防与控制 ··· （274）

17.2.1　处理原则 ··· （274）

17.2.2　预防控制措施 ·· （275）

第 18 章　医源性疾病预防与控制 ·· （278）

18.1　医源性疾病概述 ··· （278）

18.1.1　相关概念 ··· （278）

18.1.2　分类 ··· （279）

18.1.3　医院内感染的种类 ·· （280）

18.1.4　医院内感染的传播途径 ··· （281）

18.2　医源性疾病预防与控制 ·· （281）

参考文献 ··· （284）

第1章 绪　　论

学习目的:掌握预防医学的定义与特点、三级预防策略的基本内容;熟悉健康的定义、现代医学模式、预防医学的内容;了解预防医学的发展史及与公共卫生的联系和区别、我国的卫生工作方针及疾病预防策略、三级预防策略与中医治未病的联系,学习预防医学的目的。

知识要点:健康观,预防医学的定义与特点,三级预防策略,预防医学与公共卫生的联系和区别。

医学是人类在生存和发展过程中与各种危害健康因素的长期斗争中,形成和发展起来的处理健康相关问题的学科群,其终极目标是维护和促进人类健康、防治疾病、延年益寿、提高生命质量。为更好地实现该目标,医学逐渐形成了三个一级学科,即基础医学(basic medicine)、临床医学(clinical medicine)和预防医学(preventive medicine),其中基础医学是从次个体(如器官、组织、细胞等)的角度研究人的生命和疾病现象本质及其规律的学科,临床医学是从个体(病人)的角度对疾患(有关身体或心理上的疑问、不适或疾病)加以诊断、治疗的学科,预防医学则是从群体的角度研究疾病的防控策略与措施的学科。它们既有分工,又有联系,并且相互渗透。"在卫生服务逐渐从'以疾病为中心'转变为'以健康为中心'的今天,医学发展将重在预防"的观点,已经成为国内外医学界的共识。预防为主,防治结合,中西医并重,把健康融入所有政策是我国人民健康幸福的有力保障。

1.1　健　康　状　态

1.1.1　健康概述

1. 健康定义

健康(health)是一种状态,不同时期人们对健康的认识和理解不同。传统的健康观认为"无病即健康",主要指躯体健康;1948 年世界卫生组织(WHO)提出三维健康的概念:健康是身体、心理和社会适应的完好状态(well-being),而不仅仅是没有疾病或不虚弱;1990 年 WHO 又提出四维健康的概念:一个人只有在躯体、心理、社会和道德等各个方面均健康,才算是完全健康。躯体健康主要指无伤残、无病痛(利用当代科技手段对人体进行观察和测定,未发现异常),心理健康主要指精神与智力正常(能正确认识和评价自己、正确认识环境,且能尽快使自己的心理与环境相协调与平衡),社会健康主要指良好的人际关系和社会适应能力(个人能力在社会系统内得到充分发挥,能有效地扮演与其身份相适应的角色,个人行为与社会规范相一致),道德健康主要指有良好的自律能力、不损人利己等。

可见,随着医学的发展,健康观(人们在特定医学模式指导下对健康的整体性认识)的内涵不断丰富,外延不断扩展。健康观的方向已由消极的治疗疾病保护健康,发展到积极地预防疾病促进健康;健康观的维度由生理健康逐渐扩展到心理健康,由身体健康扩展到社会健康,甚至是道德意义上的健康;健康观的范围由个体健康扩大到群体健康。

2. 医学模式

在一定的社会历史条件下,人们观察、分析和处理各种问题的标准形式和方法称为模式。医学模式(medical model)则是观察、分析和处理医学有关问题的基本思想和主要方法,在不同的历史阶段和科学发展水平条件下,医学模式也不尽相同。从原始人类到近代以来的漫长医学实践中,医学模式不断丰富、深化和完善,如前期的神灵主义医学模式(认为人的健康与生命是上帝神灵所赐,疾病与灾祸是天谴神罚)、自然哲学医学模式(应用自然现象的客观存在和发展规律认识疾病和健康问题)、机械论医学模式(把人比作机器,忽视了生命的极其复杂性、人的社会性和生物特性),后期的生物医学模式和生物-心理-社会医学模式对医学发展的影响深远。

(1) 生物医学模式(biomedical model)

即从人的生物属性出发,解释和处理健康与疾病问题的整体思维方法和行为方式。该模式认为每种疾病都必然可以在器官、细胞或分子水平上找到可以测量的形态、结构或功能的改变,都可明确生物的、物理的或化学的特定原因,都应该能够找到相应的生物学治疗手段。生物医学模式在保护人类健康以及对医学进一步发展的影响中,发挥了重大促进作用。但该模式只注意人体疾病的生物因素,忽视了许多重要的心理因素与社会因素对健康状态的影响,从而逐渐凸显其片面性及局限性。

(2) 生物-心理-社会医学模式(bio-psycho-social medical model)

即从人的生物属性、心理因素和社会属性等角度,解释和处理健康与疾病问题的整体思维方法和行为方式。该模式认为人体主要是由生物因素、心理因素、社会因素共同构成的统一整体,共同制约着人类健康和疾病,有时某个因素起主导作用,但三者是相互影响的。健康和疾病具有互相转化和延续的特点。要维持和促进健康,治疗疾病,除了注重生物因素外,不能忽视心理因素和社会因素。该模式促进了临床医学的历史性变革,其核心是突出社会因素的主导性作用,强调医学的发展方向是从研究疾病到研究健康。该模式对卫生服务也产生了重要影响:① 从治疗服务扩大到临床预防服务;② 从技术服务扩大到社会服务;③ 从院内服务扩大到院外服务;④ 从生理服务扩大到心理服务。

生物医学模式和生物-心理-社会医学模式的出现是医学模式的两次飞跃。前者标志着近代实验医学的确立和大发展,使研究和处理健康与疾病问题的手段从感官和实地观察上升为以科学实验为主,使对人体生命现象、健康和疾病的认识和理解从"知其然,而不知其所以然"升华为"不仅知其然,而且知其所以然"。后者标志着现代整体医学观的建立,即在医学实践中,人们认识到人是一个整体,不仅具有自然的生物属性,而且还具有复杂的社会属性。在研究和处理健康与疾病问题时,不仅要考虑生物与理化因素的影响,而且也需重视社会和心理因素的作用。随着医学实践的不断深入,尤其是伴随 SARS、新冠肺炎疫情①等重大公共卫生事件的出现,人们还提出了生态医学模式、生物-心理-社会-生态医学模式等,以强调环境和生态科学在维护人体健康中的作用。

1.1.2 健康决定因素

健康是个人幸福生活和开心工作的前提,拥有健康身心的人,更容易保持乐观,而乐观正是培养积极生活态度不可缺少的条件。健康也是人全面发展的基础,关系到千家万户的幸福。要获取健康减少疾病,就需要了解决定个体和人群健康状态的因素,即健康决定因素(determinants of health)。按对健康影响程度的大小,可将众多健康决定因素归为四大类:行为生活方式(约为 40%)、人类生物学因素(约为 30%)、环境因素(约为 20%)及卫生服务因素(约为 10%)。诚然,人类生物学因素、环境因素和卫生服务因素等靠个人的力量去改变效果甚微,但每个人的健康仍然主要掌握在自己手里,因为个人行为生活方式对自身健康的贡献很大。

因此,养成健康的行为生活方式是获取健康并维持和促进健康的有效方法。WHO 也倡导人们合理膳食、适量运动、心理平衡和戒烟限酒等,以养成良好的健康行为生活方式;避免静坐生活方式、网络成瘾、作息不规律、药物滥用、不洁性行为等不健康行为生活方式的形成。

1.1.3 健康权

健康是人的基本权利,是有质量生活的基础,是人生最宝贵的财富之一,也是社会进步的重要标志和潜在动力。健康权(health right)是享受最高而能获得之健康标准,是指政府必须创造条件使人人能够尽可能健康。WHO(1986)在《渥太华宪章》中重申:应将健康看作日常生活的资源。联合国经济、社会、文化权利委员会(2000)指出:健康权不仅包括及时和适当的卫生保健,而且包括决定健康的基本因素,如享有安全的饮水和适当的卫生条件,充足的安全食物、营养和住房供应,符合卫生的职业和环境条件以及获得卫生方面的教育和信息,包括性和生殖卫生的教育和信息。任何法人、组织和个人都要尊重公民的健康权利。国家发展卫生事业,实行医疗保障制度等,都是对公民权利的尊重和保护。

健康不仅是个人身体素质的体现,也是社会和个人的资源;健康既是自己的,也是家人

---

① 新冠肺炎,2020 年 12 月 26 日被更名为新型冠状病毒感染。经国务院批准,自 2023 年 1 月 8 日起,解除对新型冠状病毒感染采取的《中华人民共和国传染病防治法》规定的甲类传染病预防、控制措施。

的,还是社会和国家的。所以,我们每个人在享有健康权的同时,也有责任和义务维护和促进健康;同样,国家机构和社会团体等对人们健康也一样负有责任。

1.2 预防医学

预防医学作为现代医学三大支柱之一,是医学教育不可或缺的重要组成部分。在以心脑血管疾病、恶性肿瘤和糖尿病为代表的慢性非传染性疾病成为危害人类健康的主要病种时,预防比治疗更有价值和意义。在以健康为中心的卫生服务理念下,预防医学的重要作用将日益凸显。

1.2.1 概念

1. 定义

预防医学是以人群为研究对象,以"环境-人群-健康"为工作模式,运用现代科学理论和方法,探索环境因素对人群健康的影响及其规律,制定预防策略和措施,消除和控制危险因素,以达到预防与控制疾病、促进健康、提高生命质量和延年益寿的一门学科。

2. 内容

预防医学是一门相对独立的学科,具有完整的理论体系;其涉及范围广泛,主要包括流行病学、卫生统计学、环境卫生学、职业卫生学、营养与食品卫生学和疾病监测与预防控制等,它们相互融合构成了预防医学的基本架构:一个中心(人群健康)、一个重心(人群健康的影响因素)、一座桥梁(健康影响因素的研究方法和健康促进与疾病防控的策略与措施)。按照在学科中所发挥的作用,可划分为四个板块:

(1) 人群健康的描述

人群健康通常称为群体健康。主要包括发病率、患病率、死亡率等疾病与死亡测量指标,疾病的人群分布、地区分布和时间分布等分布形式,散发、暴发、流行等流行强度指标,以及描述性研究和筛检试验等描述群体健康的方法(属于流行病学的范畴),主要用于识别和展现疾病的群体现象,为进一步的病因研究提供线索等,是预防医学工作的起始点,详见本书第2章至第4章。

(2) 人群健康影响的因素

如膳食因素、生活环境(空气、水体、土壤等)、劳动环境和社会-心理-行为因素等,解析这些因素对人类健康和疾病的影响规律,为消除或控制环境中对人类健康有害的因素,更好地防治疾病、增进健康提供依据,是预防医学主要的关注点,详见本书第5章至第8章。

(3) 健康影响因素的研究方法

主要包括病例对照研究、队列研究和实验流行病学等,用于明确某个(或某些)因素对健康状态是否有影响以及影响的程度和规律等,属于方法学范畴,是预防医学的重点内容,也是难点,详见本书第9章和第10章。

(4) 健康促进与疾病防控的策略与措施

主要依据三级预防策略(见本章1.3.2节),从群体角度采用综合的社会卫生措施与个体防治措施,改善和利用环境因素及社会卫生服务等措施,预防疾病、增进健康、提高劳动能力和生活质量等,是预防医学的落脚点,详见本书第 11 章至第 18 章。

1.2.2 特点

相对于基础医学和临床医学,本学科有如下特点:

1) 研究对象包括个体和群体,以群体为主,主要着眼于健康人和无症状者。

2) 研究重点是各种因素(膳食因素、生活环境、劳动环境、社会环境、行为生活方式等)与人群健康的关系。

3) 采用宏观与微观相结合的研究方法,全面、客观地分析人群的健康现象以及影响人群健康分布与演变的规律。

4) 突出预防为主的观念,通过实施积极的预防措施,降低或消除不利于健康的因素,创建和增强有利于健康的因素,防病促健康;通过"三早"措施及临床预防改善患者预后。

5) 采取的策略和措施具有更大的人群健康效益,具有显著的社会性和公益性。

1.2.3 与公共卫生的联系与区别

1. 公共卫生简述

公共卫生(public health)是在政府领导下,在社会层面上保护人群、远离疾病和促进健康的所有活动(《渥太华宪章》,1986 年)。公共卫生具有公共性、公益性和公平性,其实质是公共政策,最终目标是促进居民健康,特别是延长期望寿命。公共卫生涉及社会的方方面面,强调社区的广泛参与,具有明显的行政管理色彩。公共卫生体系(public health system)是由政府主导并全力支持的,集疾病监测、预防、控制和治疗于一体的公共卫生工作系统,包括政府公共卫生管理部门、公共卫生服务提供机构、公共卫生学术机构、主要从事提供公共卫生服务的研究机构和卫生执法监督体系及媒体等。

2. 预防医学与公共卫生的联系与区别

(1) 相互支撑

公共卫生是以预防医学的理论和技术为基础,针对预防疾病和保障人群健康而采取的社会性实践的总称。没有预防医学的理论指导,公共卫生将成为无源之水;没有公共卫生实践,预防医学将成为空中楼阁。

(2) 区别明显

公共卫生除了与预防医学相重合的部分外,主要是以卫生政策、卫生规划、卫生管理、卫生监督、卫生法规、卫生经济、卫生工程等宏观调控为主,范围比预防医学广泛。公共卫生的实质是公共政策,公共政策的主角是国家,不属于医学范畴。预防医学侧重于宏观调控和监测,探究群体疾病病因,预防与控制疾病流行,研究预防疾病的对策,既包括群体预防,也包括个体预防,外延很大,但仍属于医学范畴。

1.3 预防控制策略

　　《"健康中国2030"规划纲要》指出，要坚持"以基层为重点，以改革创新为动力，预防为主，中西医并重，将健康融入所有政策，人民共建共享"的卫生与健康工作方针（俗称"38字卫生方针"）。将人民健康保障工作从过去的医疗卫生领域拓展为"大卫生""大健康"理念，为新时代的健康中国建设指明了方向。

1.3.1　疾病自然史

　　任何一种疾病，都有一个演变过程。通常将在没有医学干预的情况下，疾病发生、发展、演变到结局的过程，称为疾病自然史（natural history of disease）。为研究方便，根据疾病过程常将连续的疾病自然史划分为四个阶段：接触危险因素期、病理发生期、症状与体征期、结局（痊愈、缓解、伤残或死亡）。从个体看，疾病自然史是一个纵向发展的过程；从群体横断面看，不同个体处在疾病自然史的不同阶段，也是一个连续的过程。疾病自然史阶段的划分，为医学干预提供了机会，称为预防机会窗（window of opportunity for prevention）。人们将在疾病自然史各个阶段所采取的医学干预措施总结为三级预防策略，即在疾病发展的不同阶段，采用相应的医学干预措施，达到预防和控制疾病的目的。

　　除了疾病自然史，健康-疾病连续带（health-disease continuum，简称HDC）也是支撑预防控制策略的重要理论。HDC指从健康到疾病是一个连续的动态过程，HDC在个体身上表现为健康→疾病→健康（死亡）的连续过程，在群体身上则表现为健康高分布→健康低分布→健康高分布的连续过程。故在健康期做好预防控制活动，有利于维护和促进健康，减少或减缓疾病的发生等。

1.3.2　三级预防

　　三级预防（three levels of prevention）包含三种不同水平的疾病预防策略，即以人群为对象，以消除（或规避）影响健康的危险因素为主要内容，以促进健康、保护健康、恢复健康为目的而制定的公共卫生策略。

1. 第一级预防

　　第一级预防（primary prevention）亦称病因预防，是在疾病发生前，针对致病因素采取的预防措施，使健康人免受致病因素的危害，为根本性的预防措施。病因预防目的是防止疾病发生，降低发病率，促进健康，属于积极的预防措施；主要包括针对个体的健康措施和针对公众的社会卫生措施。在预防医学实践中宜将个体预防和社会性预防相结合，将全人群普遍预防和高危人群重点预防相结合。

（1）针对个体的健康措施

　　通过健康教育，提高自我保健意识，注意合理膳食和体格锻炼，培养良好的行为生活方式和卫生习惯；注意心理健康和精神卫生，保持良好心态和高质量睡眠；维护居住及工作环境的卫生;有计划地进行预防接种,提高机体免疫水平;做好婚前检查和优生优育工作,禁止近亲结婚,预防遗传性疾病;做好儿童、孕产妇及老年人的卫生保健工作;对某些高危人群采用药物干预、食疗、行为方式调整等措施预防疾病的发生等。

(2)针对公众的社会卫生措施

主要是创造和维护良好的社会环境,保护和改善自然环境,以降低或消除致病的环境危险因素,同时也为个体采取健康措施提供条件。如制定和执行有益于健康的卫生法律法规和政策,使公众平等地享有基本卫生服务;通过制定和执行健康相关的法律法规,防止和消除环境污染,保护空气、水源、土壤、农作物和食品安全等,以减少环境污染对健康造成的危害;努力改善作业环境,预防职业危害,确保劳动者安全与健康;开展公共健康教育提高公众健康素养;修建公共体育场所为公众健身提供必要条件等。

2. 第二级预防

第二级预防(secondary prevention)也称"三早"预防或临床前期预防,即在疾病的临床症状、体征出现之前及时采取早期发现、早期诊断、早期治疗的"三早"预防。其目的是控制或减缓疾病进展,促使疾病向痊愈的方向转化,提高治愈率,降低病死率和伤残率。对于传染性疾病,还应增加"两早",即(疫情)早报告和(患者)早隔离。

可通过普查、筛检、定期检查、群众自我检查、高危人群重点检查以及设立专科门诊等方法,及早发现病人;早期发现技术通常要求简便、快速、安全、经济。通过发展微量、敏感、准确的诊断方法和技术,提高医务人员诊断水平,做好早期诊断,以利于疾病预后。可通过早期用药、合理用药、防止病原体携带、防止急性疾病转变为慢性疾病,以及心理治疗等及早治疗病人。

3. 第三级预防

第三级预防(tertiary prevention),即临床预防,对已患病者采取及时、有效的治疗措施,以防止病情恶化,预防并发症,防止病残,促进早日康复,提高生存率。第三级预防常与治疗措施相结合,组成"防治结合体",实施对症治疗和康复治疗。对患者主要是促进功能恢复,力争病而不残,残而不废,防止复发和防止转移等。对已丧失劳动力或残疾者,主要促进功能康复、心理康复和社会康复,尽量恢复生活和劳动能力。

三级预防是相辅相成的,故对于任何疾病,都应强调采取综合的三级预防策略,并突出病因预防;但针对具体疾病,由于病因的明确程度不同,疾病自然史长短不同,预防治疗手段成熟度不同等,可有不同的三级预防策略和措施。而且不同疾病的三级预防策略应有所侧重(即以某一级为重点),对病因明确者(如多数传染病),重点放在第一级预防上;对某些病因不清楚的恶性肿瘤,重点应放在第二级预防上;对一些病因不明,也无发病预兆的疾病,重点则应放在第三级预防上。

注意,同一种预防措施对于不同的疾病,可能属于不同级别的预防策略。如高胆固醇血症,对其进行治疗属于第三级预防,而对脑卒中和冠心病的预防来讲,则属于第一级预防。

1.3.3 五层次预防

五层次预防(five levels of prevention)即根据系统论的观点,围绕社会组成系统的个人、家庭、社区、国家和国际五个层次展开预防工作,使预防工作进一步扩大和深入。

1. 第一层次预防

即个人预防,是一切预防的基础。具体措施有:建立健康的行为生活方式(维护及促进健康行为,改变健康危险行为),定期体格检查和健康筛检(特别是高危人群和特殊人群,如婴幼儿、孕妇、老年人、接触有害作业工人和饮食行业从业人员等),适时免疫接种和化学预防(指对无症状者使用药物、营养素、生物制剂等,防止某些疾病的发生)等。

2. 第二层次预防

即家庭预防,家庭成员的生活习惯、家庭关系、家庭生活条件、居室环境等都与健康密切相关。家庭预防工作可以从居室卫生、饮食习惯、家庭文化娱乐活动、家庭成员关系等方面开展,如规律作息、平衡膳食、戒烟限酒等。

3. 第三层次预防

即社区预防,同一社区的居民往往具有共同的生活环境与生产劳动环境、共同的风俗习惯及相似的行为生活方式等。社区预防工作主要从保持社区清洁卫生、倡导文明健康的生活方式、尊重和弘扬有利于健康的习俗,以及改变不利于健康的陈规陋习等方面开展。

4. 第四层次预防

即国家预防,健康维护和健康促进涉及社会各行各业,关系到所有公民的利益。因此,需在国家层面上采取宏观措施,如制定卫生政策、进行卫生立法、实施卫生监督等,协调社会卫生中的各种关系,促进全民健康水平。

5. 第五层次预防

即国际预防。随着世界经济、科技、交通等的快速发展,国际交往日益增多,人口流动频繁,文化、观念、行为彼此渗透和影响。当今世界俨然就是一个"地球村",疾病的全球预防就显得非常重要。WHO、联合国儿童基金会、联合国人口基金会等国际卫生组织,与各国政府相互配合协调,在国际层面共同促进全球健康水平提高。

1.3.4 中医预防

中医预防即"治未病",其中"未病"是指疾病的未生、未发、未传和未复,故"治未病"的基本内涵为未病先防、欲病救萌、既病防变和瘥后防复,体现了防中有治、治中有防、防治结合和个体化诊疗的整体观,是中医预防医学思想的核心内涵,也是实现预防与治疗相统一的科学和艺术典范。

中医预防思想的内涵与现代医学三级预防的内涵非常相似,但"治未病"的范畴更广。未病先防,即通过各种"内养外防"的综合调摄措施,慎避外来虚邪贼风的侵害,调摄补养体内的精气神,从而保持正气的旺盛充沛,类似于第一级预防。欲病救萌,指在疾病尚未发生,但已出现某些先兆,或疾病已处于萌芽状态时,根据个体体质进行调养,及时把疾病消灭或控制在萌芽状态,使体质趋于平和,类似于第二级预防。既病防变,指在疾病发生的初期或症状期,采取积极有效的治疗措施逆转疾病,防微杜渐,将疾病控制在局部,不使其传变至新的脏腑和深的层次,类似于第三级预防。瘥后防复,指疾病初愈时,采取适当的调养方法及善后治疗,防止疾病再度发生。

此外,"治未病"包含丰富的方法,如食疗、膏方、穴位贴敷、针灸、推拿、拔罐、五禽戏、八段锦、太极拳等。这些"治未病"的方法可与预防医学中针对个体的措施相融合起来,丰富疾病的防治手段,以有效控制疾病的发生、发展与恶化。

1.4　预防医学发展

1.4.1　发展简史

1. 古代经验阶段

疾病预防思想在我国古已有之,公元前 8 至公元前 7 世纪,《易经》就已经提到"君子以思患而豫防之"(目前所知最早记载的人类预防思想);公元前 5 至公元前 3 世纪,我国第一部医学著作《黄帝内经》也指出:"圣人不治已病治未病,不治已乱治未乱。""夫病已成而后药之,乱已成而后治之,譬如临渴而凿井,斗而铸锥,不亦晚乎!"《备急千金要方》中记载:"上医治未病之病,中医治欲病之病,下医治已病之病。"这些都是中医预防思想的集中体现,其后,现代西方医学的鼻祖希波克拉底(Hippocrates,约公元前 460 至公元前 370 年)在其《空气、水和土壤》中首次阐述了环境因素与疾病的关系,强调改善环境因素对预防疾病的重要性,为现代预防医学的产生和发展奠定了思想基础。这是预防医学思想形成的古代经验阶段,该阶段大约持续到 16 世纪。

2. 近代实验阶段

16 世纪中叶之后,欧洲文艺复兴的兴起和 17 世纪开始的工业革命推动了社会经济及自然科学的发展,也带来了医学的发展和变革。显微镜的发明使人类开始认识生物学病原,微生物及免疫学的发展,尤其是牛痘接种法的发明使个体预防传染病成为可能。工业化的发展在促进社会经济、科学技术发展的同时,也带来了人口集中于城市导致的生活环境和生产环境的严重污染,造成传染病的流行和职业病的不断发生,严重威胁人群健康。许多卫生学家开始应用实验方法研究并阐明空气、水体、土壤、住宅等生活环境和工厂车间、矿井等生产环境对人体健康的影响,提出许多迫切需要解决的外界环境因素对人体健康和疾病的影响问题。德国公共卫生学家皮腾科费尔(Pettenkofer,1818—1901 年)于 1882 年出版了《卫生学指南》一书,被誉为预防医学的创始人。之后的细胞学说、生物进化等理论促进了传染性疾病基础医学的形成和发展,为预防医学提供了理论基础和实验手段。但此时的预防主要还是以个体为对象的预防,预防的重点主要是传染性疾病,采取的措施主要是隔离患者、建立检疫所、烧毁污物等。

3. 现代社区预防阶段

19世纪末20世纪初，人类在控制天花、霍乱、鼠疫等烈性传染病的实践中，逐渐认识到仅从个体预防疾病的效益不高，必须以群体为对象进行预防，如人群免疫接种、隔离消毒、检疫监测、消灭病媒动物、处理垃圾粪便、重视食物和饮用水安全等。将个体预防扩大到群体预防，是医学史上著名的第一次卫生革命。其特征是以控制传染病为主的公共卫生措施。20世纪中叶以后，由于疾病谱和死亡谱发生了改变，人们认识到不良行为生活方式与慢性非传染性疾病关系密切，单纯采用传统的生物医学手段难以解决问题，必须通过改善社会环境、社会行为，以及社会大卫生才能有效地防止心脑血管病、恶性肿瘤和意外伤害等。随着新社会医学、行为医学和环境医学的应用，预防医学发展到社会预防阶段，称为第二次卫生革命。其特征是以干预个人不良行为和不良生活方式来控制慢性非传染性疾病的健康促进。20世纪70年代起，预防医学开始进入以全人类为对象进行预防的时代，重视采用卫生政策、社会经济、卫生保健服务和环境保护等整体社会预防体系，对疾病进行区域性、国家性乃至全球性整体预防，推行自我保健、家庭保健和社区卫生服务等，从而把预防医学提高到社区预防阶段，亦称为第三次卫生革命。其特征是以生态学模式为指导，旨在延长人类寿命和提高生活质量为目标的综合性公共卫生措施。

1.4.2 发展趋势

随着经济、社会、科技的快速发展以及由此引起的人们生活方式的改变、气候暖化和环境污染加剧、人口老龄化等，正在引发一系列公共卫生问题和挑战。例如，慢性非传染性疾病对人群健康的危害加剧，精神卫生和心理健康问题日益突出，新发传染病暴发流行，人口与环境面临巨大压力，以及生物技术的双重性带来的"生物恐怖主义"等。为了应对这些问题与挑战，未来公共卫生的发展将重视以下方面：

1. 注重心理、精神和行为因素对健康的影响

当前社会生活和工作节奏快、竞争激烈，经济、生活和精神压力大，一系列心理、情绪和行为问题随之增多，客观上需要心理卫生教育、社会关心和政府的政策支持。

2. 加强预防医学和临床医学融合

随着社会发展，人民的健康需求日益增大，不仅要求有病能及时得到有效治疗，而且要求懂得防病和保健知识，提高自我健康维护和健康促进的能力。因此，预防医学和临床医学的融合将是促进健康、提高生命质量和人口素质以及医学发展的必然趋势。

3. 宏观与微观并举

由于慢性非传染性疾病的病因复杂，且多是生物遗传因素与环境因素共同作用的结果，今后，分子流行病学、遗传流行病学的研究将更加深入，不但会由过去的个别基因变异或多态性研究升级为基因芯片、全基因扫描、家系研究、双生子分析、表观遗传研究等，还会探讨基因与环境和行为的交互作用，甚至把目光转向更深层的社会经济文化对健康的影响。

4. 注重复合型公共卫生人才的培养

2003年，美国医学会呼吁公共卫生教育应该建立在生态学模式的基础上，强调影响健

康的多重决定因素及多种干预策略。WHO 提出,对学生的培养目标应该从要求"什么都知道(know-all)"向"知道如何获取(know-how)"转移。作为一门实践性很强的学科,我们的学生对中国公共卫生问题的历史和现状应有充分的理解,并在基层实践中增长防病促健康的能力和经验。

5. 在可持续发展战略指导下发展卫生保健事业

增进人类健康水平是可持续发展战略追求的目标之一,也是社会经济发展程度的一个重要标志。人类健康与可持续发展存在彼此联结、互为因果的辩证关系:"如果没有健康的人,也就不可能有健康的发展。大多数发展活动会影响环境,从而又会引起或加剧健康问题。与此同时,如果缺少发展,也会对许多人的健康造成不良影响。"因此,应通过全世界各国的努力,把可持续发展与环境、人口教育联系起来,动员广大青少年和全社会成员积极参与,以改善人类的生存环境、提高人口素质、实现经济社会的可持续发展。

1.4.3 学习预防医学的目的

从健康问题的根源探究,预防是根本性的决策;从医学的目的分析,预防应作为最优先考虑的要素;从卫生经济学的角度衡量,预防是最经济有效的措施;从卫生工作的成就上看,预防是健康最主要的保障。可见,学习预防医学的重要性不言而喻;作为中医药院校的本科生,学习预防医学有助于达到如下目的:

1. 明确医学目的与人文价值

医学的目的代表着医学的核心价值。世界医学教育会议(1988 年)指出:医学教育的目的是培养促进全体人民健康的医生,要求医生必须获得不仅对个人而且对人群的促进健康和处理疾病的能力。"十四国宣言"(1996 年)将医学的目的归纳为四点:预防疾病和损伤,促进和维持健康;解除由疾病引起的疼痛和疾苦;治疗和照护疾病无法治愈的患者;避免早死但追求安详死亡。可见,"好医生应是使人不生病的医生,而不仅是把病治好的医生",应树立预防为主的观点。同时,医学关注的对象不仅仅是疾病,还有生命、人性、精神、心理和环境。WHO 还提出"五星级医生"的概念,具体为:卫生保健提供者,即能根据患者预防、治疗和康复的总体需要提供卫生服务;医疗方案决策者,即从能力、费用与患者多方面的情况,综合考虑和合理选择各种诊疗新技术;健康知识传播者,即医生不只是诊疗疾病,更应承担健康教育的任务,主动、有效地增强人们的健康保护意识;社区健康倡导者,即能参与社区保健决策,平衡与协调个人、社区和社会对卫生保健的需求;健康资源管理者,即协同卫生部门及其他社会机构开展工作,真正做到人人享有卫生保健。

2. 实现治疗与预防的统一

随着社会的发展和健康观的转变,临床医学的任务已不是单纯"开医嘱",还应包括促进健康、预防疾病、协助康复和减轻痛苦等。我国著名预防医学家苏德隆于 1979 年在 WHO 第 8 届地区性公共卫生院院长会议上指出:有必要克服存在于医学和公共卫生之间的两分局面或鸿沟;"中国公共卫生之父"陈志潜也提出过类似的问题。WHO 在《公共卫生的新挑战》中举了一个非常生动的"想想上游情景"的例子:医务工作者相当于一个站在急流边上的救护者,当看到沿河而下的落水者(患者)时,他们就跳下水去把落水者救上来。接着,又有另一名落水者出现了……所以,他们整天在忙于救护落水者,而没有时间走到上游去看看,为什么有那么多的人掉到河里去? 针对这些原因,应该做些什么? 因此,医生只要求成为一名合格的救护人的想法是不够的,必须实现治疗与预防的统一。

3. 弘扬中医预防医学思想

当前医学发展正由"以疾病为中心"向"以健康为中心"转变。"阴平阳秘,精神乃治",在实现理想的健康状态、达到远离疾病、提高生活质量方面,中医高度重视治未病,即所谓"圣人不治已病治未病,不治已乱治未乱"。中医"治未病"的预防医学思想内涵丰富,但尚未形成中医预防医学学科体系。我们应以"开放兼容、格物致知、科学理性、推陈出新"的理念发展中医预防医学体系,从而奠定中医预防医学的理论与实践基础,丰富现代中医学的内涵与外延,为实现预防和控制疾病、促进和维护健康、延长寿命、提高生命质量做出应有的贡献。

国家中医药管理局在"十二五"中医药重点学科建设期间启动了中医预防医学培育学科的建设工作,目前国内已有多所中医药高校开设预防医学专业,中医药在 2019 年开始的全球新冠疫情防控中发挥了积极作用等,这些都是弘扬中医预防医学思想、发挥中医"治未病"在服务人类健康方面的有益实践和例证。此外,虽然现代预防医学与中医"治未病"的终极目的、主要策略和关注的健康影响因素均有相似之处,但由于产生的文化背景不同、对疾病和健康的理解不尽相同等,中医"治未病"与现代预防医学并非完全等同。如何将现代预防医学的理论及研究方法与注重个性化的中医"治未病"思想和实践有效结合起来,尤其是如何明确中医预防医学学科体系的内涵和外延等还需要不断深入地探索。

‖ **知 识 拓 展** ‖

▲《"健康中国 2030"规划纲要》

中共中央、国务院于 2016 年 10 月印发并实施《"健康中国 2030"规划纲要》,指出:健康是促进人的全面发展的必然要求,是经济社会发展的基础条件。实现国民健康长寿,是国家富强、民族振兴的重要标志。具体目标(2030 年):人民健康水平持续提升,2030年人均预期寿命达到 79 岁;主要健康危险因素得到有效控制,全民健康素养大幅提高,健康生活方式得到全面普及,有利于健康的生产生活环境基本形成,食品药品安全得到有效保障,消除一批重大疾病危害;健康服务能力大幅提升,优质高效的整合型医疗卫生服务体系和完善的全民健身公共服务体系全面建立,健康保障体系进一步完善,健康科技创新整体实力位居世界前列,健康服务质量和水平明显提高;健康产业规模显著扩大,建立起体系完整、结构优化的健康产业体系,形成一批具有较强创新能力和国际竞争力的大型企业,成为国民经济支柱性产业;促进健康的制度体系更加完善,有利于健康的政策法律法规体系进一步健全,健康领域治理体系和治理能力基本实现现代化。

▲**新冠肺炎疫情防控中的三级预防与"治未病"**

第一级预防主要倡导戴口罩、勤洗手、勤通风、少聚集,特别是接种疫苗等针对个体的措施,同时对大众开展健康教育并对生活与工作环境进行消毒杀菌。其中接种疫苗旨在刺激机体产生特异抗体达到保护易感人群的目的,戴口罩和环境消毒杀菌等则是达到切断传播途径的目的。而未病先防则强调多途径提高机体免疫力,如通过调节情志、起居有常、合理饮食、适当运动、药物调理等,以固护正气达到保护易感人群的目的;此外,艾烟空气消毒更是绿色的环境消杀方法(避邪气)。第二级预防主要通过健康监测,如发热、干咳、乏力、咽痛、腹泻等症状监测,以及入境人员和疾病密切接触者隔离医学观察,并结合核酸检测等措施,发现早期病人,以便于早期治疗,控制疾病进展。而欲病救萌针对高危人群,在倡导隔离的同时实施预防用药,如莲花清瘟胶囊、玉屏风散加减、扶正防疫汤等,以益气固表、祛风散邪;或佩戴避瘟香囊,艾灸神阙、关元、气海、足三里等穴位,多食温热食物,少食寒凉之品。第三级预防主要采用支持治疗和隔离,以防止疾病恶化和控制传染源。既病防变则主要采用清热化湿、解毒救逆方法,防止病邪深入与转化,如予以清肺排毒汤、麻杏石甘汤、藿朴夏苓汤等,以宣肺透邪、芳香化浊、清热解毒、平喘化痰等。可见,"治未病"和三级预防在策略和方法上虽不完全相同,但并不相互矛盾,而是各有特色,并可在各级预防策略层面上相互补充,相得益彰。此外,"治未病"还重视瘥后防复。因为中医认为瘟疫过后,多气血虚弱,脾胃不健,仍有余邪未尽,隐患尚存,宜益气健脾、益气养阴,可选用六君子汤、沙参麦冬汤、生脉散等以清除余邪、固本培元。经典的三级预防策略没有考虑康复期的预防问题,但在新冠肺炎防治中也强调了"病愈出院后,应继续隔离医学观察14天",说明"治未病"与三级预防策略的可融性程度日益增强。

【章节概要】

健康是有质量生活的基础,是人生宝贵财富之一,也是社会和个人的重要资源;我们每个人在享有健康权的同时,也有责任和义务维护和促进健康。医学的终极目标就是维护和促进人类健康、防治疾病、延年益寿、提高生命质量。预防医学作为现代医学的三大支柱学科之一,主要从群体角度揭示健康与疾病现象及其动态变化特征,阐释包括饮食环境、自然环境、职业环境、社会环境和行为生活方式等对健康相关状态的影响及其作用规律,继而制定包括三级预防在内的疾病预防控制策略与措施,从而达到防病促健康、提高生命质量和延年益寿之目的。与临床医学的主要受益者为病人不同,预防医学可使全人群受益,包括病人、亚健康者和健康者。而且预防是解决健康问题的根本性对策,预防为主是最有效、最经济的卫生措施,已成为业内共识。健康中国行动强调在定位上,要从"以疾病为中心"向以"健康为中心"转变;在策略上,从注重"治已病"向注重"治未病"转变。这些无不凸显了预防医学在健康服务中的重要地位和作用。因此,我们应树立预防为主的观念和大卫生健康理念,领会预防医学思维,运用预防医学的理论、知识和技能,为维护和促进大众健康长寿而努力奋斗。

【复习思考题】

1. 何为健康? 如何有效地维护和促进健康?

2. 制作预防医学内容的思维导图,并标注各部分内容在预防医学中的作用。

3. 何为三级预防? 其与中医"治未病"有何异同?

第2章　群体健康描述

学习目的：掌握描述群体健康状况的测量指标；熟悉群体健康状态的人群、时间、地区分布特征以及流行强度；了解人群、时间、地区分布的综合描述和移民流行病学。

知识要点：发病与患病指标、死亡与存活指标、疾病负担指标，三间分布，移民流行病学，流行强度。

群体健康的描述就是借助疾病频率测量指标和群体健康分布形式，将健康状态（包括疾病）在不同人群、不同时间、不同地区存在的强度及其发生、发展规律展示出来，以便于了解人群的健康水平及其分布特征和变化趋势，为探讨和分析健康的影响因素提供线索。群体健康的描述是预防医学工作的起始点。正确描述疾病的分布，有助于人们认识健康状态的分布规律及其影响因素，为进一步探讨病因、制定预防和控制的策略与措施等提供重要基础资料。

2.1　群体健康描述指标

根据描述目的和任务的不同，本节主要介绍三类常用的群体健康描述指标，即疾病频率测量指标。

2.1.1　发病与患病指标

1. 发病率

发病率（incidence rate）是指一定时期内，特定人群中某病新病例出现的频次（病例数），计算公式见式（2.1）。

$$发病率 = \frac{一定时期内某人群中某病新病例数}{同期暴露人口数} \times k \tag{2.1}$$

式中，k 为比例系数，可以是 100%、1000‰、10000/万或 100000/（10 万）等。

计算发病率时，一定时期多以年为时间单位，某人群指根据特定研究目的确定的特定范围内的人群。新病例的确定则依据不同的发病时间，不同类型疾病有不同的判断方法。对于发病时间明确的疾病，如流感、腹泻等，比较容易判定是否为新病例；但是对于恶性肿瘤、高血压、糖尿病和精神疾病等，其发病时间较难确定，此时一般将初次诊断时间作为发病时

— 15 —

间,进而判断是否属于新病例。需注意:若在观察期内一个人多次患病,则应计为多个新病例数,如一个人一年内可思几次感冒或腹泻,则应计几个新病例(病例数不同于病人数)。发病率的分母为暴露人口数,是指在观察期内,观察人群中所有可能发生该疾病的人数,对那些因已患病而在观察期内不可能再成为新发病例者,不应计入暴露人口。如计算乙肝发病率时,已患乙肝者不应计入分母,理论上接种乙肝疫苗且获得免疫力者也不应计入分母。实际工作中,准确的暴露人口数往往不易获得,通常以年平均人口数代替暴露人口数。年平均人口数可以用当年的年中(7月1日零时)人口数表示,也可用年初和年末人口数之和除以2表示。

发病率可反映疾病的发生风险,也可反映疾病对人群健康影响的程度,常用来探讨疾病的发病因素和评价防治措施的效果。某病的发病率也可按年龄、性别、职业、地区等不同特征分别计算,得到发病专率。由于发病率可受很多因素的影响,因此在比较不同地区的发病率时,需考虑不同地区人群的年龄、性别构成是否相同,如果不同,不宜直接比较,而应该对发病率进行标准化。发病率的标准化方法参见医学统计学书籍的相关章节。

2. 罹患率

罹患率(attack rate)也是测量新病例发生频率的指标,通常用于衡量小范围、短时间内的发病频率,可以用日、周、旬、月为时间单位,使用比较灵活。罹患率的优点是可以根据暴露程度精确地测量发病率,多用于描述食物中毒、职业中毒或传染病的暴发流行。其计算公式见式(2.2)。

$$罹患率 = \frac{观察期间某病新病例数}{同期暴露人口数} \times k \qquad (2.2)$$

式中,k 为比例系数,可以是100%、1000‰、10000/万或100000/(10 万)。

3. 患病率

患病率(prevalence rate)又称现患率或流行率,是指在特定时间内,一定人群中某病新旧病例数所占的比例,计算公式见式(2.3)。

$$患病率 = \frac{特定时间内某人群中某病新旧病例数}{同期观察人口数} \times k \qquad (2.3)$$

式中,k 为比例系数,可以是100%、1000‰、10000/万或100000/(10 万)。

患病率可反映现存疾病的多少,常用于慢性非传染性疾病流行情况调查。患病率可按观察时间的不同分为时点患病率和期间患病率。时点患病率的观察时间一般不超过一个月,而期间患病率所指的是一个特定时期的观察时间,通常超过1个月,但调查时间应尽可能短。

患病率对于病程短的疾病,如急性传染病,意义不大,因为调查时间内无法包括所有的病例数。但对病程长的慢性病,如心血管病、糖尿病、肿瘤等,则能反映有价值信息,可为医疗设施规划、医疗质量评价和医疗经费的投入等提供科学依据,也常用来研究疾病的流行因素和防治效果等。

患病率高低受很多因素的影响,常见的影响因素见表2.1,其中发病率和病程对患病率的影响较大。如慢性病,由于病程长,人群中病例数会日复一日地积累,从而使患病率升高。若是发病率高,发病强度大,较短时间里出现较多病例,患病率将会相应升高。某病的发病率和病程在相当长的期间内若相对稳定,则患病率、发病率和病程三者的关系见式(2.4)。

表 2.1　影响患病率升高和降低的因素(高晓红,2013)

患病率升高因素	患病率降低因素
病程延长	病程缩短
患者寿命延长	病死率增加
发病率增加	发病率下降
病例迁入	病例迁出
健康者迁出	健康者迁入
诊断水平提高	治愈率提高
报告率提高	漏报率增加

$$患病率 = 发病率 × 病程 \qquad (2.4)$$

4. 感染率

某些病原体侵入机体后不一定能导致疾病发生,但可以通过微生物学、血清学或皮肤试验等方法测定其是否被感染。感染率(infection rate)是指受检人群中,某病现有的感染人数所占的比例,通常用百分率表示,计算公式见式(2.5)。

$$感染率 = \frac{受检人群中阳性人数}{受检人数} × 100\% \qquad (2.5)$$

感染率应用广泛,特别是对隐性感染的传染病和寄生虫病,如乙型病毒性肝炎、脊髓灰质炎、流行性乙型脑炎等。感染率也可以用于估计疾病的流行态势,为制定防治方案提供依据。

5. 续发率

续发率(secondary attack rate)也称二代发病率,指续发病例发生的频率。所谓续发病例是指一个集体单位内第一例病例(原发病例)发生后,易感接触者因受其传染在该病最短与最长潜伏期之间发生的病例,也叫二代病例。续发率计算公式见式(2.6)。

$$续发率 = \frac{易感接触者中的续发病例数}{易感接触者的总例数} × 100\% \qquad (2.6)$$

计算续发率时,分子为续发病例数,分母为易感接触者的总数,注意易感接触者不包括原发病例。比较不同传染病的续发率,可以了解条件相似的两种传染病,其相对传染力的大小。续发率是分析疾病流行因素及评价防治措施效果的重要指标,通过续发率的比较也可以研究家庭、经济、文化等条件对传染病传播的影响等。

2.1.2　死亡与存活指标

1. 死亡率

死亡率(mortality rate)是指某人群在一定期间(通常为一年)内的总死亡人数与该人群

同期平均人口数之比,计算公式见式(2.7)。

$$死亡率 = \frac{某人群某年总死亡人数}{某人群同年平均人口数} \times k \tag{2.7}$$

式中,k 为比例系数,可以是 100%、1000‰、10000/万或 100000/(10 万)。

按上述方法计算得到的死亡率,又称粗死亡率(crude death rate)。粗死亡率可以反映一个人群总的死亡水平,是衡量人群因病伤死亡危险性大小的指标,也是一个国家或地区经济、文化、卫生水平的综合反映。

不同国家(地区)的人,因其人口的年龄、性别等构成不同,粗死亡率往往没有可比性,不宜直接比较;比较时,通常先进行年龄或性别的调整,计算出调整(或标准化)死亡率(标准化法参见医学统计学书籍的相关章节),以排除因年龄或性别构成不同所造成的假象,然后再进行比较。

死亡率还可按疾病的种类、年龄、性别、职业、种族等分别计算,得到死亡专率。比如按式(2.8)计算的某病死亡率就是一个死亡专率。

$$某病死亡率 = \frac{某人群某年因某病死亡总人数}{某人群同年与分子相对应的人口数} \times k \tag{2.8}$$

式中,k 为比例系数,可以是 100%、1000‰、10000/万或 100000/(10 万)。对于病死率高的疾病,如癌症、心肌梗死等的流行病学研究时,死亡专率作用大,因为它的大小基本上反映了该病的发病水平高低。但是对于致死率不高的疾病,如关节炎、病毒性肝炎等,用死亡率分析其发病水平则是不合适的。

按病种、职业、种族等特征分类计算死亡专率时,要注意分母必须是与分子相对应的人口。如计算女性乳腺癌死亡率,分子应为死于乳腺癌的所有女性人数,分母应为女性人口数,而不能用同时期该地的全人口数表示[①]。

2. 病死率

病死率(fatality rate)表示一定时期(一般为 1 年)内,患某种疾病的人群中,因该病而死亡的比例,计算公式见式(2.9)。

$$病死率 = \frac{某人群中某年某病总死亡人数}{该人群同年患该病总人数} \times 100\% \tag{2.9}$$

病死率常用于病程短的疾病,如急性传染病、脑卒中、心肌梗死等。病死率可以反映疾病的凶险程度,也可以反映当地医疗水平的高低。式中,分母在不同场合含义不尽相同,如计算医院中某病住院病人的病死率,其分母为该病住院病人总数。如计算某急性传染病某年流行的病死率,其分母则是某年该病的患病人数。某病病死率和某病死亡率在计算时,其分子相同,但应注意分母不同。

由于某病病死率的大小除了受医疗水平高低的影响外,还受入院病人的病情严重程度的影响,因此,如果不同医院的病人病情构成不同,病死率也不宜直接进行比较。

---

① 男性也可能患上乳腺癌,但其发病率比女性低得多。

3. 生存率

生存率(survival rate),也称存活率,指接受某种治疗措施的患者或患某种疾病的人经 n 年的随访,到随访期结束时仍存活的患者数占观察病例总数的比例,计算公式见式(2.10)。

$$n \text{ 年生存率} = \frac{\text{随访 } n \text{ 年仍存活的病例数}}{\text{开始随访的病例数}} \times 100\% \qquad (2.10)$$

生存率反映疾病对生命的危害程度,可用于评价某些慢性病如癌症、心血管疾病等的远期疗效。应用该指标时,需确定随访的开始时间和截止时间。一般以确诊日期、手术日期或出院日期为随访开始时间,截止时间通常以 3 年或 5 年计算,得到 3 年或 5 年生存率,也可以按 10 年计算,得到 10 年生存率。

2.1.3　疾病负担指标

1. 潜在减寿年数

潜在减寿年数(potential years of life lost,PYLL)是指某病某年龄组人群死亡者的期望寿命与实际死亡年龄之差的总和,即死亡所造成的寿命损失,计算公式见式(2.11)。

$$PYLL = \sum_{i=1}^{e} a_i d_i \qquad (2.11)$$

式中,e 为预期寿命(岁),i 为年龄组(通常计算其年龄组中值),a_i 为剩余年龄,$a_i = e - (i + 0.5)$,其意义为:当死亡发生于某年龄(组)i 时,至活到 e 岁还剩余的年龄。由于死亡年龄通常以上一个生日计算,所以应加上一个平均值 0.5 岁,d_i 为某年龄组的死亡人数。

该指标不仅考虑到死亡率水平的高低,而且考虑到死亡发生时的年龄对预期寿命的影响。该项指标可用来计算不同疾病、不同年龄组死亡者总的减寿年数。

潜在减寿年数是人群中疾病负担测量的一个直接指标,也是评价人群健康水平的一个重要指标,可用于衡量某种死因对一定年龄组人群的危害程度。

2. 伤残调整寿命年

伤残调整寿命年(disability adjusted life year,DALY)是指从发病到死亡所损失的全部健康寿命年,包括因早死所致的寿命损失年(years of life lost,YLL)和疾病所致伤残引起的健康寿命损失年(years lived with disability,YLD)两部分。

DALY 是一个定量指标,它将因各种疾病引起的早死(实际死亡年数与一般人群中该年龄的预期寿命之差)造成的寿命损失与因伤残造成的健康寿命损失结合起来加以测算,是反映疾病对人群寿命损失影响的综合指标。

2.2　群体健康分布形式

研究表明多数疾病的流行病学资料具有时空属性,因此流行病学工作者常常从"空间""时间""人间"三个维度去探索疾病的分布规律和特点,即疾病的三间分布。与之相类似,包括疾病在内的群体健康现象也可借助三间分布的形式展示其时空属性,探索某时空范围内地理环境或者社会因素对群体健康状态发生变化的影响,进而有效地预防疾病和促进健康。

2.2.1 人群分布

疾病的人群分布是疾病按人群特点分布的现象,即疾病在不同特征的人群中,有着不同的发病或死亡水平,呈现出不同规律和特点的现象。影响疾病人群分布的特征很多,如年龄、性别、职业、种族和民族、行为、婚姻和家庭、社会阶层等。任何疾病(或健康状态)在一定范围人群中有无发生,以及发生例数的多少是时刻都在变动的,呈现一个连续的动态过程,研究疾病的人群分布可以提供某种疾病的病因和流行因素的线索及制定防治对策的依据。

1. 年龄分布

年龄是影响疾病人群分布最重要的特征,几乎所有疾病的发病或死亡风险均与年龄有关。对于容易传播而且病后有稳固免疫力的传染病,在儿童中通常有较高的发病率,如麻疹、百日咳、水痘等;对于在人群中普遍存在隐性感染的传染病,如流行性乙型脑炎、流行性脑脊髓膜炎等,也是以儿童年龄组发病率较高。一些慢性非传染性疾病的发病水平也和年龄有关,例如大多数恶性肿瘤的发病风险会随着年龄的增加而增高。

(1) 疾病呈现年龄分布的原因

主要有两个方面:① 不同年龄的人,机体免疫水平有差异。如儿童的免疫力一般比成人低,所以像呼吸道感染、肠道感染、水痘类疾病的发病水平,儿童比成人高。② 不同年龄的人,暴露于病原因子的机会不一样。成人因为职业、行为等原因比儿童更容易接触到某些致病因素,导致某些疾病的发病水平较高,如肺癌、肝癌、血吸虫病等。

(2) 分析疾病年龄分布的目的

1) 探讨疾病发生的原因或危险因素。图 2.1 显示了 2009~2017 年深圳市龙岗区常住居民女性卵巢癌年龄别发病率,可见卵巢癌发病率随年龄增长整体呈上升趋势,40 岁之后发病率迅速升高,到 65~69 岁组发病率达到峰值。调查显示其年龄分布特点可能与女性老年人基础疾病多、免疫力较低、内分泌功能减退以及早期卵巢癌通常没有明显的临床症状,晚期症状也不典型,被发现时大多已是晚期,随之确诊的年龄将相应增加有关。

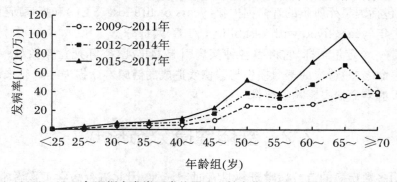

图 2.1 2009~2017 年深圳市龙岗区常住居民女性卵巢癌年龄别发病率(杨永平,2020)

— 20 —

2) 确定预防措施实施的重点对象或高危人群。通过年龄分布分析,可以把某病的高危人群找出来,这些人群往往是实施预防措施的重点对象。图 2.1 提示深圳市龙岗区卵巢癌发病的高危人群集中在中老年人群,有必要尽早在该市开展重点人群的卵巢癌普查普治工作,控制发病率的上升趋势。

(3) 分析疾病年龄分布特征的常用方法

1) 横断面分析(cross section analysis):主要分析同一时间各年龄组的发病率、患病率和死亡率。常用于急性疾病研究,以显示致病因子与年龄的关系。但对于慢性病,因其暴露时间可能很长,而且致病因子强度在不同时间内可能不同,因此用横断面分析法不能正确显示致病因子与年龄的关系。图 2.2 是肺癌年龄别死亡率横断面分析,根据该图容易得出肺癌死亡率在 60～70 岁时为高峰,然后随年龄增加,死亡率又出现下降的错误结论。图 2.2 中 A 点为 1914 年 34 岁时的死亡率;B 点为 1931 年 51 岁时的死亡率;C 点为 1940 年 60 岁时的死亡率;D 点为 1949 年 69 岁时的死亡率。将 ABCD 各点连接起来即为 1880 年出生队列的人群肺癌死亡率曲线,可以看出随年龄增加,死亡率一直随之上升,无下降趋势。

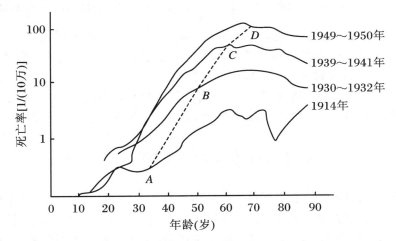

图 2.2　1914～1950 年男性肺癌年龄别死亡率(MacMahon,Puth,1970)

2) 出生队列分析(birth cohort analysis):通常把同一年代出生的人形成的队列叫出生队列,对出生队列进行定期随访(有规律地每隔一段时间随访 1 次),以研究疾病与年龄的关系,这种研究模式即出生队列研究。应用出生队列分析可以克服横断面分析的缺点。图 2.3 表示的就是一种出生队列分析,从图中可以看出 5 个出生队列的肺癌死亡率均随年龄增长而上升,这种分析避免了横断面分析中高年龄组死亡率呈先上升后下降趋势的假象。

2. 性别分布

许多疾病的发病水平与性别有关,存在明显的性别分布差异。原因主要有:

1) 遗传、生理特点及内分泌代谢等生物学的差异。胆囊炎、胆石症一般以中年女性发病水平较高,这与其生理特点及内分泌代谢有关;地方病如地方性甲状腺肿的高发区人群中也表现为女性发病水平高于男性,原因可能与女性经历生育、哺乳等活动,机体对碘的需要量比男性更多有关。

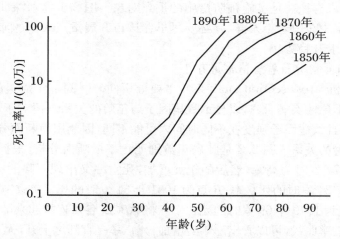

图 2.3 1850～1890 年间出生者男性肺癌年龄别死亡率(MacMahon,Puth,1970)

2）与暴露或接触致病因素的机会不同（如职业、生活方式等不同）有关。除乳腺癌、宫颈癌外,其他癌症的发生和死亡风险均表现为男性高于女性的特点,如肺癌、肝癌、胃癌、膀胱癌等,这可能与男性接触致癌因子机会较多有关。

可见,男女两性在许多疾病发病和死亡风险上存在差异,有些与外部环境有关,有些与机体内在因素有关;探讨疾病的性别分布差异,有助于研究疾病发生的原因。

3. 职业分布

许多疾病的发生与职业亦有关系,表现为同种疾病在不同的职业人群中发生风险不同。原因主要如下:

1）不同职业人群感染机会或暴露于致病因素的机会不同。如煤矿工易患矽肺,生产联苯胺的工人易患膀胱癌,皮毛厂的工人易患炭疽,炼焦工人易患肺癌,农牧场工人易患布鲁菌病;我国江苏、浙江及四川地区的农民易患钩虫病;北方伐木工人易患森林脑炎等。2019年末至2020年初,我国新型冠状病毒感染流行之初,医务工作者感染率明显高于其他职业人群。

2）不同职业人群体力劳动强度和精神紧张程度不同。如体力劳动少者易患冠心病、高血压,汽车司机、飞行员因精神紧张易患胃炎、消化性溃疡等。

4. 种族和民族分布

不同种族或民族的人群,某些疾病的发病或死亡水平也存在明显差异,如在马来西亚居住有 3 种不同民族的人,虽然他们的生活环境基本相同,但在恶性肿瘤的发病水平上表现出较大差异:马来人患淋巴瘤较多,印度人患口腔癌较多,而中国人患鼻咽癌和肝癌较多。

民族和种族影响疾病分布的主要原因有:

1）风俗习惯、宗教信仰、饮食习惯等的差异。如新疆察布查尔族人肉毒杆菌食物中毒发病水平较高,与该民族的居民喜欢吃甜面酱有关。

2）遗传因素的差异。同一种族或民族的人具有某些相同的遗传特质,而不同民族或种族间往往有一定的差别,因此对某些疾病的易感性不同。如镰状细胞贫血,黑人发病水平比白人高,提示该病的发生风险与遗传基因有关。

3）不同民族的人所处的外界自然环境和社会条件不同。如食管癌具有明显的种族分布特点,苏联时期的哈萨克族和我国的回族、蒙古族等地居民高发,这种民族分布特点与其环境条件和生活习惯关系密切。

4）不同民族间社会经济状况和医疗卫生质量、水平不同。在美国很多疾病的发病率和死亡率在黑人和白人之间有显著区别,黑人患高血压性心脏病、脑血管意外、结核、梅毒和艾滋病的风险高于白人,而白人患血管硬化性心脏病和白血病的风险高于黑人。

5. 行为

随着行为医学的发展,人们发现许多不良行为对人体健康危害很大。根据 WHO 报告,在发达国家和部分发展中国家,恶性肿瘤、冠心病、脑卒中、高血压、糖尿病等慢性非传染性疾病是当前危害当地居民健康和生命的主要病种,而这些疾病的发生与发展,60%～70%是由社会因素以及不健康的生活方式与不良行为习惯造成的。最常见的不良行为有:吸烟、酗酒、吸毒、不正当性行为、静坐生活方式、网络成瘾等。

（1）吸烟

医学界已经公认,吸烟是人类癌症发病的一个重要原因,吸烟者肺癌、喉癌、咽癌、食管癌、胃癌、肝癌、膀胱癌的死亡率均高于不吸烟者,且均存在剂量反应关系。此外,有研究发现缺血性心脏病、胃溃疡、慢性阻塞性肺部疾病与吸烟亦有关系。妇女因被动吸烟使肺癌等癌症发病率上升,且增加患乳腺癌、缺血性心脏病的危险程度。儿童也因被动吸烟而增加患呼吸道疾病的危险性,且影响其智力和身体发育。我国人口占世界总人口的20.0%,烟草消费量占世界总量的30.0%。现有烟民约3.5亿,占世界总吸烟者的1/4,这些给我国带来严重的疾病负担。因此,需要开展各种戒烟活动,大力宣传戒烟。

（2）吸毒与不正当性行为

吸毒与不正当性行为对人类健康的危害愈来愈明显,艾滋病的广泛传播即为实证。我国除港澳台地区外自1985年发现第一例输入性艾滋病病人以来,截至2011年,全国已有31个省、自治区、直辖市有疫情报告,有93%的县（区）报告了 HIV 感染者或 AIDS 病人,估计存活艾滋病病毒感染者和艾滋病病人78万人,女性占28.6%。以云南省最为严重,主要集中在德宏地区的瑞丽、陇川等地。据调查,经异性传播占46.5%,经同性传播占17.4%,经注射吸毒传播占28.4%。

（3）酗酒

长期过量饮酒危害很大,是诱发肝硬化、食管癌、咽癌、胃癌、肝炎、高血压等疾病的因素。醉酒后往往容易发生事端,有的甚至犯罪,酒后开车也易发生车祸等。现有研究结果提示,少量饮酒也会增加患病风险,饮酒还与吸烟及其他致癌因素起协同作用。

（4）静坐生活方式

国内外多项研究表明,静坐生活方式是心血管疾病等慢性病的重要危险因素之一。长时间静坐、高负荷工作致使静坐生活方式人群工作间隙进行健身活动明显不足,颈椎病、腰椎病的患病人数逐年增加,并呈现年轻化趋势,严重影响人群健康。

(5) 网络成瘾

网络成瘾指在无成瘾物质作用下对互联网使用冲动的失控行为,表现为过度使用互联网后导致明显的学业、职业和社会功能损伤。统计数据表明,全世界范围内青少年过度依赖网络的发病率为6%,我国接近10%,12~16岁的青少年为网瘾高发人群。2018年,WHO将"游戏成瘾"列入精神疾病范畴。网络成瘾不应被简单定义为一种疾病,青少年过度使用网络往往伴随着其他问题,涉及家庭、学校和孩子自身,问题的改善和解决需要多方共同努力。家长正确关注和教育、学校支持,以及同伴帮助,都可以减少青少年对网络的过度使用。

2.2.2　时间分布

随着时间的推移,疾病的发病或死亡水平不断发生变化的现象,称为时间分布。其中有的表现为由散发至流行,如人所共知的艾滋病,既往亚太地区病例较少,现在发病水平逐年增高,在一些地区呈流行态势;也有些疾病表现为由流行至散发,甚至消灭,如曾严重威胁儿童生命的天花,已于1979年在全世界被消灭。分析疾病的时间分布规律,有助于了解疾病的流行动态,为疾病的防治提供依据。疾病的时间分布主要有短期波动、季节性、周期性、长期趋势四种形式。

1. 短期波动

短期波动(rapid fluctuation)指在一个地区或一个集体人群中,短时间内某病的病例数明显增多的现象。短期波动是以日、周、月计数的短期观察数据的汇总。短期波动又称时点流行或暴发。但是,暴发一词描述的区域范围往往更为局限,常用于少量人群,而短期波动常用于较大数量的人群。

短期波动主要是许多人在短时间内接触或暴露于同一致病因素所致。由于潜伏期不同,发病时间存在差异。潜伏期短者先发病,潜伏期长者后发病,大多数病例发病时间往往在最短和最长潜伏期之间,即大多数病例在该病的平均潜伏期发病。根据发病高峰可以推算暴露于危险因素的日期,从而找出引起短期波动的原因。食物中毒、环境突遭污染导致的许多居民突然发病现象均属于典型的短期波动或暴发。此外,某些传染性疾病也可发生短期波动或暴发,如痢疾、伤寒、甲型病毒性肝炎等。

2. 季节性

季节性(seasonality)指疾病随着季节的变化,其发病或死亡水平出现差异的现象。以传染病最为多见,且不同疾病表现出不同的季节性特点。

(1) 严格的季节性

某些疾病只在特定的季节才会发生,在其他季节不会出现,这就是严格的季节性。很多由媒介节肢动物传播的传染病,具有严格的季节性。如以蚊虫叮咬为主要传播途径的流行性乙型脑炎在我国北方发病有严格的季节性,病例的发生主要分布在每年的7月至10月,在此前后几乎没有发生,主要原因与乙型脑炎病毒在媒介昆虫体内的繁殖特性及蚊虫孳生条件有关。

(2) 季节性升高

有的疾病一年四季均可发生,但在一定季节其发生率升高。如儿童手足口病在我国各地终年均可发生,但有季节性升高现象。如图 2.4 显示,2013～2017 年期间安徽省手足口病全年均有发病,但每年 3 月开始发病人数明显增多,4～7 月达高峰,7 月开始下降。且该地手足口病发病有两个发病高峰,主高峰在 4～7 月,次高峰在 9～11 月。

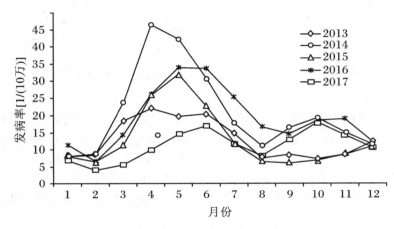

图 2.4　2013～2017 年安徽省手足口病月发病率(陈芳,2018)

(3) 无季节性

有些疾病一年四季均可发生,且发病水平在不同季节无明显统计学差异。如乙型病毒性肝炎、结核、麻风、梅毒等。其原因可能与这些疾病的传播方式有关。

非传染性疾病亦有季节性,如过敏性疾病多发生在春夏之交;心脑血管疾病多发于秋冬季;蛇咬伤夏季多发。

季节性出现的原因较复杂,与气温、气湿、降水等各种气象因素有关,也与媒介昆虫、野生动物、家畜等的生长繁殖有关,还可能与风俗习惯、生产、生活、卫生水平等因素密切相关。研究疾病的季节性分布特点,可以探讨疾病的流行因素、传染源及传播途径,还可以为疾病防治方案的制定提供科学依据。

3. 周期性

周期性(periodicity)是指某些疾病有规律的每隔一段时间就流行 1 次,并周而复始的现象。在无有效疫苗使用之前,大多数呼吸道传染病都具有周期性现象。如麻疹疫苗普遍使用前,在人口众多城市中常常表现为两年 1 次流行高峰;但自 1965 年广泛推广使用麻疹疫苗后,我国麻疹的发病率显著降低,周期性流行已不明显。图 2.5 显示,郑州市 2009～2017 年手足口病在人群中有周期性流行现象,发病周期为 1 年。但 2017 年病例数大幅下降,可能是因为 2015 年国家研发出 EV71 疫苗,2016 年开始在全国范围推广,2017 年疫苗的使用收到效果。

不同的疾病,其周期性间隔往往不同。如甲型流行性感冒每 2～3 年流行一次,而乙型流行性感冒大约每4~6年流行一次。原因可能与易感者的积累速度、机体免疫力的维持时间、病原体的变异等有关。

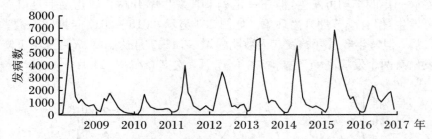

图 2.5　郑州市 2009~2017 年手足口病发病例数(赵敬,2020)

疾病出现周期性主要取决于以下 4 个条件：

1）疾病的传播机制容易实现。如经空气传播的呼吸道传染病,容易出现周期性。

2）疾病发生之后机体可获得稳固的病后免疫。由于病后可获得稳固的免疫力,该病流行后较长时间可维持一个较低的发病水平,这是周期性间隔出现的原因。

3）易感者的逐步积累。这是疾病将再次流行的原因。

4）病原体的变异。由于病原体的变异,本来的免疫人口又变成了易感人群,将导致疾病的再次流行。

4. 长期趋势

长期趋势(secular trend)又称长期变异(secular change),指人类疾病在一个相当长的时间内随着社会生活条件的改变、医疗技术的进步、自然条件的变化,其感染类型、临床表现、病原体种类以及宿主等均有很大变化的现象。

随着工农业生产的发展,人们生活水平的提高,心脑血管疾病的发病水平逐年升高,现在已成为导致我国居民死亡的"头号杀手"。图 2.6 显示了 2004~2015 年全国监测系统循环系统疾病死亡率变化趋势。从图上可以看出：2006~2015 年,脑血管病、缺血性心脏病的死亡率呈逐年上升趋势；2004~2015 年,高血压心脏病/肾脏病的死亡率逐年缓慢上升；风湿热和风湿性心脏病死亡率各年变化不大；循环系统的其他疾病死亡率呈双波浪变化,其中 2006 年和 2013 年为波峰。

2.2.3　地区分布

因不同地区的自然环境和社会环境不同,导致各地健康状态(包括疾病)的发生或死亡水平不一样的现象,称为地区分布。研究地区分布可以为疾病的病因及流行因素研究提供重要线索,并可以为疾病预防与控制对策的制定提供依据。

群体健康的地区分布常有两种划分方法：一种按行政区域划分,如以省、直辖市、自治区(或市、县、乡)为单位划分,这样划分比较容易获得完整的人口学数字和发病与死亡资料,但由于同一行政域内的自然环境常常不尽相同,很可能会掩盖自然环境的作用。另一种按自然环境划分,如以山区、平原、湖泊、河流、森林和草原为单位划分,这种划分可以显示自然环境条件的影响。当然,人群聚集状态、城市、乡村、商业区与工业区等也会影响分布特征。因此,按何种方法划分地区分布,可根据研究目的和病种综合确定。

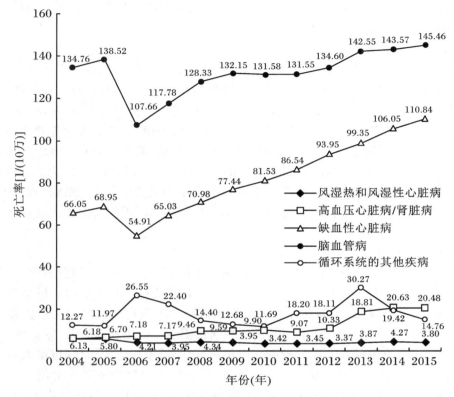

图 2.6　2004~2015 年全国监测系统循环系统疾病死亡率变化趋势(姜申易,2022)

1. 地区分布的表现

(1) 国家间的分布

疾病在不同的国家,发病或死亡水平可能明显不同。有的疾病只发生在某个或某几个特定国家,有着严格的地方性,如黄热病只在南美洲和非洲的一些国家存在,中国没有,这与其传播媒介埃及伊蚊有关;而有些疾病几乎遍布全世界所有国家,但在不同国家其分布并不均衡,如 20 世纪 90 年代前,乳腺癌主要分布在北美、北欧、西欧等地区的国家,亚洲和非洲各国较少,造成这种分布差异的因素较多,其中与饮食中脂肪的摄入量关系尤为密切。胃癌在全世界各国均有发生,但日本人的发病水平较其他国家人相对高一些,这与日本人的生活方式、饮食习惯等密切相关。从 2020 年初开始全球多个国家相继暴发新型冠状病毒肺炎,并且很快遍布了全世界几乎所有的国家,但不同国家间流行情况差异较大;造成这种分布差异的因素很多,不同国家间所采取的不同防疫政策也与疾病的流行情况密切相关。根据世界卫生组织(WHO)公布的数据,截至 2022 年 9 月 26 日,全球已有 223 个国家和地区累计报告超过 6 亿名确诊病例,超过 6500 万名患者死亡。其中,美国为全球确诊病例数最多的国家,确诊病例达 9700 万,死亡病例为 108 万,病死率达 1.81%;其次为印度、法国、德国等。我国自 2019 年 12 月开始,在湖北省武汉市陆续发现多例不明原因肺炎病例,在 **WHO** 的支持下,我国政府采取了积极、严密的防控措施,疫情很快得到了有效控制,极大地保护了我国人民的健康和生命安全。

(2) 国家内的分布

疾病在一个国家内的分布也可能存在差异。我国疆域辽阔,人口众多,不同地区,某些疾病的发病或死亡水平存在着较大差异。血吸虫病在我国长江以南地区,如江苏、浙江、安徽一带,曾广泛流行,但长江以北地区则很少有此病,这是因为北方干燥、寒冷、缺乏钉螺繁殖条件所致;食管癌在我国北方多于南方,北方以河北、河南、山西三省交界处为圆心,死亡率以同心圆形式向周围逐渐降低;鼻咽癌主要分布于华南,而以广东省广州语系为高发区;大骨节病主要分布于东北、华北、西北等地区的省、市、自治区,我国南方则无此病;原发性肝癌主要分布于我国东南沿海各地,上海、江苏、浙江等省市死亡率较高;我国高血压的患病率南北方差别也较大,北方高于南方,造成这种南北差异的原因可能与北方人食盐的摄入量、体重指数等高于南方人有关。

(3) 城乡分布

很多疾病表现出明显的城乡差别。城市交通方便、人口稠密、居住拥挤,因此呼吸道传染病如流行性感冒、流行性脑脊髓膜炎、百日咳等经常有流行。而在偏僻农村交通不便、人口稀少、居住分散,呼吸道传染病往往不易发生流行。但农村因环境卫生条件较差,有些地方至今还没有自来水可供饮用,再加上农村居民卫生习惯也相对较差,因此肠道传染病如细菌性痢疾、伤寒等的发生风险较高。近年来,由于城市化进程加快,城市人口增加,机动车数量骤增,城市中交通事故发生风险增加。另外,农村则因乡镇企业的发展,大量有毒有害物质排放到外环境中,污染水源、土壤和空气,致使农村人口慢性中毒的人数呈增加趋势。

2. 疾病的地方性

疾病的地方性(endemic)是指受到某种自然环境或社会因素的影响,使得一些疾病经常在某一地区呈现高发或只在该地区存在的现象。疾病的地方性常分为以下几类:

(1) 自然疫源性

自然界中有一些传染病的病原体可以不依赖人,而在自然界的野生动物中传播,在一定条件下才传染给人,导致人类疾病的发生;这样的特性称为自然疫源性,具有这样特性的疾病称为自然疫源性疾病,如鼠疫、地方性斑疹伤寒、森林脑炎等。自然疫源性疾病经常存在于某一地区,由于该地区存在该病的动物传染源、传播媒介或病原体生存传播的自然条件,当人类进入这类地区时就可能会受感染,导致自然疫源性疾病发生。这类地区称为自然疫源地。

(2) 统计地方性

因为某些地区存在一些特殊的风俗习惯、饮食习惯,或该地区的居民文化及卫生设施水平较低,导致一些疾病长期存在于该地区或在该地区发病水平较高,这种地方性称为统计地方性。如我国青海、新疆一带,因居民习惯家庭自制发酵品甜面酱,所以这些地区肉毒杆菌食物中毒发病率较高。这种地方性只是在统计上经常高于其他地方,与当地自然环境条件没有关系,所以称为统计地方性。

(3) 自然地方性

由于受自然环境条件的影响,某些疾病在某一地区呈现发病率水平较高或只在该地区存在,这种现象即为自然地方性。如我国长江以南地区水多,气候适宜钉螺生存,使得以其为传播媒介的血吸虫病曾在该地区广泛流行,这就是自然地方性。

如果由于某地区的自然地理环境中缺乏或过多存在一些微量元素,造成一些疾病具有严格地方性,这些疾病称为地方病。如因自然环境中碘元素缺乏导致的地方性甲状腺肿和因自然环境中氟元素过量导致的地方性氟中毒等。此外,本国没有而从国外传入的疾病,称为输入性疾病,如我国最初发生的艾滋病。

3. 判断地方性疾病的依据

判断一种疾病是否属于地方性疾病的依据是:

1) 该病在当地居住的各人群组中发病率均较高,且随年龄增长而上升。
2) 在其他地区居住的相似人群中,该病的发病率均较低,甚至不发病。
3) 迁出该地区的居民,该病的发病率下降,患者症状减轻或呈自愈倾向。
4) 外来的健康人,到达当地一定时间后发病,其发病率和当地居民相似。
5) 当地对该病易感的动物也可能发生类似的疾病。

2.2.4　移民流行病学

以上分别介绍了疾病的人群分布、时间分布和地区分布,实际工作中,对一种疾病的描述往往是综合进行的,只有综合描述,才能获得丰富的有关某病病因和流行因素的信息。移民流行病学(migrant epidemiology)就是利用疾病三间(人群、时间和地区)分布的综合描述进行病因研究的经典方法。它是通过观察与比较某种疾病在移民人群、移居地人群以及原居住地人群中的发病率或死亡率,探索该病的发生与遗传因素和环境因素的关系,常用于肿瘤等慢性病和一些遗传病的病因研究。

移民流行病学的应用原则:① 若某病在移民人群中发病率或死亡率与原居住地的人群不同,而接近于移居地人群,则该病的发生主要由环境因素造成。② 若某病在移民人群中的发病率或死亡率与原居住地人群相近,而不同于移居地人群,则该病的发生主要由遗传因素造成。具体应用时,还应该考虑移民人群生活条件改变的程度以及原居住地和移居地的社会、经济、文化及医疗卫生水平的差异等。

鼻咽癌在我国广东地区高发,有"广东瘤"之称。移民流行病学研究结果表明,移居到上海、浙江一带的广东人,其鼻咽癌的发病水平仍然高于上海、浙江一带的当地人;而浙江、江苏、上海一带的居民移居到广东生活,其鼻咽癌仍然维持低水平。说明鼻咽癌的发病风险主要与遗传因素有关。

日本为胃癌高发区,而美国是低发区。移民流行病学研究发现,若以日本人胃癌死亡率为100%,非美国出生的日本移民约为55%,美国出生的日本移民约为48%,而美国白人约为38%。说明环境因素与胃癌的发生关系较大。

2.3 流行强度

疾病的流行强度是指在一定时期内疾病在某地区人群中发病数量的变化以及病例间的联系程度。描述疾病流行强度的常用术语包括散发(sporadic)、流行(epidemic)和暴发(outbreak)。

2.3.1 散发

散发指某种疾病的发病率呈历年来的一般水平,病例间无明显联系和相互传播关系的现象。散发用于描述较大范围(如市、区、县及以上)人群某病的流行强度,判断是否处于散发通常与同一地区此前三年该病的发病率水平比较,未明显超过时为散发。形成散发的原因有:

1) 疾病流行后易感人群减少,或疫苗接种后人群具有稳定的免疫力,如结核、麻疹等。

2) 以隐性感染为主的一些疾病,如乙肝、脊髓灰质炎等。

3) 传播机制不容易实现的传染病,如斑疹伤寒、艾滋病等。

4) 潜伏期长的传染病,如炭疽、麻风病等。

2.3.2 流行

流行指疾病在某地区的发病水平显著超过该病历年来的散发水平,且病例间往往有明显的相互传播迹象。流行与散发是相对的概念,其判定应根据不同病种、不同时期、不同历史情况进行。

如果疾病的流行迅速,涉及地域更广,短时间内可跨越省界、国界甚至洲界,发病率超过该地一定历史条件下的流行水平,称大流行(pandemic)。如流行性感冒、霍乱曾在全球范围内发生多次大流行。

2.3.3 暴发

暴发是指疾病在一个局部地区或集体单位中,短时间内突然出现许多临床症状相似病人的现象。暴发的原因一般是多人接触了共同传染源或通过共同的传播途径感染了病原体,大多数人常在该病的最长潜伏期内发病。托幼机构发生的手足口病、集体单位食堂发生的食物中毒就是典型的疾病暴发现象。

知 识 拓 展

▲"三因制宜"理论

即因人、因时、因地制宜,是我国古代医著《黄帝内经》中重要的中医思想理论。中医学认为,人与自然是一个统一的整体,自然界的四时阴阳消长变化,与人体五脏的功能活动是互相关联、互相通应的,称为"天人相应观"。《素问·八正神明论》云:"四时者,所以分春秋冬夏之气所在,以时调之也。"西周中期后,四时之称就规范为春夏秋冬四个季节。四个季节里气候各有特点,四时气候之异,决定了生命体的不同状态,春温春生,夏热夏长,秋凉秋收,冬寒冬藏。《黄帝内经》十分重视四时气候变化对人体的影响,认为春夏秋冬四季更替、寒暑变化是自然界阴阳此消彼长的运动过程所致,人体脏腑的生理活动和病理变化不可避免地要受到自然界四时寒暑阴阳消长的影响。三因制宜与流行病学研究疾病"三间分布"的理论相似,即研究疾病在不同人群、不同时间以及不同地区中的分布情况。

【章节概要】

群体健康的描述是预防医学工作的起点,通过计算各种频率测量指标,有助于了解人群健康状况的分布特点及变化趋势。常见的测量指标包括:发病与患病指标(发病率、罹患率、患病率、感染率、续发率)、死亡与存活指标(死亡率、病死率、生存率)、疾病负担指标(潜在减寿年数、伤残调整寿命年)等。群体健康现象(包括疾病)的分布即三间分布,是指群体健康现象的人群分布、时间分布及地区分布。掌握群体现象的分布特点,可以为病因研究提供线索。常见的人群分布特征包括年龄、性别、职业、种族和民族、行为等。时间分布特征包括短期波动、季节性、周期性和长期趋势。地区分布表现为疾病频率在国家间及国家内不同地区间和城乡之间的分布存在差异,某些疾病存在地区聚集性。移民流行病学是综合描述疾病三间分布的方法,主要用于探讨疾病的发生与遗传因素或环境因素的关系。疾病的流行强度是某疾病在某地区人群中发病数量的变化及其病例间的联系程度,常用散发、流行和暴发等表示。

【复习思考题】

1. 某地某年新诊断糖尿病病人 200 人,该地年初人口数为 9500 人,年末人口数为 10500 人,年初该地共有糖尿病病人 800 人,这一年共有 40 人死于糖尿病。问这一年该地糖尿病的发病率、患病率、死亡率及病死率分别为多少?

2. 试述死亡率与病死率有何区别与联系。

3. 移民流行病学的概念与应用原则是什么?

4. 研究疾病分布对疾病的防治有何实际指导意义?

第 3 章　描述性研究

　　学习目的：掌握描述性研究的概念、特点，现况研究的概念、特点、类型和优缺点；熟悉现况研究的用途、设计与实施、常见偏倚，生态学研究的概念、特点和优缺点；了解生态学研究的用途。

　　知识要点：描述性研究的概念、特点与用途，现况研究的概念、特点、类型与用途，现况研究的设计与实施，现况研究的常见偏倚和优缺点，生态学研究的概念、特点、优缺点。

　　描述性研究(descriptive study)，又称描述性流行病学(descriptive epidemiology)，是流行病学研究工作的起点，也是其他流行病学研究方法的基础。描述性研究通过描述人群中疾病或健康状况及暴露因素的分布情况，找出某些因素与疾病或健康状况间可能存在的关系，提供病因线索，评价公共卫生措施效果等。描述性研究包括：现况研究、生态学研究、病例报告、病例系列分析、个案调查、暴发调查、历史资料分析、随访研究等。本章主要介绍现况研究和生态学研究。

3.1　描述性研究概述

　　本节概括性介绍描述性研究的概念、特点与用途。

3.1.1　概念

　　描述性研究是指利用已有的记录资料或专门调查的资料，按照不同人群、不同时间及不同地区等的特征进行分组，描述人群中有关疾病或健康状态以及有关特征和暴露因素的分布状况，再在此基础上进行比较分析，获得疾病三间分布的特征，进而获得病因线索，提出病因假设。

3.1.2　特点

　　描述性研究具有以下特点：

　　1) 描述性研究属于观察法，不对研究对象进行人为干预，只是通过客观地观察、收集和分析相关数据，提供病因线索。

2）描述性研究对自然形成的不同健康状态或不同特征的人群进行分析,一般不事先设立对照组,其暴露因素的分配不是随机的。

3）描述性研究对于暴露与结局间关系的因果推断存在局限性,通常无法确定暴露与结局的时序关系;因此,分析得出的结论一般只能提供病因线索或进一步的研究方向。

3.1.3　用途

通过开展描述性研究,可以描述疾病或健康状况的三间分布及其发生发展规律,提供病因线索,建立病因假设,为制定人群疾病预防与控制策略及后续研究的方向提供依据。

1）描述疾病或健康状态的分布特征及发生发展规律。描述性研究通过描述疾病或健康状态时间、空间（地区）、人间（群体）分布特征,揭示疾病或健康状态的分布及发生、发展规律,有助于发现疾病的危险因素和高危人群,有利于疾病的早发现、早诊断和早治疗,也为制定人群疾病预防与控制的策略措施以及公共卫生政策提供参考。

2）提供病因线索,建立病因假设。描述性研究通过比较疾病或健康状况三间分布的差异,再结合专业知识分析,可为进一步研究疾病病因或影响因素提供线索,建立病因假设。

3.2　现　况　研　究

现况研究是描述性研究中最为常用的方法,也是开展流行病学研究的基础。本节重点介绍现况研究的设计与实施。

3.2.1　概述

1. 概念

现况研究又称现况调查,主要研究特定时点（或时期）、特定范围人群中疾病或健康状况的分布,探索有关因素与疾病或健康状况的关系,为进一步的研究提供病因线索。由于现况研究收集的资料主要反映调查时现实的客观情况,既不是关注过去的暴露史,也不追踪将来的发展结局,故称现况研究。现况研究所得到的频率指标一般为患病率,故又称患病率研究（prevalence study）。由于现况研究收集的是某特定的时间断面上人群健康或疾病的分布以及相关因素的资料,故也称横断面研究（cross-sectional study）。

2. 特点

现况研究具有以下特点:

1）属于观察法。现况研究只调查收集研究对象客观存在的实际情况,没有人为施加的因素或干预措施。

2）无事先设立的对照组。现况研究在其研究开始时,不需要专门设立对照组,但在资料整理分析中可根据自然暴露（特征）的状态或是否患病等进行分组比较。

3）强调特定时间。现况研究反映某一特定时间（某一特定时点或时期）内某一群体的疾病与暴露状况或二者间的联系。现况研究较为严格地设定时点或时期,其目的是保证在调查研究期间,所研究的疾病或暴露状况不会发生明显改变,理论上,时间越集中越好,因为时点患病率通常比期间患病率更为准确。

4)在确定因果联系时通常受限。一般而言,现况研究中暴露与疾病同时出现,因此很难回答是因为暴露而导致疾病,还是由于疾病而出现了暴露,即不便于确定暴露与疾病之间的时间先后顺序。现况研究一般为建立因果关联提供线索,不能做出因果推断。但是,研究人群固有的暴露因素如性别、种族、血型等因素,在疾病发生之前已经存在,且不会随着疾病发生发展而改变,在排除或控制了可能存在的偏倚后,现况研究可以提供相对真实的暴露与疾病时间先后顺序的联系,从而进行因果推断。

5)定期重复进行现况研究可以获得发病率资料。现况研究主要适用于慢性病或慢性损害,所得到的频率指标一般为患病率。若两次现况研究之间的时间间隔不太长,发病率变化也不大,病程稳定,则可通过两次现况研究的患病率之差除以两次现况研究的时间间隔,得到该时期的发病率。

3.2.2 类型与用途

根据涉及研究对象的范围,现况研究可分为普查(census)和抽样调查(sampling survey),可以根据研究目的、经费、实施情况等采用普查或抽样调查。

1. 普查

普查即全面调查,指在特定时点或时期内,将特定范围内的全部人群作为研究对象的调查。特定时间应尽可能短,一般为1～2天或1～2周,大规模普查亦应在数周或2～3个月内完成。特定范围人群可指某地区或具有某种特征的人群。普查可以了解特定人群中某病的患病率或健康状况的分布规律,发现高危人群,早期发现、早期诊断、早期治疗病人等。

普查的优点:① 调查对象为特定范围内的全部人群,不存在抽样误差;② 可以同时研究多种疾病或健康状况的分布情况,提供病因线索;③ 能发现目标人群中的全部病例,便于早期发现、早期诊断、早期治疗病人。

普查的缺点:① 普查由于工作量大难以做得细致,难免漏查;② 普查不适用于患病率很低的疾病,也不适用于无简易且准确诊断方法的疾病;③ 普查涉及研究人员广,调查项目的标准化和统一以及调查的质量较难保证;④ 普查时一般人力、物力消耗大,费用往往较高。

2. 抽样调查

抽样调查是指通过随机抽样的方法,对特定时点、特定范围内人群的一个代表性样本进行调查,然后用样本信息推断总体的特征。抽样调查时,从某人群中抽取一个有代表性的样本,必须遵循随机化原则和样本量适当的原则。随机化原则即总体中的每一个个体都有同等的机会或概率被抽取到样本中作为研究对象。样本量适当是指样本应达到一定数量,样本过小代表性不够,抽样误差较大;样本过大浪费人力、物力,而且工作量过大。

抽样调查的优点:与普查相比,抽样调查节省人力、物力和时间;由于调查对象相对较少,调查更易于做到细致、准确,提高了调查的精确度。

抽样调查的缺点:抽样调查不适用于患病率低的疾病及变异过大的人群;抽样调查的设计、组织实施和资料分析比普查复杂,且重复和遗漏不易发现。

3. 用途

现况研究具有下列用途:

1) 描述群体中疾病或健康状况的分布。通过现况研究可以掌握人群某种疾病状况或健康水平及其相关危险因素,为疾病病因研究提供线索,也为制定卫生保健计划和卫生决策提供依据。例如,在对冠心病的现况研究中发现冠心病患者中有高胆固醇血症、吸烟、糖尿病、高血压等因素的比例明显高于非冠心病人群,从而提出冠心病的某些病因假设。

2) 发现高危人群。高危人群指由于具有某种暴露特征而容易罹患某种疾病的人群。确定高危人群是早发现、早诊断、早治疗的首要步骤,通过现况研究,可以发现高危人群。

3) 进行疾病监测,评价预防接种等预防与控制措施的效果。对疾病开展连续的现况研究可以描述疾病的动态变化,揭示疾病发生发展的规律,为预测疾病发展和预防控制疾病提供依据。定期在某一人群中进行现况研究,对预防与控制措施实施前后情况的调查结果进行比较分析,可以评价预防与控制措施的效果。

3.2.3 设计与实施

描述性研究通过比较疾病或健康状况三间分布差异,为进一步研究疾病病因或影响因素提供线索,建立病因假设。为了更好地进行现况研究,在研究开始时需要进行周密的设计,以保障研究顺利实施并得出真实可靠的研究结果。

1. 明确研究目的与类型

明确研究目的是现况研究设计的核心。要明确本次现况研究要解决什么问题,达到什么目的,然后根据具体的研究目的确定采用普查还是抽样调查。

2. 确定研究对象

根据研究目的,明确规定调查对象的人群分布特征、地域范围及时间点,结合实际情况明确对目标人群开展调查的可行性。例如,为了分析 2022 年全国汉族中小学生身体素质情况,调查对象为 2022 年全国学生体质与健康调研中 7~18 岁汉族学生。

3. 确定抽样方法和样本量

若采用抽样调查,需要确定具体的抽样方法和样本量。

(1) 抽样方法

抽样可分为非随机抽样和随机抽样,常见的随机抽样方法有单纯随机抽样、系统抽样、分层抽样、整群抽样和多阶段抽样。

1) 单纯随机抽样(simple random sampling)。也称简单随机抽样,是最简单、最基本的抽样方法。从总体中,利用随机数字表或抽签、抓阄等抽取研究对象的方法就是单纯随机抽样,如此可保证总体中每个个体都有同等的概率被抽到样本中。此法的优点是简单易行,缺点是不适合由于总体数量较大、个体分散等原因导致资料收集困难的研究。

2) 系统抽样(systematic sampling)。也称机械抽样或等距抽样,是按一定顺序,机械地每隔一定间隔抽取一个调查单位的方法。系统抽样的优点是样本在总体中分布均匀,代表性好,缺点是当观察单位在排列上有周期性变化,而抽取的间隔若恰好与此周期或其倍数吻合,则获取的样本可能出现代表性降低,导致研究结果出现偏性。

3)分层抽样(stratified sampling)。先把总体按某些标志或特征分成若干层,然后再在每层中进行单纯随机抽样组成样本的方法即为分层抽样。分层不仅可以减少由各层特征不同而引起的抽样误差,代表性较好,而且还能根据特殊需要在不同层按照不同比例抽样,是现况研究常用的抽样方法之一。

4)整群抽样(cluster sampling)。以群体(如县、乡、村、家庭、班级、街道等)作为抽样单位,先从其中随机抽取部分群体,再将抽取到的群体内所有观察单位组成样本的方法即为整群抽样。整群抽样的单位是群体而不是个体。整群抽样的优点是便于组织实施,可以节省人力、物力,适合大规模调查;群间差异越小,抽取的群越多,则精确度越高。整群抽样的缺点是抽样误差较大,通常整群抽样的样本量要在单纯随机抽样的基础上再增加50%。

5)多阶段抽样(multi-stage sampling)。指将抽样过程分阶段进行,每个阶段的抽样方法往往不同,实质上是上述抽样方法的综合运用,是进行大规模调查时常用的抽样方法。在进行多阶段抽样时,可按行政区划逐级进行抽样,先从总体中抽取省(自治区、直辖市),再从抽取到的省(自治区、直辖市)中抽取县、乡、镇、街道办事处……以此类推。我国进行的慢性病大规模现况调查大多采用此方法。

(2) 样本量

样本量适当是抽样调查的基本原则。样本量主要取决于以下因素:

1)预期患病率(p):预期患病率高,样本量可以小些。

2)对调查结果精确度的要求:容许误差(d)越小,样本量越大。

3)显著性水平(α):α 越小,样本量越大。

样本量的估计可以根据专用公式进行。若抽样调查的分析指标为计数资料,则其样本量可用式(3.1)估计。

$$n = \frac{Z_a pq}{d^2} \tag{3.1}$$

式中,n 为样本量,p 为预期患病率,$q = 1 - p$,d 为容许误差,Z_a 为显著性检验的统计量。当 $\alpha = 0.05$ 时,$Z_a = 1.96 \approx 2$。当 $\alpha = 0.05$,$d = 0.1p$ 时,式(3.1)可简化为:$n = 400\frac{q}{p}$;当 $\alpha = 0.05$,$d = 0.15p$ 时,式(3.1)可简化为:$n = 178\frac{q}{p}$;当 $\alpha = 0.05$,$d = 0.2p$ 时,式(3.1)可简化为:$n = 100\frac{q}{p}$。以上样本量估计公式仅适用于 $n \cdot p > 5$,$n(1 - p) > 5$ 时,即拟调查的疾病患病率不太小也不太大时。

例如,欲调查某地区人群高血压的患病情况,若 $\alpha = 0.05$,$d = 0.15p$,该地区高血压预期患病率为35%,则本次调查应抽样调查331人,即根据式(3.1),估计样本量:

$$n = 178\frac{q}{p} = 178 \times \frac{(1 - 35\%)}{35\%} \approx 331(人)$$

若采用整群抽样,则至少调查 497(即估算出的样本量 331 加上增加的 166)人。

若抽样调查的分析指标为计量资料,其样本量可用式(3.2)估计。

$$n = \left(\frac{Z_a s}{d}\right)^2 \tag{3.2}$$

式中,n 为样本量,s 为总体标准差的估计值,d 为容许误差,Z_a 为显著性检验的统计量,当 $\alpha = 0.05, Z_a = 1.96 \approx 2$ 时,式(3.2)可简化为:$n = \frac{4s^2}{d^2}$。

4. 资料的收集、整理与分析

资料的收集内容根据研究目的确定,一般主要包括研究对象的各种特征,如人口学特征、疾病、健康状况、行为特征、心理特征,以及研究对象所处的自然环境和社会环境等。在资料收集过程中收集标准要明确统一,需要对调查员或检测人员进行统一培训,以尽量减少资料收集过程中产生的偏倚。现况研究可以通过实验室测定或检查获得资料,或者采用调查表对研究对象进行调查以获得相关资料,也可从常规资料,如体检记录、疾病报告登记等获得所需的资料。

现况研究所获得的资料需要进行整理,包括原始资料的核对与检查,针对疾病或健康状态等进行分类等。整理后的资料可以分析疾病的患病率,描述人群、时间和地区三间分布特征,并进行统计学分析等。

3.2.4 常见偏倚及其控制

偏倚(bias)是指从研究设计、实施到数据处理和分析的各个环节中产生的系统误差,以及结果解释、推论中的片面性,导致研究结果与真实情况之间出现倾向性的差异,从而错误地描述暴露与疾病之间的联系。现况研究中常见选择偏倚和信息偏倚。选择偏倚是指在研究对象的选择过程中所产生的系统误差;信息偏倚是指在收集资料过程中产生的各种系统误差,使所获得的资料缺乏真实性。

现况研究控制偏倚的方法主要有:① 严格按照设计方案选取研究对象;② 提高应答率;③ 选择正确的测量工具和方法;④ 组织好调查人员的培训,做好资料的检查与复核;⑤ 选择正确的统计学方法进行资料分析。

3.2.5 优缺点

1. 优点

1) 现况研究可以在较短的时间内获得调查结果,且花费不大。

2) 现况研究收集资料后,可根据是否暴露或者是否患病进行分组比较。调查群体中有自然形成的同期对照,结果可比性较好,并且一次研究可以观察多种疾病及多种相关因素,为病因探索提供基础。

3）现况研究中的抽样调查,样本来自一般人群,其结果有较高的推广价值。

2. 缺点

1）现况研究收集的资料通常只能反映调查时的疾病与暴露状况,难以确定疾病与暴露的时间顺序。

2）现况研究一般可得到患病率资料,但不能获得发病率;只有在一个稳定的群体中,连续进行同样的现况调查时,才可以获得发病率资料。

3）在现况研究中一些处于疾病潜伏期或者临床前期的调查对象,易被误认为正常人,使研究结果发生偏倚(一种系统误差)。

3.3 生态学研究

本节简要介绍生态学研究的概念、特点、类型与用途等。

3.3.1 概述

1. 概念

生态学研究(ecological study),也称相关性研究,它在群体水平上研究某种暴露因素与疾病之间的关系,以群体为观察分析的基本单位,通过描述不同人群中某因素的暴露状况与疾病频率,分析该因素与疾病之间的关系。

2. 特点

生态学研究是以群体为观察分析的基本单位,不是以个体为观察分析单位,这是生态学研究最基本的特征。生态学研究可描述不同人群中某因素的暴露状况与疾病频率,但是无法描述个体的暴露状况与疾病的关系,提供的信息不完备;因此,生态学研究是一种粗线条的描述性研究。

3.3.2 类型与用途

1. 类型

(1) 生态比较研究

生态比较研究(ecological comparison study)是比较不同人群中某因素的平均暴露水平和某疾病频率之间的联系,是生态学研究应用较多的一种方法。生态比较研究通过比较不同暴露水平的人群中发病率或死亡率的差异,了解这些人群中暴露因素的频率或水平,并与疾病的发病率或死亡率进行比较分析,从而为探索病因提供线索。

(2) 生态趋势研究

生态趋势研究(ecological trend study)是通过连续观察人群中某因素平均暴露水平的改变与某种疾病的发病率、死亡率变化的关系,了解其变动趋势;通过比较暴露水平变化前后疾病频率的变化情况,来判断某因素与某疾病的联系或某项干预措施的效果。

2. 用途

（1）提供病因线索，产生病因假设

生态学研究被广泛应用于慢性非传染性疾病的病因学研究，提供疾病分布有关的线索，建立病因假设；生态学研究也可用于探讨某些环境变量与人群中疾病或健康状态的关系。

（2）评估人群干预措施的效果

通过描述人群中某种（些）干预措施的实施状况以及某种（些）疾病或健康状况的频率变化，对干预措施的效果进行评价。在疾病监测工作中，可通过生态学研究估计监测疾病的发展趋势，为疾病控制或制定促进健康的策略提供依据。

3.3.3　优缺点

1. 优点

1）对不明原因的疾病进行生态学研究，可提供病因线索供进一步深入研究，这是生态学研究最显著的特点。

2）生态学研究可利用历史和常规资料进行分析，能节省时间、人力和物力，较快地得到结果。

3）对于个体难以测量的暴露研究，如空气污染与肺癌的关系，由于个体的暴露量目前尚无有效的测量方法，此时，生态学研究是唯一可供选择的研究方法。人群中变异较小的暴露因素，难以测量其与疾病的关系，也适合采用多人群比较的生态学研究。

4）生态学研究也适用于对人群干预措施的效果评价。例如，需要评价健康教育等综合干预措施对人群健康状况的影响，而不需要针对个体进行评价，此时生态学研究比现况研究更为适合。

2. 缺点

1）生态学谬误（ecological fallacy）又称生态学偏倚，是生态学研究中最主要的缺点。由于生态学研究是以各个不同状况的个体"集合"而成的群体（组）为观察和分析单位，存在混杂因素等，可造成研究结果与真实情况不符，这种情况被称为生态学谬误。因此，生态学研究提示的病因线索可能是该因素与疾病间的真正联系，也可能是虚假联系。

2）难以控制混杂因素。由于生态学研究主要是利用暴露资料和疾病资料之间的相关关系来解释暴露和疾病两者之间的关联性，因此，在这样的研究方法中很难将潜在混杂因素的影响分离出来。

3）难以确定两变量之间的因果联系。生态学研究在进行两变量之间的相关分析或回归分析时，采用的观察单位为群体，暴露水平或疾病测量的准确性相对较低，并且生态学研究为非时间趋势设计，暴露和疾病的因果时间顺序不易确定。

知 识 拓 展

▲伦敦霍乱调查

1854 年秋季,伦敦宽街暴发霍乱,10 天内死去 500 多人,在霍乱暴发后的 6 天内发病严重的街道有 3/4 以上的居民离去。英国内科医生 John Snow 调查了此次宽街的霍乱流行情况,分析了不同供水区居民霍乱的死亡率,创造性地使用了病例分布的标点地图法,将死亡病例标点在地图上,发现死亡病例均为宽街水井供水居民,进一步调查发现该水井被附近下水道污染。根据这些结果,John Snow 提出了"霍乱是经水传播"的科学论断,经封闭水井,成功控制了宽街霍乱的流行。John Snow 针对霍乱流行的调查分析,属于流行病学研究方法中的描述性研究。

▲第五次全国结核病抽样调查报告

为了解我国结核病的流行现状及趋势,评价结核病防治规划的实施状况,并为制定下一阶段的全国结核病防治工作规划提供依据,我国在 2010 年组织开展了全国第五次结核病流行病学抽样调查。调查项目包括肺结核患病率、结核分枝杆菌的菌种鉴定和药物敏感性试验、肺结核患者社会经济情况、结核病知识知晓率。调查对象为全国 15岁及以上的本地户籍人口(不包括外出超过 6 个月的人口)及外来常住人口,采用多阶段分层整群等比例随机抽样的方法,共调查了全国 176 个流调点 447563 人。整个调查历时 100 天完成了现场调查工作,每个流调点现场调查时间平均为 13 天,最长为 42天,最短为 5 天。本次调查发现:① 2010 年 15 岁及以上人群活动性肺结核的患病率为459/10 万,涂阳肺结核患病率为 66/10 万。与 2000 年相比,15 岁及以上人群以及不同年龄、性别的涂阳肺结核患病率均呈下降趋势;② 肺结核患病率均为男性高于女性,且随着年龄增加逐步增高,75~79 岁组达到高峰;③ 乡村患病率高于城镇,西部地区患病率明显高于中部和东部;④ 结核病耐多药率为 6.8%(19/280);⑤ 公众结核病防治知识知晓率仅为 57.0%(720912/1264905);⑥ 肺结核患者的家庭年人均纯收入为 3292元,其中 66.8%的患者家庭年人均纯收入低于全国人均纯收入水平的 60%。调查表明结核病疫情虽有所下降,但是结核病特别是耐药结核病负担仍很严重。

【章节概要】

描述性研究是流行病学研究工作的起点,也是其他流行病学研究方法的基础。通过开展描述性研究,可以描述疾病或健康状况的三间分布及其发生、发展规律,提供病因线索,为制定人群疾病防制策略及后续研究的方向提供依据。描述性研究包括现况研究、生态学研究、病例报告等。现况研究可以在较短的时间内获得调查结果,花费不大,一次研究可以观察多种疾病及多种相关因素,其样本来自一般人群,其结果有较好的推广价值;但要注意对选择偏倚和信息偏倚的控制。与现况研究是以个体为观察分析单位不同,生态学研究以群体为观察分析的基本单位,是一种粗线条的描述性研究,被广泛应用于慢性非传染性疾病的病因学研究和人群干预措施的效果评价等方面;开展生态学研究时要注意生态学谬误问题。

【复习思考题】

1. 何为描述性研究?描述性研究有何特点和用途?

2. 什么是现况研究?它有哪些特点?它又有哪些优缺点?

3. 试比较现况调查与生态学研究的异同。

4. 为了解某贫困山区农村 40 岁及以上常住居民(约 3 万)糖尿病患病情况,某乡镇卫生部门计划于 2022 年 10 月对该镇 40 岁及以上农村常住居民进行调查,按照统一的方法测量血糖并收集相关的危险因素数据。请问本次调查的目的是什么?宜采用哪种疾病测量指标?为了达到该研究目的,宜采用普查还是抽样调查?为什么?

第4章 筛检试验

　　学习目的：掌握筛检及筛检试验的概念、筛检试验的实施原则及评价指标；熟悉筛检试验评价的设计与实施过程，ROC 曲线及其用途，提高筛检试验效率的方法；了解筛检试验与诊断试验的区别，筛检试验中的常见偏倚。
　　知识要点：筛检的概念，筛检试验与诊断试验的区别，ROC 曲线及其应用，筛检试验的评价，联合试验。

　　第二级预防强调早发现、早诊断、早治疗，早发现和早诊断是进行有效治疗的重要前提。在疾病的临床前期，若能通过适宜的检测技术，将机体出现的一些异常特征（如血脂异常、肿瘤标记物升高等）早期识别出来，并尽早采取适当的治疗，有利于达到延缓疾病进展，改善预后和提高生命质量的目的。筛检就是在此背景下产生，最早起源于 19 世纪，主要用于结核病的早诊早治，后来保险公司将其用于筛查参加保险者。近年来，筛检的应用范围不断扩大，越来越多地被用于识别慢性病早期病人以及可能发生疾病的高危个体，对疾病的预后产生了积极作用。

4.1 概　　述

　　本节简要介绍筛检的概念、类型与应用，以及筛检试验与诊断试验的区别。

4.1.1 概念

1. 筛检

　　筛检（screening）是运用快速、简便的试验、检查或其他手段，将那些可能有病或有缺陷但表面健康的个体，同可能无病的人区别开来。筛检所用的各种手段和方法称为筛检试验（screening test），包括常规体格检查、物理学检查、实验室检验和分子标记物检测等。筛检是从健康人群中早期发现可疑病人的一种措施，不是对疾病作出诊断。

2. 诊断

　　诊断（diagnosis）是指将患者与可疑有病但实际无病者区别开来的过程。用于诊断的各种检查方法称为诊断试验（diagnostic test），包括对患者开展的体格检查、实验室检查（如各种生物化学、免疫学、病原学指标及病理组织学检查）、影像学检查（包括 B 超、X 线、CT、

MRI)及其他仪器检查(如心电图、内镜)等,根据诊断试验结果一般可对患病或未患病作出确切判断。

3. 筛检试验和诊断试验的区别

筛检试验和诊断试验的区别见表 4.1。

表 4.1　筛检试验和诊断试验的区别

项目	筛检试验	诊断试验
目的	把可疑患病和可能无病者区分开	把患者和可能有病但实际无病的人区分开
对象	健康人群或无症状的病人	患者或可疑病人
要求	快速、简便,高灵敏度	技术要求较复杂,高特异度,准确
费用	经济、价廉	花费较多(一般在医院进行)
处理	阳性者应进一步作诊断试验以确诊	阳性者应及时治疗

4.1.2　分类与应用原则

1. 分类

按照筛检对象的范围分为整群筛检(mass screening)和选择性筛检(selective screening)。整群筛检是指用一定的筛检方法对一定范围的人群全部进行筛检,找出其中可疑患某病的人,然后对其作进一步的诊断与治疗。选择性筛检又称为高危人群筛检(high risk screening),是指对有某种暴露的人群或高危人群等进行定期健康检查,以早期发现病人,及时给予治疗,如对矿工进行矽肺筛查。

按照筛检时采用检测方法数量的多少可将筛检分为单项筛检(single screening)和多项筛检(multiple screening)。单项筛检是指用一种试验对一种疾病进行筛检,如用儿童呼吸次数筛检儿童肺炎。多项筛检是指在筛检过程中同时应用多种试验对一种疾病进行筛查,如同时进行胸透、血沉和痰中结核杆菌检查等筛检肺结核。若在一个人群中同时筛查多种疾病,则为多病种筛检,如在女性人群中开展"两癌筛查",同时筛查乳腺癌与宫颈癌。

2. 应用原则

当前,开展筛检时主要遵循 Wilson's 准则(由 Wilson 和 Junger 提出,WHO 于 1968 年颁布),该准则包括 10 条疾病筛检原则和实践指南。历经 50 余年实践后,该准则在不同国家应用时有所改进和调整。例如 2018 年,WHO 对其进行了整合、修订:筛检项目应该是公认确实需要的;筛检之初一定要明确筛检的目的;筛检的目标人群应该明确;有筛检项目有效的科学证据;筛检项目应该与教育、检测、临床服务及项目管理相结合;筛检项目应该有质量保证机制,使筛检的潜在风险降低至最小;筛检项目应该做到知情同意,保护隐私,并尊重筛检对象的自主选择权利;筛检应该保障整个筛检目标人群的公平性及可及性;项目伊始就应该规划项目的评价;筛检的总体益处应该大于危害。

4.2 设计与实施

正确地认识筛检试验有助于帮助研究者作出正确的选择,并对试验结果进行科学、合理地解释。开展筛检试验研究的基本思路:首先,选择一个"金标准",然后选择研究对象,依据"金标准"将研究对象划分为病例组和对照组,再用待评价的筛检方法对这些研究对象进行检测,最后将筛检结果与"金标准"的诊断结果进行比较,从而评价该筛检试验的价值。

4.2.1 确定金标准

金标准(gold standard)是指目前医学界公认的诊断某种疾病最可靠的方法,用于正确区分"有病"或"无病"。临床常用的金标准包括组织病理学检查、外科手术探查、特殊的影像学检查、尸体解剖、微生物培养、抗原及抗体检测等。对于尚无金标准的疾病,临床医学专家等共同制定的公认的诊断标准,也可作为金标准。如果金标准选择不当,会造成对研究对象疾病的错误分类,从而影响对筛检试验的正确评价。

4.2.2 选择研究对象

评价筛检试验时,所选的研究对象应能代表该试验可能应用的目标人群及病例。研究对象应分为两组:一组是用金标准确诊为"有病"的病例组,应涵盖该病各种临床类型的患者,如不同病程阶段(早期、中期、晚期)的病例、症状典型或不典型的病例、病情严重程度不同(轻度、中度、重度)的病例以及有无治疗史和有无并发症的病例等,以使病例组中该病患病群体有较好的代表性;另一组是用金标准确诊为"无病"的对照组,应该注意的是,对照组并不是指完全无病的正常人,可以是患其他疾病的人群。对照组慎用志愿者和健康人群,最好选择需要与研究疾病进行鉴别诊断的其他患者(临床表现相似,容易与该病相混淆的其他疾病的病人),以便评价该试验的鉴别诊断能力。此外,所选择的对照组与病例组在疾病以外的主要因素上宜尽量均衡,如对照组在年龄、性别及某些重要的特征等方面与病例组具有可比性。

4.2.3 估计样本量

筛检试验中选择适当的样本量可以获得最大的成本经济效益,样本量大小与下列因素有关:

1. 灵敏度或特异度的估计值 p

病例组的样本量用灵敏度估计,非病例组的样本量用特异度估计。

2. 允许误差 δ

δ 一般设为 $0.05 \sim 0.10$,δ 越小,样本量越大,δ 越大,样本量越小。

3. 显著性检验水平 α

第一类错误的概率,α 值越小,样本量越大,一般取 $\alpha = 0.05$。

样本量的计算公式为：

$$n = \left(\frac{Z_\alpha}{\delta}\right)^2 p(1 - p) \tag{4.1}$$

式(4.1)中，n 为所需样本量；Z_α 为正态分布中累计概率等于 α（双侧检验）时的值，如常用 $Z_{0.05} = 1.96$，$Z_{0.01} = 2.58$；δ 为允许误差；p 为灵敏度或特异度的估计值。式(4.1)适用于 p 接近 50% 时，当待评价的灵敏度或特异度小于 20% 或大于 80% 时，样本率的分布呈偏态，需对灵敏度或特异度的估计值做平方根反正弦转换，公式如下：

$$n = [57.3 \times Z_\alpha / \arcsin(\delta / \sqrt{p(1 - p)})]^2 \tag{4.2}$$

4.2.4 确定临界值

筛检试验的结果是连续性计量资料时，需要确定一个区分阳性和阴性的临界值（cut-off value）。对于理想的筛检试验来说，灵敏度和特异度都应为 100%，即患者与非患者的检测值之间没有重叠，但实际上大多数医学检查的正常值和异常值在分布上有重叠。对同一种疾病进行诊断时，常用的确定临界值的方法有以下三种：

1. 正态分布法

当测定结果为计量资料且呈正态分布或近似正态分布时，通常用正态分布法，即"均数 ±1.96 倍标准差"表示其双侧 95% 的正常值范围；当测定指标值只有过高或过低为异常时，则其单侧 5% 是异常的，其单侧 95% 的正常值范围调整为"均数 −1.64 倍标准差"或"均数 + 1.64 倍标准差"。

2. 百分位数法

当测定结果为计量资料且呈非正态分布或分布类型不明时，可用百分位数法确定临界值，即将观察值从小到大排列，累积计数次序，一般以"第 2.5～97.5 百分位数"表示双侧 95% 的正常值范围，以第 5 或 95 百分位数界定单侧 95% 正常值范围。

3. ROC 曲线

即受试者工作特征曲线（receiver operator characteristic curve），在筛检试验中，常用于临界点的选择。ROC 曲线基本原理：将筛检试验观察指标的测量值按从小到大的顺序排列，并设定多个不同的临界值，对应的每一个临界值可计算相应的灵敏度和特异度。以该试验的灵敏度（真阳性率）为纵坐标，以"1 − 特异度（真阴性率）"为横坐标，每个临界值对应的灵敏度和"1 − 特异度值"构成坐标点，多个坐标点相连即为 ROC 曲线。在 ROC 曲线上，距坐标轴左上角最近的坐标点，可同时满足筛检试验的灵敏度和特异度相对最优，其所对应的取值即最佳临界值，此时误诊及漏诊例数之和最小。ROC 曲线下面积（area under curve，AUC）也可以反映筛检试验的真实性（AUC<0.5，无价值；0.5～0.7，试验准确性较低；0.7～0.9，试验准确性较高；接近 1.0 最理想）。如图 4.1 所示，虚线（无意义线）位于 45° 处，曲线 a、b、c 的面积均超过了 0.7，其中，c 的面积最大，准确性最好。

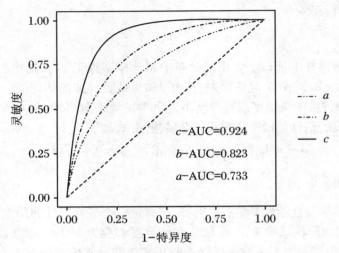

图 4.1　某试验 ROC 曲线示意图

4.2.5　平行盲法检测

两组研究对象平行接受筛检试验的检测。为保证检测结果相对独立且真实有效，检测人员应在不知道（盲法）金标准诊断结果的情况下独立进行检测，检测结果以阴阳性表示。盲法是为了避免主观因素带来的过高或过低估计筛检试验与金标准的符合程度。

4.2.6　常见偏倚

筛检试验评价中存在的偏倚主要有领先时间偏倚（1eadtime bias）、病程长短偏倚（length bias）、过度诊断偏倚（over diagnosis bias）和志愿者偏倚（volunteer bias）。

1. 领先时间偏倚

领先时间即从临床前期筛检的时点到常规临床诊断时间之间的时间间隔。领先时间偏倚是指筛检时间和临床诊断时间之差被解释为因筛检而延长的生存时间。通过早期筛查诊断的患者与没做过筛查的患者存活时间几乎相同，只是因为早期诊断而使表观生存时间看似延长，即只是起点的提前，而不是终点的后移。在评价筛检的价值时，通常以筛检早期发现病例至病例生存时间延长作为重要的评价指标。假设筛检发现的病例生存期长于未经筛检的病例，则应考虑是否由于领先时间偏倚所致。

2. 病程长短偏倚

又称为预后偏倚。一般来说，病程短的疾病被筛检出的可能性低于病程长的疾病，但实际上一些恶性程度低的肿瘤患者常常有较长的临床前期，而恶性程度高的肿瘤患者临床前期较短；因此，前者被筛检到的机会比后者大，而前者的生存期又比后者长，从而产生筛检者比不筛检者生存时间长的假象，高估了筛检效果。病程长短偏倚经常出现在筛检的成本效益分析时，它易导致筛检可改善肿瘤等结局的假象。

3. 过度诊断偏倚

筛检出来的疾病可能并不具有临床重要性,患者可能在出现临床症状之前就死于其他竞争性疾病。由于筛检,这些惰性病例被发现,确诊患病并被计入总病例数里,导致筛检发现的患者有较多的生存者或较长的平均生存期,从而高估了筛检效果,产生过度诊断偏倚。

4. 志愿者偏倚

该偏倚是由于参加试验者与不参加者可能在某些特征上有所不同而造成的,例如,文化水平、卫生保健知识等,属于选择偏倚。例如,选择志愿者作为筛检的研究对象,由于志愿者往往因文化水平较高、经济条件较好等因素的影响,对自己的健康较关心,对身体出现异常体征的警觉性高,对筛检的后续治疗依从性也较好,导致该人群生存率更好或生存时间更长,从而高估了筛检效果,产生志愿者偏倚。

4.3 评 价

现将"金标准"和待评价筛检试验的检测结果整理成表 4.2,其中真阳性 a 即金标准诊断为有病且筛检试验为阳性者;假阳性 b 即金标准诊断为无病而筛检试验为阳性者;假阴性 c 即金标准诊断为有病而筛检试验为阴性者;真阴性 d 即金标准诊断为无病且筛检试验为阴性者。

表 4.2 筛检试验资料整理表

筛检试验	金标准		合计
	阳性	阴性	
阳性	a(真阳性)	b(假阳性)	$a + b$
阴性	c(假阴性)	d(真阴性)	$c + d$
合计	$a + c$	$b + d$	$a + b + c + d$

4.3.1 真实性评价

真实性(validity)又称效度或准确性(accuracy),指测定值(筛检试验的结果)与真值(金标准的结果)的符合程度,即将病人和正常人正确区分开的能力,常用评价指标如下:

1. 灵敏度和特异度

灵敏度(sensitivity,Sen)又称敏感度或"真阳性率",指金标准确诊的病例中被待评价试验判断为阳性者所占的百分比,反映待评价试验发现病人的能力。其理想值应为 100%。

$$灵敏度 = \frac{a}{a + c} \times 100\% \tag{4.3}$$

特异度(specificity,Spe)又称"真阴性率",指金标准确诊的非病例中被待评价试验判断为阴性者所占的百分比,反映试验将无病者正确判为非病人的能力。理想值也应为 100%。

$$特异度 = \frac{d}{b+d} \times 100\% \qquad (4.4)$$

2. 假阳性率和假阴性率

假阳性率(false positive rate,FPR)又称误诊率,是指金标准确诊的非病例中被待评价试验错判为阳性者所占的百分比,理想值应为 0%,误诊率=1-特异度。特异度越高,误诊率越低。

$$假阳性率 = \frac{b}{b+d} \times 100\% \qquad (4.5)$$

假阴性率(false negative rate,FNR)又称漏诊率,指金标准确诊的病例中被待评价试验错判为阴性者所占的百分比,理想值也应为 0%,漏诊率=1-灵敏度。灵敏度越高,漏诊率越低。

$$假阴性率 = \frac{c}{a+c} \times 100\% \qquad (4.6)$$

3. 约登指数

约登指数(Youden's index,YI)又称正确指数,可综合反映试验能正确判断病人或非病人的能力。

$$YI = (灵敏度 + 特异度) - 1 = 1 - (假阳性率 + 假阴性率) \qquad (4.7)$$

4. 似然比

似然比(likelihood ratio,LR)是反映灵敏度和特异度的一个综合指标,说明病例组中出现某结果的机会是非病例组的多少倍。因试验结果有阴阳之分,故似然比又可分为阳性似然比和阴性似然比。

(1) 阳性似然比

阳性似然比(positive likelihood ratio,+LR)为筛检结果真阳性率与假阳性率的比值,说明病例组中该试验出现阳性结果的机会是对照组中该试验出现阳性结果机会的多少倍。比值越大,试验结果阳性时为真阳性的概率越大。

$$+ LR = 真阳性率 / 假阳性率 = 灵敏度 /(1 - 特异度) \qquad (4.8)$$

(2) 阴性似然比

阴性似然比(negative likelihood ratio,-LR)为筛检结果假阴性率与真阴性率的比值,说明病例组中该试验出现阴性结果的机会是对照组中该试验出现阴性结果机会的多少倍。比值越小,试验结果阴性时为真阴性的概率越大。

$$- LR = 假阴性率 / 真阴性率 = (1 - 灵敏度) / 特异度 \qquad (4.9)$$

【例 4.1】 为评价试验 B 对缺铁性贫血的筛检效果,某医生以某医院就诊的贫血患者和非贫血患者作为研究对象,相关结果见表 4.3。试对试验 B 进行真实性评价。

根据表 4.3 数据及相应计算公式可得:

$$灵敏度 = 73/(73 + 8) \times 100\% = 90.12\%$$

$$特异度 = 150/(27 + 150) \times 100\% = 84.75\%$$

$$假阳性率 = 27/(27 + 150) \times 100\% = 15.25\%$$

假阴性率 $= 8/(73 + 8) \times 100\% = 9.88\%$

约登指数 $= (90.12\% + 84.75\%) - 1 = 74.87\%$

阳性似然比 $= 90.12\%/(1 - 84.75\%) = 5.91$

阴性似然比 $= (1 - 90.12\%)/84.75\% = 0.12$

表 4.3　试验 B 对缺铁性贫血的筛检结果

筛检试验 （试验 B）	金标准		合计
	患者	非患者	
阳性	$73(a)$	$27(b)$	100
阴性	$8(c)$	$150(d)$	158
合计	81	177	258

4.3.2　可靠性评价

可靠性（reliability）又称信度、精确度（precision）、可重复性（repeatability）或稳定性（stability），是指在相同条件下，重复进行某项试验时获得相同结果的稳定程度。根据研究资料的类型不同，试验可靠性的评价指标也不同。

1. 变异系数

变异系数（coefficient of variance，CV）是指当试验结果为计量资料时，采用变异系数评价可靠性；变异系数越小，提示可靠性越好，筛检试验的精密度越高。

$$变异系数 = \frac{测定值的标准差}{测定值的均数} \times 100\% \tag{4.10}$$

2. 符合率

符合率（agreement rate）又称一致率，是指筛检试验结果与金标准诊断结果相同者占总受检人数的比例。表示两次重复试验、或两个医生对同一组患者的诊断、或同一医生对同一组患者前后两次诊断结果的一致性。

3. Kappa 值

可用于衡量两种检验方法或同一方法两次检测结果的一致性。该值不同于符合率，它考虑了机遇因素对试验一致性的影响。Kappa 值（κ）的取值范围介于 -1 和 $+1$ 之间：$\kappa = -1$，说明两结果完全不一致；$\kappa = 0$，表示观察一致率完全由机遇所致；$\kappa = 1$，说明两结果完全一致。Kappa 值越高，一致性越好（不足 0.2 时一致性可忽略不计，0.2～0.4 一致性较差，0.4～0.6 中度一致性，0.6～0.8 一致性较好，大于 0.8 极好一致性）。Kappa 值的计算见式（4.11）～（4.13）。

$$\kappa = \frac{P_0 - P_c}{1 - P_c} \tag{4.11}$$

其中，P_0 为实际一致率

$$P_0 = \frac{a + d}{N} \times 100\% \tag{4.12}$$

P_c 为机遇一致率

$$P_c = \frac{(a+b)(a+c)+(b+d)(c+d)}{N^2} \qquad (4.13)$$

4. 影响可靠性的主要因素

(1) 受试者

对同一受试者的同一指标进行重复测量时,许多生理、生化或免疫学测量指标会受到各种因素,如受试者生物学变异、生理、精神状态和环境因素的影响而出现不一致的现象。

(2) 观察者

同一观察者或不同观察者对同一受试者的同一指标测量时,其结果会出现不一致的情况。

(3) 实验室条件

重复试验时,因试验方法本身不稳定或实验所用的仪器、设备、试剂、时间和温度不稳定时,导致测量结果出现误差。

4.3.3 收益

筛检试验是否切实可行,除了考虑真实性、可靠性外,还需事先考虑其应用效益。

1. 预测值

预测值(predictive value,PV)又称诊断价值,是应用筛检结果的阳性或阴性来估计受检者为病人或非病人可能性的指标,反映了筛检试验实际应用到人群筛查时,获得的收益大小。预测值可通过直接计算或间接计算获得:

(1) 阳性预测值

阳性预测值(positive predictive value,PPV)是指筛检发现的阳性者中患目标疾病的人所占的比例。若筛检试验是基于横断面设计,在社区开展的,则样本人群的现患率与目标人群的现患率一致,此时 PPV 的计算公式为:

$$PPV = \frac{a}{a+b} \times 100\% \qquad (4.14)$$

对于例 4.1 数据资料,$PPV = 73/(73+27) \times 100\% = 73.00\%$。

(2) 阴性预测值

阴性预测值(negative predictive value,NPV)是指筛检发现的阴性者中不患目标疾病的人所占的比例。若筛检试验是基于横断面设计,在社区开展的,则 NPV 的计算公式为:

$$NPV = \frac{d}{c+d} \times 100\% \qquad (4.15)$$

对于例 4.1 数据资料,$NPV = 150/(8+150) \times 100\% = 94.94\%$。

此外,若筛检是基于病例-非病例设计,在医院开展的,病例组和非病例组的构成比不能代表目标人群的现患与未患比例;此时可根据灵敏度、特异度、现患率与预测值的关系式(Bayes 公式)估算预测值,计算公式为:

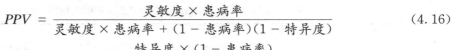

$$PPV = \frac{灵敏度 \times 患病率}{灵敏度 \times 患病率 + (1 - 患病率)(1 - 特异度)} \tag{4.16}$$

$$NPV = \frac{特异度 \times (1 - 患病率)}{特异度 \times (1 - 患病率) + (1 - 灵敏度) \times 患病率} \tag{4.17}$$

2. 早诊/早治率

通过筛查,发现了多少早期病例,若筛查的早诊率显著高于正常医疗程序发现的早诊率,则可认为筛查的收益较好。

4.4 提高试验效率的方法

4.4.1 选择患病率高的人群

即高危人群策略,当疾病在某些年龄、性别、种族及主要危险因素暴露特征人群中有较高的患病率时,在该人群中开展筛检,可提高阳性预测值,也更符合低成本高效益的原则。实际操作时,可在专科门诊或专科医院选择受检人群,或在医疗体系中接受转诊的上级医院选择受检人群,由此来提高试验的效率。

4.4.2 采用联合试验

1. 并联试验

并联试验(parallel test)又称平行试验,是指平行做几项试验,只要其中有一项试验结果为阳性,即可将并联试验的结果判为阳性。并联可提高试验的灵敏度,减少漏诊率,提高阴性预测值;但特异度会降低,误诊率增加,阳性预测值降低。

2. 串联试验

串联试验(serial test)又称系列试验,是指依次做几项试验,只有全部试验结果均呈阳性时才将串联试验的结果判为阳性。串联试验时,临床上一般先做简单安全的试验,当出现阳性结果时,再作比较复杂和有一定风险的试验,如出现阴性,则停止试验。该法可提高试验的特异度和阳性预测值,但却降低了灵敏度,增加漏诊率。

并联试验和串联试验结果的判定方法见表4.4。

表 4.4　并联和串联试验的结果判断

试验 A	试验 B	并联试验	串联试验
+	+	+	+
+	−	+	−
−	+	+	−
−	−	−	−

【例 4.2】　某次试验采用尿糖试验和餐后血糖试验对糖尿病进行联合筛查,结果见表4.5。

表 4.5　尿糖试验和餐后血糖试验联合筛查糖尿病结果

试验结果		糖尿病病人	非糖尿病病人
尿糖	血糖		
+	−	14	10
−	+	33	11
+	+	117	21
−		35	7599
合计		199	7641

（引自：沈洪兵.流行病学［M］.北京：人民卫生出版社,2018:102.）

尿糖试验：

$$灵敏度 = (14 + 117)/199 \times 100\% = 65.83\%$$
$$特异度 = (11 + 7599)/7641 \times 100\% = 99.59\%$$

血糖试验：

$$灵敏度 = (33 + 117)/199 \times 100\% = 75.38\%$$
$$特异度 = (10 + 7599)/7641 \times 100\% = 99.58\%$$

并联试验：

$$灵敏度 = (14 + 33 + 117)/199 \times 100\% = 82.41\%$$
$$特异度 = 7599/7641 \times 100\% = 99.45\%$$

串联试验：

$$灵敏度 = 117/199 \times 100\% = 58.79\%$$
$$特异度 = (10 + 11 + 7599)/7641 \times 100\% = 99.73\%$$

‖ 知 识 拓 展 ‖

▲核酸检测与抗原检测

2022 年 3 月,国家卫健委印发新冠病毒抗原检测应用方案,决定在核酸检测（确诊新冠感染的首要标准）基础上,将抗原检测（在新冠感染早期作为一项筛检试验）作为补充。两种检测方法联合应用,有助于提高新冠感染的检出率,尤其是发现无症状感染者,有利于疫情防控工作的开展。

核酸检测是将鼻咽处采集的标本,通过一系列实验室方法扩增复制样本中的特定病毒核酸片段,让机器可以识别检测出来。理论上可以不断进行扩增,样本中即使只含有极少量的病毒,核酸检测都能检测出来。因此,核酸检测的结果用来诊断病毒感染,灵敏度和特异度均较高,诊断新冠感染相当于"铁证如山"。抗原检测是依据抗原抗体的特异性结合反应,直接对病毒的外壳进行测定。通俗地说就是依赖于针对抗体与待测新冠抗原(病毒的外壳)的特异性结合。抗原检测不依赖专业医护人员,不受限于场地和特殊仪器,同时具有出结果速度快等优点,可作为防疫工作的重要补充,有利于"早发现,早预警"。诚然,由于方法学本身的局限性,目前抗原检测的最大问题在于精确度不如核酸检测。抗原检测没有扩增过程,敏感性和特异性相对较低。但是相对而言,在早期病毒感染(即病毒复制的过程),抗原检测是比较灵敏的;随着感染时间延长,抗体产生后,抗原就不容易被检测到了。因此,在感染早期(出现症状第 2～7 天,平均 5 天内)进行抗原检测为最佳时间窗口。

虽然相比于核酸检测,抗原检测的灵敏度和特异性较低,只能作为辅助手段,但抗原自我检测提供了更快速的初筛手段,可与核酸检测有效互补。

【章节概要】

筛检试验是运用快速、简便的试验和检查或其他方法,从表面健康的人群中鉴别出可能有病或缺陷者的方法。诊断试验是应用各种手段对可疑病人进行检查,以确定或排除疾病的试验方法。筛检试验与诊断试验是二级预防策略开展的核心工作,筛检试验与诊断试验的优劣将直接影响到疾病的预后。因此,开展试验方法的正确评价不仅影响着疾病的诊疗水平,而且对预防疾病和促进健康有重大意义。故实施筛检前需对试验的真实性(包括灵敏度、特异度、约登指数、似然比等指标)、可靠性(变异系数、符合率、Kappa 值等指标)和收益(阳性预测值、阴性预测值以及早诊/早治率等)进行科学、客观的评价。筛检试验可通过选择患病率高的人群和采用联合试验提高试验效率。

【复习思考题】

1. 简述筛检试验与诊断试验的区别与联系。
2. 制作筛检试验实施过程的思维导图,并标注各步骤的要点。
3. 筛检试验的评价应包括哪些方面?
4. 如何提高筛检试验的效率?

第5章 饮食与健康

　　学习目的:掌握营养学基础知识、饮食因素对健康的影响、食物中毒的概念与特点,熟悉中国膳食指南、食品安全的概念及常见食品污染的预防与控制,了解营养不良的临床表现与人群营养状况评价;树立正确的营养观,做到科学合理膳食,达到促进健康的目的。

　　学习要点:营养学相关概念;各种营养素的生理功能、营养素缺乏或过量的临床表现及营养需要和食物来源;中国居民膳食指南和中国居民平衡膳食宝塔的主要内容;人群营养状况评价;食品安全的概念及常见食品污染的预防与控制措施;食物中毒的概念、特点及分类。

　　食物是人类赖以生存的物质基础,人体需要不断地从食物中获取营养成分以维持机体的生理功能、生长发育、促进健康和预防疾病。合理膳食可以促进健康和生长发育,提高机体的抵抗力和免疫力,有利于预防疾病,增强体质;不合理膳食则会影响机体健康。食品中不安全因素可引起急慢性中毒、致癌、致畸等严重不良后果,食品安全问题日益受到人们的重视。因此,促进居民合理膳食与营养、控制食物中的有害因素等是提高居民营养健康水平的关键。

5.1　人体需要的能量和营养素

　　营养(nutrition)是指人体摄入、消化、吸收和利用食物中营养成分,维持生长发育、组织更新和良好健康状态的动态过程。而食物中具有营养功能的物质称为营养素(nutrients),即通过食物获取并能在人体内被利用、具有供给能量、构成组织及调节生理功能的物质,包括蛋白质、脂类、碳水化合物、无机盐和维生素五大类。根据人体对各种营养素的需要量或体内含量多少,可将营养素分为:宏量营养素(macronutrients),即蛋白质、脂肪和碳水化合物;微量营养素(micronutrients),即矿物质和维生素。注意,从科学意义上说,水也是营养素;但由于水在自然界中广泛分布,一般无缺乏的危险。

　　营养素的主要生理功能:① 提供能量,即蛋白质、脂肪和碳水化合物这三种营养素在体内氧化可以释放能量,以维持体温并满足各种生理活动及体力劳动的需要;② 构成细胞组织,供给生长、发育和自我更新所需的材料,即蛋白质、脂肪、碳水化合物与某些无机盐经代谢、同化作用可构成机体组织,以满足生长发育与新陈代谢的需要;③ 调节机体生理活动,即营养素在机体各种生理活动与生物化学变化中起调节作用。

5.1.1 能量与宏量营养素

1. 能量

人体维持各种生命活动和从事体力劳动都需要消耗能量(energy),维持机体能量代谢平衡对于维护生命健康至关重要。人体所需要的能量来源于食物中碳水化合物、脂肪和蛋白质三大营养素在体内的氧化。这三种营养素在体内的氧化过程中都可以产生能量,故统称为"产能营养素"。营养学上常用的能量单位有卡(calorie)、千卡(kilocalorie,kcal)或者焦耳(Joule,J)、千焦耳(kiloJoule,kJ)[①]。两种能量单位的换算如下:1 kcal = 4.184 kJ,1 kJ = 0.239 kcal。

1 g 产能营养素在体内氧化产生的能量,称为热能系数。三大产热营养素在体内氧化实际产生能量为:

$$1 \text{ g 碳水化合物}:17.15 \text{ kJ} \times 98\% = 16.81 \text{ kJ} (4.0 \text{ kcal})$$
$$1 \text{ g 脂肪}:39.54 \text{ kJ} \times 95\% = 37.56 \text{ kJ} (9.0 \text{ kcal})$$
$$1 \text{ g 蛋白质}:18.2 \text{ kJ} \times 92\% = 16.74 \text{ kJ} (4.0 \text{ kcal})$$

(1) 人体的能量消耗

成人能量消耗主要用于维持基础代谢(basal metabolism,BM)、体力活动和食物热效应(thermic effect of food,TEF)三方面。此外,儿童的生长发育、患者受损组织修复也需要能量。

1) 基础代谢。基础代谢是维持人体基本生命活动所必需的能量消耗,约占总能量消耗的 60%～70%。即人体在安静和恒温条件下(一般 18～25 ℃),禁食 12 小时后,静卧、放松而又清醒时的能量消耗,仅用于维持体温、心跳、呼吸、各器官组织和细胞基本功能的能量消耗。基础代谢水平常用基础代谢率(basal metabolic rate,BMR)来表示,即单位时间内人体基础代谢所消耗的能量。目前基础代谢率受体型、机体构成、年龄、性别、内分泌、应激状态、气候、种族、睡眠和情绪等因素影响。男性的基础代谢率比女性要高,甲状腺素分泌多者比分泌少者高,寒冷、大量摄食、体力过度消耗以及精神紧张均可增高基础代谢水平。而禁食、饥饿或少食时,基础代谢能量消耗相应降低。

2) 体力活动。体力活动是除基础代谢外影响人体能量消耗的主要因素。通常情况下,由各种体力活动所消耗的能量约占人体总能量消耗的 15%～30%,随人体活动量的增加,其能量消耗也增加。体力活动所消耗的能量与劳动强度、活动频率、持续时间、工作熟练程度、劳动者的肌肉发达程度和体重有关。其中,劳动强度为主要影响因素。WHO 将职业劳动强度分为轻、中、重三个等级,具体见表 5.1。各种活动的能量消耗见表 5.2。

3) 食物热效应。TEF 又称食物特殊动力作用(specific dynamic action,SDA),指人体因摄取食物而引起的额外能量消耗,是由食物代谢性消耗引起的,包括营养物质的一系列消

[①] 能量的法定计量单位为 J(焦耳),calorie(卡)为非法定计量单位。但由于习惯,人们至今仍在使用。

化、吸收、转运、营养素和其代谢产物之间相互转化、储存等过程所消耗的能量。SDA占碳水化合物的5%~6%，占脂肪的4%~5%，占蛋白质的30%以上；如进食混合膳食，这种能量消耗约为原基础代谢的10%。由此可见，这种由进食而引起的能量消耗的现象与食物营养成分有关。膳食蛋白质含量高，所消耗的能量也高。

表5.1　体力活动水平分级表

活动水平	职业工作时间分配	工作内容举例
轻	75%时间坐或站立	办公室工作、售货员、修理电器钟表等
	25%时间站着活动	酒店服务员、实验操作、讲课等
中	25%时间坐或站立	学生日常活动、机动车驾驶、电工安装等
	75%时间特殊职业活动	车床操作、金工切割等
重	40%时间坐或站立	非机械化农业劳动、炼钢、舞蹈、体育等
	60%时间特殊职业活动	运动、装卸、采矿等

表5.2　各种活动的能量消耗（每千克体重每小时所需的热量）

活动项目	所需能量（kcal）	活动项目	所需能量（kcal）
走路（慢步）	2.0	跳舞	3.8
走路（快步）	3.4	打乒乓球	4.4
走路（极快）	8.3	高声读书	0.4
跑步	7.0	唱歌	0.8
骑自行车（快）	7.6	游泳	7.9
骑自行车（慢）	2.5	体操	3.1
滑冰	3.5	打字	1.0
乘汽车	0.6	看书学习	0.32
坐着休息	0.3	洗碗、盘	1.0
穿衣、脱衣	0.7	扫地（轻）	1.4
吃饭	0.4	扫地（重）	1.7
洗衣服	1.3	缝衣	0.9
擦地	1.2	写字	0.4
熨衣	2.0	洗涤	1.0
整理床铺	0.8	闲谈	0.36
个人卫生	0.9	上下楼梯	3.3
睡醒静卧	0.1	站立	0.6

4）生长发育和新生组织：特殊生理状态下，如孕妇和乳母需要额外提供胎儿生长、母体组织储备和授乳等所需能量；婴幼儿、儿童和青少年的生长发育需要额外消耗能量；恢复期病人的组织修复也需要能量。每增加1 g体重所需要的能量因个体不同而异，一般为4.9~8.2 kcal/g。

（2）参考摄入量

中国营养学会 2013 年修订的中国居民膳食营养素参考摄入量（Chinese DRIs）的推荐量为：从事轻体力劳动的成年男性为 9.41 MJ（2250 kcal）/d，女性为 7.53 MJ（1800 kcal）/d。各产能营养素占总热能的比例以碳水化合物占 50%～65%、蛋白质占 10%～15%、脂肪占 20%～30%为宜。

2. 蛋白质

蛋白质（protein）是组成人体细胞、组织的重要成分，是完成各种生理功能不可缺少的物质。蛋白质是人体氮的唯一来源，约占人体重量的 16%～19%。人体蛋白质处于不断分解和不断合成的动态平衡中，一般成人体内每天约有 3%的蛋白质被更新。蛋白质和（或）能量摄入不足易引起蛋白质-能量营养不良（protein-energy malnutrition，PEM），主要有水肿型、消瘦型和混合型三种营养不良，多见于儿童，严重的会导致脏器功能衰竭而危及生命。动物性蛋白摄入过多，会增加高脂血症、心脑血管疾病和结肠癌等发生的风险。

（1）基本概念

1）必需氨基酸（essential amino acid，EAA）。是指人体自身不能合成或合成速度不能满足机体需要，必须由食物供给的氨基酸。包括异亮氨酸、亮氨酸、赖氨酸、蛋氨酸、苯丙氨酸、苏氨酸、色氨酸和缬氨酸 8 种。对婴幼儿而言，组氨酸也是 EAA。半胱氨酸和酪氨酸在体内分别由蛋氨酸和苯丙氨酸转变而成，若膳食能直接提供这两种氨基酸，则人体对蛋氨酸和苯丙氨酸的需要可分别减少 30%和 50%，故称半胱氨酸和酪氨酸为条件必需氨基酸（conditionally essential amino acid，CEAA）或半必需氨基酸（semiessential amino acid，SEAA）。

2）氨基酸模式（amino acid pattern）。是指蛋白质中各种 EAA 的构成比例。通常是将色氨酸的含量定为 1，其他 EAA 和色氨酸相比得到的一系列比值，即为氨基酸模式。食物与人体的蛋白质氨基酸模式越接近，其蛋白质营养价值越高。人体蛋白质及几种常见食物蛋白质的氨基酸模式见表 5.3。

表 5.3　人体蛋白质及几种常见食物蛋白质的氨基酸模式

氨基酸	人体	全鸡蛋	大豆	面粉	大米
异亮氨酸	4.0	3.2	4.3	3.8	4.0
亮氨酸	7.0	5.1	5.7	6.4	6.3
赖氨酸	5.5	4.1	4.9	1.8	2.3
蛋氨酸＋半胱氨酸	3.5	3.4	1.2	2.8	2.3
苯丙氨酸＋酪氨酸	6.0	5.5	3.2	7.2	3.8
苏氨酸	4.0	2.8	2.8	2.5	2.9
缬氨酸	5.0	3.9	3.2	3.8	4.8
色氨酸	1.0	1.0	1.0	1.0	1.0

3）限制氨基酸（limiting amino acid）。食物蛋白质中一种或几种 EAA 含量相对

较低,导致其他 EAA 在体内不能被充分利用,从而造成其蛋白质营养价值降低,这些含量相对较低的 EAA 被称为限制氨基酸。其中含量最低的被称为第一限制氨基酸,余之以此类推,如粮谷类中的赖氨酸。

4) 蛋白质互补作用(complementary action)。含 EAA 种类齐全,氨基酸模式与人体蛋白质氨基酸模式接近,既可维持成人的健康,又可促进儿童生长发育的蛋白质称为优质蛋白质(或完全蛋白质),如蛋、奶、肉、鱼等动物性蛋白质以及大豆蛋白等。为提高植物蛋白质的营养价值,常将两种及以上的食物混合食用,达到以多补少的目的,提高膳食蛋白质的营养价值,这种不同食物间相互补充 EAA 的作用称为蛋白质互补作用。如肉类和大豆蛋白可弥补米、面蛋白质中赖氨酸的不足。为充分发挥蛋白质的互补作用,在调配膳食时应遵循三个原则:食物的生物学种属愈远愈好;搭配的种类愈多愈好;食用时间愈近愈好,三者同时满足最好。

(2) 蛋白质的生理功能

1) 构成和修复机体组织。人体的内脏、骨骼、肌肉,甚至指甲和头发,无一不含蛋白质。机体蛋白质处于不断分解和合成的动态平衡过程中,因此膳食蛋白质的充足摄入对维持组织更新具有重要作用。

2) 调节生理功能。人体许多具有重要生物学功能的物质其化学本质均为蛋白质,如酶、激素、抗体、免疫球蛋白、血红蛋白等。

3) 提供机体所需要的 EAA。

4) 供给能量。1 克蛋白质在体内完全氧化可供给机体 16.7kJ(4.0kcal)的热能。供给能量是蛋白质的次要功能,可以由碳水化合物或脂肪所代替。

(3) 食物蛋白质营养学评价

不同食物蛋白质含量不同,其氨基酸组成也不同,对不同蛋白质的消化、吸收和利用程度也不同,所以营养学上,主要是从食物蛋白质的含量、被消化吸收的程度和被人体利用的程度三方面进行评价。

蛋白质含量是评价食物蛋白质营养价值的基础。通常用微量凯氏定氮法测定食物中的含氮量,再乘以 6.25 得出食物粗蛋白质含量。

蛋白质消化率(digestibility of protein)是指蛋白质可被消化酶分解的程度。通常消化率越高,该蛋白质被吸收利用的程度越高。根据是否考虑内源粪代谢氮,蛋白质消化率可分为真消化率(true digestibility)和表观消化率(apparent digestibility)。粪代谢氮是指消化道脱落的黏膜细胞和肠道微生物及由肠黏膜分泌的消化液随粪便排出所含的氮。成人 24 小时内粪代谢氮一般为 0.9～1.2 g。

$$蛋白质真消化率(\%) = \frac{食物氮 - (粪氮 - 粪代谢氮)}{食物氮} \times 100\%$$

$$蛋白质表观消化率(\%) = \frac{食物氮 - 粪氮}{食物氮} \times 100\%$$

蛋白质利用率是指食物蛋白质被消化吸收后在体内被利用的程度。衡量食物蛋白质

利用率的指标有很多,各指标分别从不同角度反映蛋白质被利用的程度,常用的指标如下:

1) 生物价(biological value,BV):是反映食物蛋白质消化吸收后被机体利用程度的指标,生物价的值越高,其被机体利用的程度越高。

$$BV = \frac{储留氮}{吸收氮} \times 100 \tag{5.3}$$

$$吸收氮 = 食物氮 - (粪氮 - 粪代谢氮) \tag{5.4}$$

$$储留氮 = 吸收氮 - (尿氮 - 尿内源性氮) \tag{5.5}$$

尿内源性氮为机体不摄入蛋白质时尿中所含的氮,主要来源于组织分解。粪代谢氮和尿内源性氮可以在实验开始第一阶段进食无氮膳食期间测定。生物价对肝、肾病人的合理膳食具有指导意义。生物价高,表明食物蛋白质中氨基酸主要用来合成人体蛋白,极少有过多的氨基酸经肝、肾代谢而释放能量或由尿排出多余的氮,从而大大减少肝肾负担。

2) 蛋白质净利用率(net protein utilization,NPU):是反映食物中蛋白质被利用程度的指标,它将食物蛋白质的消化和利用两方面结合起来,评定蛋白质的营养价值,因而更为全面。

$$NPU = 消化率 \times 生物价 = \frac{储留氮}{食物氮} \times 100\% \tag{5.6}$$

3) 蛋白质功效比值(protein efficiency ratio,PER):是用处于生长阶段中的幼年动物,在实验期内体重增加和摄入蛋白质的量的比值来反映蛋白质营养价值的指标。该指标被广泛用于婴幼儿食品蛋白质的评价。

$$PER = \frac{同期动物增加体重(g)}{实验期间动物摄入蛋白质(g)} \tag{5.7}$$

在不同的实验条件下,所测同一食物的功效比值常有明显差异。为使实验结果具有可比性,常用标化酪蛋白(其 PER 应为 2.5)设立对照组,按下列公式计算校正 PER。这一方法在评价肠内和肠外营养处方时是相当有用的。提供最适宜的必需和非必需氨基酸食物的处方应能够使人体达到最快的生长速度。

$$校正 PER = \frac{2.5}{标准酪蛋白 PER} \times 实验组 PER \tag{5.8}$$

4) 氨基酸评分(amino acid score,AAS):AAS 是食物蛋白质中 EAA 和参考蛋白质或理想模式中相应的 EAA 的比值,它反映了蛋白质构成和利用率的关系。AAS 方法比较简单,但没有考虑食物蛋白质的消化率。

$$AAS = \frac{被测蛋白质每克氮(或蛋白质)中氨基酸含量(mg)}{参考蛋白质每克氮(或蛋白质)中氨基酸含量(mg)} \tag{5.9}$$

(4) 食物来源与膳食参考摄入量

蛋白质主要来源于动物性食物和植物性食物两大类。优质蛋白质来源于动物性食物和大豆类。动物性食物蛋白质质量好、利用率高,但富含饱和脂肪酸和胆固醇。植物性食物所含蛋白质一般不如动物性蛋白质好,由于摄入量高,仍是中国居民膳食蛋白质的重要来源,如大米、面粉等主食提供人体所需一半的蛋白质。

中国营养学会 2013 年修订的中国居民膳食推荐摄入量（RNI）指出，我国轻体力成年男女的蛋白质推荐摄入量分别为 65 g/d 和 55 g/d。按能量计算，我国成人宏量营养素可接受范围（AMDR），蛋白质提供的能量占一日膳食总能量的 10%～12%，儿童青少年 AMDR 蛋白质提供的能量占一日膳食总能量的 12%～14% 为宜。为改善膳食蛋白质质量，一般要求动物性蛋白质和大豆蛋白质等优质蛋白质应占膳食蛋白质总量的 30%～50%，对于老人、儿童、病人等特殊人群，要求达到 1/2。

3. 脂类

脂类（lipids）包括脂肪和类脂。脂肪是由一分子甘油和三分子脂肪酸结合成的甘油三酯，又称中性脂肪，是人体和膳食中含量最多的脂类。类脂主要包括磷脂（phospholipids）和固醇类（sterols）。

(1) 脂肪酸的分类

根据饱和程度脂肪酸可分为饱和脂肪酸、单不饱和脂肪酸和多不饱和脂肪酸；按人体是否能够合成分为必需脂肪酸和非必需脂肪酸；按其空间构型可分为顺式脂肪酸和反式脂肪酸。必需脂肪酸（essential fatty acid，EFA）指机体不可缺少而自身不能合成，必须通过食物供给的脂肪酸。ω-6 系列中的亚油酸和 ω-3 系列中的 α-亚麻酸是人体必需的两种脂肪酸。自然状态下，绝大多数不饱和脂肪酸均为顺式脂肪酸，食品中存在的反式脂肪酸大多来自工业氢化，过多摄入会增加心脑血管疾病、肿瘤、2 型糖尿病等疾病的发病风险。

(2) 脂类的生理功能

1）储存、供应能量。人体摄入能量过多或未及时被利用时，就转变为脂肪储存起来，当机体需要时可分解，为机体提供能量。1 g 脂肪产生能量约为 37.9 kJ（9 kcal）。

2）维持机体正常结构和功能的重要成分。磷脂、糖脂是细胞膜的结构成分，固醇类则是合成具有重要生理活性的各种类固醇激素的前体。

3）节约蛋白质作用。脂肪在体内代谢分解的产物，可以促进碳水化合物的代谢，使其能更有效地释放能量，保护体内蛋白质不被用来作为能源物质，而使其有效地发挥其他生理功能，脂肪的这种功能被称为节约蛋白质作用（sparing protein action）。

4）促进脂溶性维生素吸收。食物脂肪本身除了提供脂溶性维生素外，还是脂溶性维生素在肠道吸收必不可少的载体。

5）为机体提供必需脂肪酸。必需脂肪酸的主要功能是构成组织细胞的主要成分；参与脂质代谢；合成前列腺素的前体等。

6）改善食物感官性状、增进食欲、维持饱腹感、维持体温正常等。

(3) 膳食脂肪的营养学评价

膳食脂肪的营养价值主要从脂肪的消化率、必需脂肪酸的含量、脂溶性维生素的含量、各种脂肪酸的比例等方面进行评价。通常植物性脂肪的消化率、必需脂肪酸含量、脂溶性维生素含量等高于动物性脂肪，其营养价值也优于动物脂肪。此外，机体对饱和脂肪酸、单不饱和脂肪酸和多不饱和脂肪酸的需要比例接近于 1∶1∶1,膳食脂肪中这 3 种脂肪酸的含量和比例越接近于 1∶1∶1,且富含 DHA、EPA、花生四烯酸等具有特殊生理功能的脂肪酸,则其营养学价值就越高。

(4) 食物来源与膳食参考摄入量

人类膳食脂肪主要来源于动物脂肪组织如各种肉类及植物的种子。动物性脂肪中饱和脂肪酸和单不饱和脂肪酸含量较多,而多不饱和脂肪酸含量较少;植物性脂肪主要富含不饱和脂肪酸,而且普遍含有亚油酸;豆油和紫苏籽油、亚麻籽油中 α-亚麻酸较多;深海鱼、贝类油(主要包含 EPA、DHA)是 ω-3 系列多不饱和脂肪酸的主要来源;黄油、椰子油和棕榈油则富含饱和脂肪酸。胆固醇主要存在于动物性食物,以动物内脏(动物的脑、肾、心、肝等)和蛋黄含量较高,而植物性食物不含胆固醇。天然的不饱和脂肪酸几乎都是顺式脂肪酸;而反式脂肪酸主要来自于加工食品,如人造奶油、蛋糕、饼干、油炸食品、花生酱等。

我国营养学会推荐成人脂肪摄入量应占总能量的 20%～30%;必需脂肪酸的摄入量应不少于总能量的 3%;ω-3 与 ω-6 脂肪酸摄入比为 1∶(4～6)较适宜。此外,饱和脂肪酸、单不饱和脂肪酸和多不饱和脂肪酸的最佳比例为 1∶1∶1;反式脂肪酸供能占总能量的可耐受的最高摄入量(tolerable upper intake levels,UL)的 1%。

4. 碳水化合物

碳水化合物(carbohydrate)又称糖类,由碳、氢、氧三种元素组成,分为糖(1～2 个单糖)、寡糖(3～9 个单糖)和多糖(≥10 个单糖)三类。碳水化合物广泛存在于动植物中,是人类膳食能量的主要来源。

(1) 碳水化合物生理功能

1) 储存和供给能量。糖类是人体主要的供能营养素。肝糖原和肌糖原是葡萄糖在体内的储存形式,当需要时可迅速分解为葡萄糖释放进入血液。1 克碳水化合物在体内氧化可供给 16.736 kJ(4 kcal)能量,且供能迅速而完全。

2) 机体的重要组成成分。碳水化合物是糖蛋白、糖脂、黏蛋白以及核糖核酸、脱氧核糖核酸的重要组成成分。

3) 节约蛋白质作用和抗生酮作用。当摄入足够的碳水化合物时,可以防止体内和膳食中的蛋白质转变为葡萄糖,避免机体蛋白的消耗,这种作用称为节约蛋白质作用。当碳水化合物不足时,脂肪酸则不能被彻底氧化分解而产生过多酮体,大量酮体可导致酮症酸中毒。碳水化合物供应充足时可防止酮血症的发生,这种作用称为抗生酮作用(antiketogenesis)。

4) 增强肝脏的解毒作用。经糖醛酸途径生成的葡萄糖醛酸是体内重要的结合解毒剂,在肝脏能与很多有害物质结合,排出体外,起到解毒作用。

(2) 膳食纤维及其功能

膳食纤维(dietary fiber,DF)主要是指不能被人体胃肠道消化酶所消化、吸收、利用的具有刺激和增强肠道蠕动、排泄功能的多糖,主要包括纤维素、半纤维素、木质素、果胶及亲水胶体物质等。根据其水溶性不同,膳食纤维有可溶性和不溶性之分。可溶性膳食纤维(soluble dietary fiber,SDF)主要包括果胶、树胶、黏胶和少数半纤维素等,不溶性膳食纤维

(insoluble dietary fiber,IDF)主要包括纤维素、某些半纤维素和木质素。

膳食纤维的主要功能有:① 增强肠道功能、有利粪便排出;② 控制体重和减肥;③ 降低血糖和血胆固醇;④ 预防结肠癌。膳食纤维摄入过多可影响钙、磷、铁、镁的吸收,产生肠胀气及大便次数过多的不适现象。

(3) 食物来源与膳食供给量

膳食中碳水化合物主要来源于粮谷类和薯类食物,粮谷类一般含碳水化合物 60%～80%,薯类含量为 15%～29%。膳食纤维主要存在于谷、薯、豆类及蔬菜、水果等植物性食物中。中国营养学会推荐我国居民的碳水化合物的适宜摄入量(adequate intake,AI)占总能量的 50%～65%,膳食纤维特定建议值为 25～30 g/d。碳水化合物摄入过多可增加糖尿病、肥胖症以及动脉硬化性心脏病的风险。

5.1.2 微量营养素

1. 矿物质

机体内除主要以有机化合物形式存在的碳、氢、氧、氮外,其余元素统称为矿物质(mineral),亦称无机盐。按照其在体内含量的多少,通常将含量大于体重 0.01% 的称为宏量元素(macroelements)或常量元素,包括钙、磷、钾、钠、镁、硫和氯 7 种;含量小于体重 0.01% 的称微量元素(microelements),目前公认的人体必需微量元素有铁、碘、锌、硒、铜、钼、铬、钴、锰和氟 10 种。其共同特点是:① 矿物质在体内不能合成,必须由食物和饮水提供;② 矿物质在体内分布极不均匀,如钙和磷主要分布在骨骼和牙齿,铁分布在红细胞;③ 矿物质之间存在着协同或拮抗作用,如摄入过量的锌可以抑制铁的吸收;④ 某些微量元素生理剂量与中毒剂量范围较窄,易导致中毒。

矿物质不能提供热能,但它是构成机体组织和维持正常生理功能所必需的,参与维持机体组织的渗透压,参与调节体内的酸碱平衡,维持神经、肌肉的兴奋性。另外,矿物质还是机体酶系统或蛋白系统的关键成分,可激活人体新陈代谢中多种物质的活性,调节人体的生理机能。我国居民比较容易缺乏的主要是钙、铁、锌、碘等矿物质。实施食盐加碘强化工作后,我国碘缺乏病发生率明显降低。

(1) 钙

钙(calcium,Ca)是人体含量最多的无机元素,一般相当于体重的 1.5%～2.0%。人体 99% 的钙集中在骨骼和牙齿,其余 1% 的钙,一部分与柠檬酸螯合或与蛋白质结合,另一部分则以离子状态分布于软组织、细胞外液和血液中,统称为混溶钙池(miscible calcium pool)。混溶钙池与骨骼钙维持着动态平衡。

钙主要在酸性较高的小肠上段和十二指肠内被吸收。影响钙吸收的因素主要有:① 维生素 D、乳糖、某些氨基酸(如亮氨酸、赖氨酸、色氨酸、精氨酸等)等能够促进钙的吸收。② 粮谷类食物及蔬菜中含有的草酸、植酸及膳食纤维;脂肪过多或脂肪消化不良;抗酸药等均不利于钙的吸收。③ 人体对钙的需要量和年龄也会影响钙的吸收,人体对钙的需要量大时,钙的吸收率也较高,如在妊娠和哺乳期,钙的吸收率可达到 30%～60%。

钙的生理功能主要有：① 构成机体骨骼和牙齿的主要成分；② 维持神经与肌肉的正常功能，参与调节神经肌肉的兴奋性、神经冲动的传导及心脏的正常搏动；③ 调节酶的活性和凝血过程；④ 维持细胞组织结构的完整性与通透性。此外，钙还参与激素的分泌、体液酸碱平衡的调节，钙缺乏还与高血压有关。在婴幼儿期缺钙易导致佝偻病，成年人缺钙易导致骨质软化症和骨质疏松症，血清钙水平降低可能出现手足抽搐症。

奶类及其制品含钙丰富，吸收率高，是最理想的钙来源；大豆及其制品、某些蔬菜、小虾皮、芝麻酱、发菜和海带等食品含钙亦很丰富，食用骨粉也是补钙的很好方式。膳食中的草酸盐、植酸盐、膳食纤维可在肠道与钙结合为难以吸收的复合物而干扰钙的吸收。

中国营养学会推荐我国居民每日钙的推荐摄入量（recommended nutrient intake，RNI）为：婴儿（AI）为 200～250 mg/d，1～6 岁为 600～800 mg/d，7～17 岁为 1000～1200 mg/d，18～49 岁为 800 mg/d。随着年龄的增加，钙的吸收率下降，膳食摄入量也应增加，50 岁以上人群钙的 RNI 为 1000 mg/d。孕妇、乳母的生理需要量增加 200 mg/d，钙的 UL（最高摄入量）为 2000 mg/d。

(2) 铁

铁（iron，Fe）是人体含量最多的必需微量元素，一般成人体内铁总量为 4～5 g。其中 60%～75% 存在于血红蛋白，3% 存在于肌红蛋白，1% 为含铁酶类，这些铁被称为功能性铁；其余 25%～30% 为储存铁，以铁蛋白和含铁血黄素形式存在于肝、脾和骨髓中。

食物中的铁有血红素铁（Fe^{2+}）和非血红素铁（Fe^{3+}）两种类型。血红素铁主要存在于动物性食物中，可直接被肠黏膜上皮细胞吸收而不受其他因素的影响，吸收率可达到 25%～35%；非血红素铁主要以 $Fe(OH)_3$ 络合物的形式存在于植物性食物中，需要还原成为亚铁离子（Fe^{2+}）后才能被吸收，吸收率低于 10%。膳食中维生素 C、维生素 A、维生素 B_2、维生素 B_{12}、某些氨基酸（如半胱氨酸、组氨酸、蛋氨酸等）、有机酸（如柠檬酸、乳酸、枸橼酸等），可促进铁的吸收。膳食中存在的磷酸盐、植酸、草酸、膳食纤维等可与非血红素铁形成不溶性的铁盐，从而阻止铁的吸收；铅、铬、锰等矿物质过多摄入也抑制铁的吸收；蛋类中因存在卵黄高磷蛋白，铁吸收率仅为 3%。碱或碱性药物可使 Fe^{3+} 形成难溶的氢氧化铁，阻碍铁的吸收。

铁的生理功能主要有：铁是血红蛋白和肌红蛋白的构成成分，参与体内氧气及二氧化碳的转运和交换；铁也是细胞色素氧化酶、过氧化物酶、过氧化氢酶等的组成成分，在组织呼吸、生物氧化过程中作为电子载体起重要作用；维持正常的免疫功能；参与催化 β-胡萝卜素转化成维生素 A、嘌呤与胶原的合成、脂类在血液中转运以及药物在肝脏的解毒作用。机体长期缺铁会导致缺铁性贫血，这是目前世界范围内常见的营养性疾病之一，多见于婴幼儿、孕妇及乳母。

动物肝脏、动物全血、畜禽瘦肉和鱼类等是食物中铁的良好来源。某些蔬菜，如香菇、木耳、海带和绿色蔬菜等含铁也较丰富。一般动物性食品铁的吸收率高于植物性食品，维生素 C 可提高植物性铁的吸收率。蛋类含铁虽多，但因与卵黄磷蛋白结合而吸收率不高。奶类属贫铁食物，故对婴儿应及时增加含铁丰富的辅食，防止缺铁性贫血发生。粮谷中的植酸、蔬菜中的草酸、茶叶中的鞣酸和咖啡多酚类物质均可影响其吸收。

中国营养学会推荐中国居民铁的 RNI 为 18 岁以上男性及 50 岁以上女性为 12 mg/d，18～49 岁女性为 20 mg/d。

（3）锌

锌（zinc，Zn）是人体必需的微量元素之一，成人体内含锌总量仅为 2～2.5 g，主要分布于肌肉、骨骼和皮肤。锌主要在十二指肠和空肠内被吸收。维生素 D_3、高蛋白、葡萄糖可促进锌的吸收；植酸、膳食纤维以及过多的铜、镉、钙和亚铁离子可妨碍锌的吸收；人体自身对锌的吸收也有影响，当自身需要量增加时，锌的吸收率升高，反之则降低。此外，动物性食物中锌的利用率高于植物性食物。

锌的生理功能主要有：锌是体内许多酶的组成成分或激活剂，如超氧化物歧化酶、碱性磷酸酶、乳酸脱氢酶、RNA 多聚酶、DNA 多聚酶等 200 多种酶，在组织呼吸、能量代谢、核酸代谢及抗氧化过程中发挥着重要作用；锌参与蛋白质合成、细胞分裂和生长等过程，促进生长发育和组织再生；锌参与促黄体激素、促性腺激素等有关内分泌激素的代谢，促进性器官和性功能发育；保护皮肤和视力；锌还参与维持正常的味觉、促进食欲；可影响体内维生素 A 的代谢及参与机体的免疫功能等。儿童缺锌主要表现为食欲减退或异食癖、生长发育停滞、男孩性腺小，严重时导致侏儒症；孕妇缺锌可导致胎儿畸形；成人长期缺锌会导致性功能减退、精子数减少、皮肤粗糙、免疫功能降低等。

动物性食物是锌的主要来源，不仅含量高而且吸收率高。贝壳类海产品（如牡蛎、海蛎肉、蛏干、扇贝）、红色肉类以及动物内脏均是锌的良好来源，蛋类、豆类、谷类胚芽、燕麦、花生等也富含锌，蔬菜、水果锌含量较低。

中国营养学会推荐锌的 RNI：18 岁以上男性为 12.5 mg/d，女性为 7.5 mg/d。

其他常见无机盐的功能、缺乏症状、食物来源和推荐摄入量见表 5.4。

表 5.4　其他常见矿物质的功能、缺乏症状、食物来源和推荐摄入量（成人）

分类	生理功能	缺乏症状	食物来源	推荐摄入量
Se（硒）	抗氧化作用；保护心血管、心肌的功能；增强免疫；解毒作用	克山病；大骨节病	海产品、内脏及肉类	RNI：60 μg/d UL：400 μg/d
Cr（铬）	参与葡萄糖耐量因子的形成；预防动脉粥样硬化；参与蛋白质代谢	生长停滞、血脂增高、葡萄糖耐量异常	肉类、肝脏、海产品等	AI：30 μg/d
Cu（铜）	抗氧化作用；与胶原的结构有关；参与超氧化物歧化酶的形成；与儿茶酚胺、黑色素的形成有关	低色素小红细胞性贫血；Menke 氏病；肝豆状核变性	贝类、动物内脏、坚果类及豆类等	AI：0.8 mg/d UL：8 mg/d

2. 维生素

维生素（vitamin，Vit）是维持机体生命活动过程所必需的一类微量的低分子有机化合物，在机体物质和能量代谢过程中起重要作用。

维生素具有共同的特点：① 需要量很小，常以 mg 或 μg 计，但绝对不可缺少，一旦缺乏就会引起相应的疾病;② 大多数维生素不能在体内合成或合成数量少不能满足机体需要,必须由食物供给;③ 一般是以本体形式或以能被机体利用的前体形式存在于天然食物中;④ 维生素不参与机体组成也不提供热能,但在有机体物质和能量代谢过程中起重要作用;⑤ 某些维生素具有一种以上结构类似、功能相同、活性大小不一的存在形式,如维生素 A_1 与 A_2,维生素 D_2 与 D_3 等。

　　根据维生素的溶解性可分为脂溶性维生素和水溶性维生素。脂溶性维生素溶于脂肪和有机溶剂而不溶于水,包括维生素 A、D、E、K,大部分储存在脂肪组织,若摄入过量易引起中毒。水溶性维生素溶于水而不溶于脂肪和有机溶剂,包括 B 族维生素和维生素 C。水溶性维生素在体内仅少量储存,且极易通过尿液、汗液排出体外,必须经常通过食物供给,若摄入不足,易出现缺乏症。

　　各类维生素的功能、缺乏症状、食物来源和推荐摄入量见表 5.5 和表 5.6。

表 5.5　脂溶性维生素的功能、缺乏症状、食物来源和推荐摄入量

分类	生理功能	缺乏症状	良好食物来源	推荐摄入量
A*	维持正常视觉;维持上皮肤黏膜层的完整性;维持和促进免疫功能;促进生长发育;维持生殖功能;抗癌作用	暗适应能力降低及夜盲症;毛囊过度角化症;呼吸道炎症;反复感染;干眼病;儿童发育缓慢;影响生殖机能	肝脏、禽蛋、鱼肝油、鱼卵和牛奶等;与植物的橙、黄、绿等色素共存,蔬菜、水果的颜色越深胡萝卜素含量越高	RNI:18 岁以上,男性:800 μgRE/d;女性:700 μgRE/d
D	调节骨代谢,主要调节钙代谢	儿童:佝偻病 成人:骨软化症	鱼肝油、动物肝脏、蛋黄、强化奶等;皮肤经紫外线照射合成	RNI:14～65 岁,10 μg/d;>65 岁 15 μg/d
E	抗氧化作用;提高运动能力、抗衰老;调解体内某些物质合成;阻断亚硝胺生成	红细胞脆性增加;尿中肌酸排出增多;新生儿溶血性贫血;癌症、动脉粥样硬化等病变的危险性增加	在食物中分布广泛,菜籽油是主要来源	AI:14 岁以上,14 mg/d
K	通过 γ 羧基谷氨酸残基激活凝血因子 Ⅱ、Ⅶ、Ⅸ、Ⅹ	儿童:新生儿出血性疾病 成人:凝血障碍	肠道细菌合成,绿叶蔬菜,大豆,动物肝脏	AI:14 岁以上,80 μg/d

　　*:视黄醇当量(μg) = 维生素 A(IU)×0.3+β-胡萝卜素(μg)×1/6
　　　1 μgβ-胡萝卜素 = 0.167 μgRE,1 μg 类胡萝卜素 = 0.084 μgRE,1IU 维生素 A = 0.3 μgRE

表 5.6 水溶性维生素的功能、缺乏症状、食物来源和推荐摄入量

分类	生理功能	缺乏症状	良好食物来源	推荐摄入量
B_1	参与体内三大营养素的代谢；维持神经、肌肉的正常功能以及维持正常食欲、胃肠蠕动和消化液分泌	脚气病；Wernicke-Korsakoff 综合征（也称为脑型脚气病）	动物内脏、瘦肉、全谷、酵母、豆类、坚果、蛋类	RNI：18 岁以上，男：1.4 mg/d；女：1.2 mg/d
B_2	催化广泛的氧化-还原反应，如呼吸链能量产生，蛋白质与某些激素的合成，Fe 的转运，参与叶酸、吡多醛、尼克酸的代谢；具有抗氧化活性	口腔-生殖综合征；儿童生长迟缓，轻中度缺铁性贫血；其他 B 族维生素缺乏及相应症状	动物内脏，瘦肉，奶油，无脂牛奶，蛋、牡蛎；绿色蔬菜、豆类、小米	RNI：18 岁以上，男：1.4 mg/d；女：1.2 mg/d
B_3	是以 NAD、NADP 为辅基的脱氢酶类绝对必要的成分；参与细胞内生物氧化还原过程，Fat、类固醇等的生物合成；是葡萄糖耐量因子的重要成分，具有增强胰岛素效能的作用	糙皮病，腹泻，皮炎，痴呆或精神压抑	海鱼、动物肝脏、鸡胸脯肉、牛肉、蘑菇	RNI：18 岁以上，男：15 mg/d；女：12 mg/d
B_6	参与多种酶反应；在营养素代谢中起到重要作用；脑和其他组织中的能量转化、核酸代谢；影响免疫系统	皮炎，舌炎，抽搐和神经精神症状	白肉、肝脏、豆类和蛋类、柠檬类水果、香蕉、奶类	AI：18 岁以上，男女均为 1.4 mg/d；UL：60 mg/d
叶酸	一碳单位的供体；在甘氨酸和丝氨酸的可逆互变中既作为供体，又可作为受体；经腺嘌呤、胸苷酸影响 DNA 和 RNA 合成；通过蛋氨酸代谢影响磷脂、肌酸、神经介质的合成；参与细胞器蛋白质合成中启动 tRNA 的甲基化过程	DNA 合成受阻；同型半胱氨酸转化为蛋氨酸障碍；衰弱、精神萎靡、健忘、失眠、阵发性欣快症、胃肠道功能紊乱和舌炎等，生长发育不良	动物肝、肾、绿叶蔬菜、马铃薯、豆类、麦胚等	RNI：18 岁以上，男女均为 400 μg/d；UL：1000 μg/d
B_{12}	辅酶参与生化反应；促进蛋白质合成；维持造血系统正常	巨幼红细胞性贫血，外周神经退化，皮肤过敏	肉类、鱼类、贝壳、家禽、奶类	AI：18 岁以上，男女均为 2.4 μg/d
C	维持细胞的能量代谢；促进胶原组织合成；参与机体造血功能；抗氧化作用；解毒作用；维持心肌功能	纳差，疲乏无力，伤口愈合延迟，牙龈出血，毛细血管自发破裂	木瓜、橙汁、甜瓜、草莓、花椰菜、辣椒、柚子汁	RNI：18 岁以上，男女均为 100 mg/d；UL：2000 mg/d

5.1.3　水

水是人体内含量最多、最重要的组成成分,是维持生命活动必不可少的物质之一。水在人体内各组织器官的分布差异很大,内脏、血液、肌肉、皮肤中含量很丰富,骨骼和脂肪组织中含量较少。随着年龄的增加,体内的水含量逐渐减少。成年人体内水分含量占体重的65%左右。细胞内水含量为体内总量的 2/3,细胞外水含量约占 1/3。

1. 水的生理功能

水不仅是构成细胞和体液的重要组成成分,调节机体的生理功能,还具有保健和缓解病痛的作用。水直接参与新陈代谢,是体内一切生化反应的主要介质;参与体温调节;参与内脏间、关节间的润滑、缓冲和保护作用;调节渗透压和酸碱平衡;水还可以协助营养素、激素、酶等在体内运送以及尿素、CO_2、尿酸等代谢废物的排出。此外,充足的水分还能减少皱纹,使皮肤滋润而富有弹性,稀释血液,减低血液黏稠度,排出多余的废物,减轻肾脏负担等。

2. 水的需要量

人体每日摄入的水量必须和排出的水量保持平衡,称为水平衡。若摄入水不足或丢失水过多,可引起体内水缺乏,重者可导致脱水;若饮水量过大而电解质摄入不足或者水在体内的异常滞留和分布,可导致水分过多症或水中毒。

体内水的来源包括饮水、食物中的水及内生水三部分。人体对水的需要量受代谢、年龄、体力活动、环境温度、膳食、疾病和损伤等多方面因素的影响,因此水的需要量变化很大,2013 年中国营养学会推荐健康成人每日需水量(AI)为 2700~3000 mL。正常成年人每日从食物获得的水约 1000 mL,内生水约 300 mL,因此中国营养学会推荐在温和气候条件下,轻体力活动水平的成年人饮用水的 AI 为:18 岁以上男性为 1.7 L/d,女性为 1.5 L/d,孕妇为 1.7 L/d,乳母为 2.1 L/d,若在高温或进行中等以上身体活动时,应适当增加饮水量。

5.2　各类食物的营养价值

食物的营养价值(nutritional value)是指某种食物所含营养素和能量能满足人体营养需要的程度。食物营养价值的高低,取决于食品中营养素的种类、数量、相互间的比例,及被人体消化、吸收、利用的程度,以及食物在生产、加工和烹饪过程中其营养素含量的变化。正确评价食物的营养价值对合理安排膳食具有重要意义。

5.2.1　食物营养价值的评价及意义

1. 食物营养价值的评价指标

(1) 食物中营养素的种类及含量

食物中所提供的营养素种类及含量是评价食物营养价值的重要指标。一般食物中所提供的营养素的种类和营养素的相对含量,越接近于人体需要或组成,该食物的营养价值就越高。食物所含营养素种类不全或某些营养素含量很低,或者营养素相互之间的比例不当,就会影响食物的营养价值,如植物性食物所含蛋白质的限制氨基酸较多,比例也不如动物性食物所含蛋白质更接近人体,所以植物性食物蛋白质的营养价值通常较低。

(2) 营养素质量

食物的质和量同样重要,营养素的质量可通过该营养素被人体消化吸收利用的程度来反映,消化吸收率和利用率越高,其营养价值就越高。营养质量指数(index of nutrition quality,INQ)是指某食物中营养素能满足人体营养需要的程度(营养素密度)与该食物能满足人体能量需要的程度(能量密度)的比值。

$$INQ = \frac{某营养素密度}{能量密度} = \frac{某营养素含量/该营养素参考摄入量}{所产生能量/能量参考摄入量} \tag{5.10}$$

$INQ=1$,表示该食物营养素与能量的供给能力相当;$INQ>1$,表示该食物提供营养素的能力大于提供能量的能力;$INQ<1$,表示该食物提供营养素的能力小于提供能量的能力,长期食用此食物会发生该营养素不足或能量过剩的危险。INQ 常用作评价食物营养价值的最直观的指标。

(3) 营养素在加工烹调过程中的变化

某些营养素在加工过程中会损失,如粮谷类精加工、烹调温度过高会造成矿物质和维生素的丢失,但适度的加工可提高某些营养素的消化、吸收和利用率。因此,食物加工处理应选用适当的加工技术和烹调方式。

(4) 食物抗氧化能力

食物中抗氧化的成分包括食物中存在的抗氧化营养素和植物化学物,前者如维生素 E、维生素 C、硒等,后者如类胡萝卜素、番茄红素、多酚类化合物及花青素等,这些物质进入人体后可以防止体内产生过多自由基,并具有清除自由基的能力,有助于增强机体抵抗力和预防营养相关慢性病,所以这类抗氧化营养成分含量高的食物通常被认为营养价值也较高。

(5) 食物血糖生成指数

不同食物来源的碳水化合物进入机体后,因其消化吸收的速率不同,对血糖水平的影响也不同,可用血糖生成指数来评价食物碳水化合物对血糖的影响,评价食物碳水化合物的营养价值。血糖生成指数(glucose index,GI)低的食物具有预防营养相关慢性病的作用,通常认为血糖生成指数低的食物营养价值较高。

(6) 食物中的抗营养因子

有些食物中存在有抗营养因子,如植物性食物中所含的植酸、草酸等可影响矿物质的吸收,大豆中含有蛋白酶抑制剂及植物红细胞凝血素等,因此在进行食物营养价值评价的时候,还要考虑这些抗营养因子的存在。

2. 评价食物营养价值的意义

食物营养价值评价的意义体现在三个方面:① 全面了解各种食物的天然组成成分,包括所含营养素种类、抗氧化能力、抗营养因子等,发现各种食物的主要营养缺陷,以充分利用食物资源,并提出改造或创制新食品的方向;② 了解食物加工过程中食物营养素的变化和损失,并采取相应的有效措施,最大限度保存食物中的营养素;③ 指导人们科学选购食物及合理配制平衡膳食,以达到促进健康、增强体质、预防疾病和延年益寿的目的。

5.2.2 各类食物的营养价值

食物的种类繁多,每类食物具有各自的营养特点,营养价值各不相同,没有哪一种食物能够满足人体对所有营养素的需要,只有平衡膳食、食物多样化才能满足机体的营养需求。所以,只有了解各类食物的营养价值,才能合理膳食。

1. 粮谷类和薯类

粮谷类食物主要包括小麦、大米、玉米、小米、高粱等,薯类包括红薯(白薯、地瓜、甘薯等)、马铃薯、木薯、芋薯等。我国居民膳食以大米和小麦为主,称为主食,其他称为杂食。该类食物是我国居民每日能量的主要来源,也是最经济的能源食物。我国居民每天所需的能量有 50%～65% 来源于粮谷类。

谷类富含碳水化合物,占 70%～80%,主要为淀粉,是人类最理想、最经济的能量来源;蛋白质含量 8%～15%,约占膳食蛋白质来源的 50%,大部分谷类蛋白质所含的必需氨基酸中赖氨酸、苏氨酸较低;脂肪含量 1%～4%,主要集中在糊粉层和胚芽,多为不饱和脂肪酸。谷类是 B 族维生素的重要来源,以维生素 B_1 和尼克酸含量较多,主要分布于糊粉层和胚芽;矿物质的含量为 1.5%～5.5%,主要存在于谷皮和糊粉层,以磷、钙、铁等为主,多以植酸盐形式存在。麦胚芽是各种营养素最集中的部位,尤其富含维生素 E、维生素 B_1、维生素 B_2、钙、锌、硒等。

薯类的淀粉含量为 8%～29%,红薯中还含有丰富的纤维素和半纤维素,具有降糖、降脂、抗癌、预防动脉硬化、便秘等作用。山药具有健脾益胃、滋肾益肺、降血糖等功效。薯类蛋白质、脂肪含量较低。薯类含有一定量的维生素和矿物质,其中,马铃薯含有丰富的维生素 C 和钾,紫薯富含硒。

尽管谷类食品存在一些缺点和不足,但在我国居民膳食中所占比例较大,仍然是机体能量、蛋白质和 B 族维生素的重要来源。谷类所含维生素、矿物质、蛋白质、脂肪多分布在谷类谷皮、糊粉层和胚芽组织中,为了减少谷类 B 族维生素和矿物质的丢失,粮食碾磨和加工不可过于精细。可在谷类加工副产品米糠中提取到米糠油、谷维素、谷固醇。从玉米和小麦胚芽中提取到胚芽油,胚芽油具有降低血清胆固醇,预防动脉粥样硬化的作用。近年来人们对精白米面的需求日益增长,为了提高膳食中谷类的营养价值,常采用氨基酸强化和蛋白质互补的方法,如谷类与豆类混合食用。玉米的尼克酸为结合型,不易被人体利用,加碱可使尼克酸由结合型变为游离型,被人体吸收利用。烹调过程中可损失一些营养素,如米淘洗的次数过多,温度较高,浸泡时间较长,可使其大量营养素损失(维生素 B_1 损失 30%～60%,B_2 和尼克酸损失 20%～25%,丢失部分矿物质),降低营养价值。米、面在蒸煮过程中,B 族维生素也会有不同程度的损失,若加碱蒸煮、油炸等,则损失更重。所以,要合理烹调,减少营养素的流失。另外,要注意粗细搭配,每天摄入谷薯类食物 300～500 g,其中,薯类 50～100 g。常吃一些粗粮、杂豆类和全谷类食物,每天最好坚持吃 50～150 g。

2. 蔬菜和水果类

蔬菜、水果水分多,含一定量的碳水化合物,蛋白质、脂肪含量很少,能量低,是人体维生素、矿物质和膳食纤维的主要来源。此外,蔬菜和水果还富含植物化学物和酶类,水果中还含有多种有机酸、芳香物质和色素等成分,不仅具有良好的感官性状,可增进食欲、促进消化,而且许多蔬菜、水果具有营养保健和药用价值。

蔬菜中碳水化合物含量一般为4%左右,水果中碳水化合物含量一般为6%~28%;叶菜类和茎类蔬菜及水果中含有较多的膳食纤维,一般为1%~3%;而南瓜、胡萝卜、番茄等蔬菜和水果中则含有一定量的果胶。另外蘑菇、香菇和银耳等菌藻类中的多糖物质,具有提高人体免疫和抗肿瘤作用。蔬菜中的蛋白质一般为1%~2%,鲜豆类平均可达4%,菌藻类中发菜、香菇和蘑菇的蛋白质含量可达20%以上,水果中蛋白质不超过1%。蔬菜和水果中脂肪含量不超过1%。蔬菜和水果中含有丰富的钙、磷、铁、钾、钠、镁、铜等矿物质,其中以钾含量最多,钙、镁含量也较丰富,是我国居民膳食中矿物质的重要来源。绿叶蔬菜一般含钙、铁比较丰富,如菠菜、雪里蕻、油菜、苋菜等,但草酸含量也很高,影响矿物质的利用。新鲜蔬菜含丰富的维生素C、胡萝卜素、维生素B_2和叶酸。新鲜的水果中含维生素C和胡萝卜素较多。蔬菜的维生素含量与品种、鲜嫩程度和颜色有关,一般叶部含量较根茎部高,嫩叶比枯老叶高,深色菜叶比浅色菜叶高。蔬菜中柿子椒、鲜雪里蕻、苦瓜、菜花、芥菜、油菜以及小白菜等维生素C含量较高。胡萝卜素在绿色、黄色或红色蔬菜如胡萝卜、南瓜、苋菜中含量较多。维生素B_2和叶酸以绿叶菜中含量较多。水果中鲜枣、草莓、橘、猕猴桃中维生素C含量较多,芒果、柑橘、杏等含胡萝卜素较多。

蔬菜中的维生素,特别是维生素C在放置和烹调中极易破坏,因此,要合理加工烹调以防止维生素和矿物质损失,如先洗后切、切后即炒、急火快炒、现做现吃。蔬菜中还存在草酸,影响钙和铁等矿物质的吸收,草酸可溶于水和挥发,可通过加热、水焯和爆炒将其破坏。四季豆和扁豆含有植物血细胞凝集素和皂素,食用前彻底加热可破坏该种毒素。

蔬菜、水果为两类食物,各有优势,不能完全相互替代。中国居民膳食指南推荐餐餐有蔬菜,每天摄入300~500g,深色蔬菜应占1/2。天天吃水果,推荐每天摄入200~350g的新鲜水果,但果汁不能代替鲜果。

3. 豆类及其制品

豆类包括大豆类和其他豆类。大豆包括黄豆、黑豆、青豆、褐豆及双色大豆,大豆制品包括豆浆、豆腐、豆腐干、豆芽等;其他豆类包括豌豆、蚕豆、绿豆、小豆、芸豆等,是我国居民膳食中优质蛋白质的重要来源。

大豆蛋白质含量较丰富,一般为35%~40%,其氨基组成接近人体模式,营养价值高,属于优质蛋白质,其他豆类蛋白质含量20%左右。大豆碳水化合物含量为25%~30%,其他豆类含量为50%~60%,主要以淀粉形式存在。大豆脂肪含量为15%~20%,不饱和脂肪酸约占总脂的85%,其中,油酸占32%~36%,亚油酸占51.7%~57.0%,亚麻酸占2%~10%,此外还含有1.64%的磷脂。大豆有利于防止动脉硬化。其他豆类脂肪含量极少,为1%~2%。大豆含有丰富的矿物质和维生素,其中,钙、铁、磷、维生素B_1和维生素B_2含量较高,且富含维生素E。干豆几乎不含维生素C,但经发芽制成豆芽后,其含量明显提高。另外,大豆中含有大豆皂苷、异黄酮、卵磷脂等有益于健康的植物化学物,具有降血脂、抗氧化、抗癌、雌激素样作用等。近年发现大豆低聚糖可被肠道双歧杆菌利用,具有维持肠道微生态平衡、提高免疫力、降血脂、降血压等作用。大豆中的水苏糖和棉籽糖不能被消化吸收,但在肠道微生物作用下可产酸产气,引起胀气。

大豆中存在一些抗营养因子,如蛋白酶抑制剂、植物红细胞凝集素、植酸等,但通过加热即可破坏。整粒煮熟大豆的蛋白质消化率只有 65%,但通过加工成豆制品可明显提高蛋白质的消化率,如加工为豆浆后消化率为 85%,制成豆腐后其消化率为 92%～96%。经发酵制成的豆腐乳、豆瓣酱等,除蛋白质消化率提高外,某些营养素含量也增加,如豆豉在发酵过程中,由于微生物作用可合成维生素 B_2。豆芽在发芽过程中由于酶的作用,促使大豆中植酸降解,提高了矿物质的消化利用率。

大豆是营养价值很高的食品,不仅能提供优质蛋白质和大豆油,而且其含有丰富的生物活性物质,还具有重要的保健功能。中国居民膳食指南推荐经常吃豆制品,相当于每天大豆 25 g 以上,素食人群需增加大豆及其制品的摄入,每日 50～80 g,选用发酵豆制品。

4. 畜、禽、水产类

畜肉(俗称红肉)是指猪、牛、羊等牲畜的肌肉、内脏及其制品;禽肉(俗称白肉)包括鸡、鸭、鹅等的肌肉、内脏及其制品;水产类种类繁多,是人类食物中营养价值较高的一类动物性食品。

畜禽肉蛋白质含量为 10%～20%,鱼类蛋白质含量一般为 15%～25%,较畜、禽肉更易消化。动物内脏蛋白质含量也较高。畜禽肉的脂肪含量因动物的种类、年龄、肥瘦程度及部位等不同有较大差异,猪里脊肉为 7.9%,瘦牛肉为 2.3%,猪肥肉为 90%。在畜肉中,猪肉脂肪含量最高,其次是羊肉;牛肉和兔肉脂肪含量较低。畜禽肉脂肪以饱和脂肪酸为主,少量卵磷脂、胆固醇和游离脂肪酸;禽肉与畜肉不同之处在于脂肪含量相对较少,并含 20% 亚油酸,易于消化吸收。胆固醇多存在于动物内脏,脑中含量最高。鱼类的脂肪含量为 1%～10%,多为不饱和脂肪酸(占 80%)。一些深海鱼类脂肪主要是 EPA 和 DHA,具有防治动脉粥样硬化的作用,其营养价值高于畜肉脂肪。鱼类胆固醇以鱼子含量较高。碳水化合物在畜禽肉类中含量很低,平均为 1.5%,主要以糖原形式存在。畜禽肉中矿物质含量为 0.8%～1.2%,鱼类为 1%～2%。瘦肉中的矿物质含量一般高于肥肉,内脏高于瘦肉,其中肝、肾中最为丰富。畜禽体内的铁主要以血红素形式存在,消化吸收利用率较高。牛肾和猪肾中硒含量较高,畜禽内脏中还含有丰富的锌。钙的含量虽然不高,但吸收率很高;鱼类磷的含量占总灰分的 40%,钙、钠、氯、钾、镁含量丰富,海水鱼类含碘丰富,此外,鱼类含锌、铁、硒也较丰富。畜禽肉可提供多种维生素,以动物内脏,尤其是肝最为丰富。主要以 B 族维生素和维生素 A 为主,B 族维生素中以 B_2 含量最高。除此之外,动物肝内还含有维生素 D、叶酸、维生素 C、烟酸等,所以动物肝是一种营养极为丰富的食品。

鱼、畜禽肉可提供人体所需要的优质蛋白质、维生素 A、B 族维生素等,烹调有利于蛋白质和脂肪的消化吸收。矿物质和维生素在炖、煮时,损失不大;在高温制作过程中,B 族维生素损失较多。维生素 B_1 和 B_2 在红烧和清炖时,可分别损失 60%～65% 和 40%,炒损失最小,分别为 13% 和 20% 左右。油炸、烟熏和腌制肉类可产生致癌物质,所以肉类食品宜炒、炖和煮,不宜煎炸和熏烤,这样既可保存维生素,又可避免因煎炸使食物烧焦而产生致癌物。

鱼在酶和微生物的作用下容易腐败变质,特别是青皮红肉鱼容易引起人体组胺中毒,所以吃鱼一定要新鲜。此外,肉类食品中若有寄生虫或虫卵,食前未烧熟煮透,容易导致人类患病。畜禽肉有些也含有较高的胆固醇和饱和脂肪酸,摄入过多可引起高脂血症、肥胖等疾病,鱼和禽类脂肪含量相对较低,鱼类含有较多的不饱和脂肪酸。某些水产食品,尤其是鱼肝中含有大量维生素 A 和维生素 D,可防治软骨病、夜盲症和干眼病。中国居民膳食指南推荐每周吃鱼类 280～525 g,畜禽肉 280～525 g,平均每天摄入鱼、禽、蛋和瘦肉总量 120～200 g。

5. 乳类和蛋类

乳类食品是指动物的乳汁及其制品。蛋类主要包括鸡蛋、鸭蛋、鹅蛋、鹌鹑蛋、鸽蛋、火鸡蛋等,蛋制品有皮蛋、咸蛋、糟蛋等。乳类和蛋类食品营养素种类全面而均衡、容易消化吸收,营养价值较高。

牛乳中蛋白质含量为 3%～4%,其氨基酸模式与人体接近,是优质蛋白质的较好来源,能满足婴幼儿成长发育的需要。乳脂肪为 3%～4%,含有亚油酸及卵磷脂,消化吸收率高。乳中的碳水化合物含量为 4%～7%,主要形式为乳糖,具有调节胃酸,促进胃肠蠕动和消化液分泌的作用;还能促进钙的吸收和肠内乳酸杆菌的繁殖,对维持肠道健康非常有益。奶类富含钙,是钙的良好来源,但铁含量很低。乳中含有人体所需的各种维生素,牛乳是 B 族维生素的良好来源,尤其是维生素 B_2。此外,牛乳中维生素 A、D、C 和胡萝卜素含量也较丰富。

蛋类蛋白质含量在 10%以上,其氨基酸模式与人体组织蛋白质所需模式十分接近,是最理想的天然优质蛋白质。蛋黄是磷脂的良好来源,主要是卵磷脂、脑磷脂和神经鞘磷脂,但蛋黄的胆固醇含量较高,为 1510 mg/100 g。蛋黄的碳水化合物含量为 1%～3%。蛋黄中含有丰富的磷、钙、钾、钠、铁、锌、硒、镁等矿物质,其中铁含量虽然高,但其生物利用率仅为 3%。蛋类富含多种维生素,主要集中在蛋黄中,其中维生素 A、D、B_2 含量丰富,也含有维生素 B_1、E 和烟酸。

奶中碳水化合物主要形式为乳糖,有的人因体内乳糖酶活性低,食用乳制品后,出现腹泻、腹痛、胃肠胀气等症状,称为乳糖不耐症。奶经乳酸菌发酵后可制成酸奶,易于消化吸收,可减轻乳糖不耐症的症状。同时还能提高钙、磷、铁的吸收,增加肠道内的有益细菌,调整肠内菌群,对维护人体健康有重要作用。鲜乳需经过严格消毒灭菌后才可食用,可用煮沸法和巴氏消毒法。常用的巴氏消毒法有两种:低温长时消毒法,即将牛乳在 63 ℃下加热 30分钟;另一种方法为高温短时消毒法,即将牛奶于 90 ℃加热 1 秒钟。生蛋清中存在抗生物素蛋白和抗胰蛋白酶,影响蛋白质的消化吸收,加热后可被破坏,因此必须熟食。中国居民膳食指南推荐吃各种奶制品,摄入量相当于每天饮用液态奶 300 g,每周吃蛋类 280～350 g。

5.3　平衡膳食与合理营养

合理营养是人体健康的物质基础,平衡膳食是实现合理营养的根本途径,没有平衡膳食,就谈不上合理营养和健康。营养失去平衡可产生营养缺乏(nutrition deficiency)和营养过剩(nutrition excess)。目前蛋白质-能量营养不良、缺铁性贫血、缺碘性疾病、维生素 A 缺乏病是世界上最常见的营养缺乏病。而营养素摄入过量,可产生中毒症状和一些营养相关慢性病,如肥胖症、糖尿病、冠心病、某些癌症等。

5.3.1　合理营养的概念与要求

1. 合理营养与平衡膳食的概念

合理营养(rational nutrition)是指全面而平衡的营养,即满足机体对各种营养素及能量的需要,且各营养素之间比例适宜,三餐比例合理。平衡膳食(balanced diet)是指提供给机体种类齐全、数量充足、比例合适的能量和各种营养素,并与机体的需要保持平衡,进而达到合理营养、促进健康、预防疾病的膳食。

2. 合理营养的基本要求

合理营养是维持人体正常生长发育和保持良好健康状态的物质基础。其基本要求是:① 摄取的食物应供给机体足够的能量和各种营养素。保证机体活动和劳动,保证机体生长发育、组织修复、维持和调节体内的各种生理活动,能提高机体免疫力和抵抗力,适应各种环境和条件下的机体需要;② 摄取的食物应保持各种营养素平衡,包括各种营养素摄入量和消耗量以及各种营养素之间的平衡;③ 通过合理加工烹调,尽可能减少食物中营养素的损失、提高消化吸收率,并具有良好的色香味形,使食物多样化,促进食欲,满足饱腹感;④ 食物本身清洁无毒害、无污染,食之对人体无害;⑤ 有合理的膳食制度,三餐定时定量、比例合适、分配合理,零食适当。

合理营养,平衡膳食,提倡厉行节约,反对浪费。2021 年 4 月 29 日我国颁布施行的《中华人民共和国反食品浪费法》倡导文明、健康、节约资源、保护环境的消费方式,提倡简约适度、绿色低碳的生活方式。

5.3.2　膳食营养素参考摄入量

20 世纪 90 年代前,我国主要采用"推荐的每日膳食营养素供给量(recommended dietary allowance,RDA)"指标,该指标受食品供给能力的影响较大。随着科学研究的深入和社会供给的极大丰富,中国营养学会 2000 年提出我国居民的膳食营养素参考摄入量(dietary reference intakes,DRIs),并于 2013 年进行了修订。应当特别强调的是:DRIs 是应用于健康人的膳食营养标准,不是患有急性或慢性病的人的营养治疗标准,也不是为患有营养缺乏病的人设计的营养补充标准。

膳食营养素参考摄入量(DRIs)是在推荐膳食营养素供给量(RDA)基础上发展起来的一组每日平均膳食营养素摄入量的参考值,主要包括:① 平均需要量(estimated average requirement,EAR):指满足某一特定性别、年龄和生理状况群体中 50% 个体需要量的摄入水平;② 推荐摄入量(RNI):指满足某一特定性别、年龄和生理状况群体中 97%~98% 个体需要量的摄入水平。RNI 是个体适宜营养素摄入水平的参考值,是健康个体膳食摄入营养素的目标;③ 适宜摄入量(AI):指通过观察或实验获得的健康人群对某种营养素的摄入量,一般采用膳食调查中营养素摄入量的中位数值;④ 可耐受最高摄入量(UL):是平均每日摄入营养素的安全上限,是一个健康人群中几乎所有个体都不会产生毒副作用的最高摄入水平。主要用于检查个体摄入量过高的可能,避免发生中毒,见图 5.1。

2013 版中国营养学会修订的 DRIs 增加了与慢性非传染性疾病有关的三个参考摄入量:① 宏量营养素可接受范围(acceptable macronutrient distribution ranges,AMDR):AMDR 是指脂肪、蛋白质和碳水化合物理想的摄入量范围,该范围可以提供这些必需营养素的需要,并且有利于降低慢性病发生的危险,常用占能量摄入量的百分比表示,其显著的特点之一是具有上限和下限;② 预防非传染性慢性病的建议摄入量(proposed intakes for preventing non-communicable chronic diseases,PI-NCD,简称建议摄入量,PI):PI-NCD 是以非传染性慢性病的一级预防为目标,提出的必需营养素的每日摄入量。当 NCD 易感人群某些营养素的摄入量接近或达到 PI 时,可以降低他们发生 NCD 的风险;③ 特定建议值(specific proposed levels,SPL):SPL 是指某些疾病易感人群膳食中某些生物活性成分的摄入量达到或接近这个建议水平时,有利于维护人体健康。这是专门用于除营养素以外的其他食物成分而建议的有利于人体健康的每日摄入量。

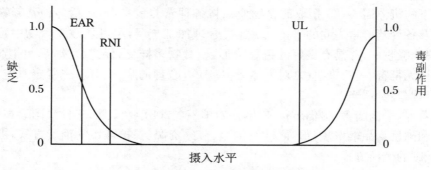

图 5.1　营养素摄入过多或过少的危险性

5.3.3　膳食结构与健康

膳食结构也称食物结构,是指消费的食物种类及其数量的相对构成,表示膳食中各种食物间的组成关系。根据膳食中动物性、植物性食物所占的比重,以及能量、蛋白质、脂肪和碳水化合物的供给量作为划分膳食结构的标准,可将世界不同地区的膳食结构分为以下四种类型。

1. 动植物食物平衡的膳食结构

该类型以日本为代表。植物性和动物性食品消费比较均衡,其中植物性食品占较大比重,动物性蛋白质占膳食蛋白质总量的 50%,并有丰富的蔬菜、水果等,能量供给约为 10.88 MJ(2600 kcal),蛋白质和脂肪均可达 80 g 左右,且动物脂肪不高,植物性食物中膳食纤维和动物性食物的营养素如铁、钙等均比较充足,有利于避免营养缺乏病和营养过剩病,能量能够满足人体需要,食物结构比较合理,基本符合营养要求。该膳食结构成为世界各国调整膳食结构的参考。

2. 植物性食物为主的膳食结构

大多数发展中国家,如印度、巴基斯坦、孟加拉和非洲一些国家等属此类型。膳食构成以植物性食物为主,动物性食物为辅。该类型的膳食能量基本可满足人体需要,但蛋白质、脂肪摄入量均低,来自于动物性食物的营养素,如铁、钙、维生素 A 摄入不足。营养缺乏病是这些国家人群的主要营养问题,人的体质较弱、健康状况不良、劳动生产率较低。但从另一方面看,以植物性食物为主的膳食结构,膳食纤维充足,动物性脂肪较低,有利于冠心病和高脂血症的预防。

3. 动物性食物为主的膳食结构

该类膳食结构为高蛋白、高脂肪、高能量膳食,导致冠心病、糖尿病、肠癌和乳腺癌等发病率增加,严重威胁着居民的身体健康。此种膳食结构以欧美发达国家为代表,这些国家植物性食品消费量较少,动物性食品消费量很大,热能、蛋白质、脂肪摄入量均高,人均每日热能达 14.7MJ(3500kcal),蛋白质与脂肪达 100g 和 150g。与植物性为主的膳食结构相比,营养过剩是此类膳食结构国家人群所面临的主要健康问题。

4. 地中海膳食结构

该膳食结构以地中海命名是因为该膳食结构的特点为居住在地中海地区的居民所特有的,意大利、希腊可作为该种膳食结构的代表。其膳食结构的主要特点是:① 膳食富含植物性食物,包括水果、蔬菜、谷类、豆类、薯类、果仁等;② 食物的加工程度低,新鲜度较高,该地区居民以食用当季、当地产的食物为主;③ 橄榄油是主要的食用油;④ 脂肪提供能量占膳食总能量比值在 25%～35%,饱和脂肪所占比例低,为 7%～8%;⑤ 每天食用少量奶酪和酸奶;⑥ 每周食用少量(适量)鱼、禽、蛋;⑦ 新鲜水果作为每日餐后食品,甜食每周只食用几次;⑧ 每月食用几次红肉(猪、牛和羊肉及其产品);⑨ 大部分成年人有饮用葡萄酒的习惯。此膳食结构的突出特点是饱和脂肪摄入量低,而复合碳水化合物,蔬菜、水果摄入量较高。地中海地区居民心脑血管疾病发生率很低,许多国家参照这种膳食模式改进自己国家的膳食结构。

5. 我国居民膳食结构

《中国居民营养与慢性病状况报告(2020 年)》显示,近年来我国营养改善和慢性病防控工作取得积极进展和明显成效。我国城乡居民的膳食、营养状况有了明显改善,历史上若干的贫困地区居民,在膳食营养方面已得到了基本满足,营养不良和营养缺乏患病率继续下降。但由于膳食成分搭配不合理,以致营养成分不平衡导致的营养失调性的疾病呈上升趋势,如心血管疾病、脑血管疾病和恶性肿瘤等疾病,已列居中国居民死因的前三位。我国居民超重肥胖的形势严峻,城乡各年龄段居民超重肥胖率持续上升。我国成年居民超重肥胖率超过 50%,6～17 岁的儿童、青少年接近 20%,6 岁以下的儿童达到 10%。膳食结构不合理的问题突出,脂肪供能比持续增加,高油高糖等能量密度高、营养素密度低的食物摄入较多,蔬菜、水果、豆及豆制品摄入不足,主食精细化等,导致个体能量摄入增加。脂肪供能比达到 35%,超过世界卫生组织推荐的 30% 的上限,谷类食物供能比仅为 47%,明显低于55%～65% 的合理范围。农村居民膳食结构趋向合理,优质蛋白质占蛋白质总量的比例从17% 增加到 31%、脂肪供能比由 19% 增加到 28%,碳水化合物供能比由 70% 下降到 61%。此外,奶类、豆类制品摄入过低仍是全国普遍存在的问题。总之,我国目前的营养状况是"不足"与"过量"并存,营养不良依然存在,"富裕病"呈上升趋势。

5.3.4 膳食指南与膳食宝塔

1. 中国居民膳食指南

膳食指南是营养工作者根据营养学原理提出的一组以食物为基础的建议,是针对各国各地存在的问题而提出的一个通俗易懂、简明扼要的合理膳食基本要求,是一个有效的宣传普及材料。它倡导平衡膳食、合理营养,以减少与膳食有关的疾病、促进健康。中国营养学会于 1989 年首次发布了《中国居民膳食指南》,并于 1997 年、2007 年、2016 年及 2022 年分别进行了四次修订。2022 年 4 月 26 日,中国营养学会正式发布《中国居民膳食指南(2022)》(以下简称《指南》),由一般人群膳食指南、特定人群膳食指南和平衡膳食宝塔三部分组成。

(1) 一般人群膳食指南

该指南适用于 2 岁以上的健康人群,提出 8 条核心推荐条目。

1) 食物多样,合理搭配。坚持谷类为主的平衡膳食模式,每天的膳食应包括谷薯类、蔬菜、水果、畜禽鱼蛋奶和豆类食物,平均每天摄入 12 种以上食物,每周 25 种以上,合理搭配,每天摄入谷类食物 200~300 g,其中包含全谷物和杂豆类 50~150 g,薯类 50~100 g。

2) 吃动平衡,健康体重。各年龄段人群都应天天进行身体活动,保持健康体重,食不过量,保持能量平衡,坚持日常身体活动,每周至少进行 5 天中等强度身体活动,累计 150 分钟以上,主动身体活动最好每天 6000 步,鼓励适当进行高强度有氧运动,加强抗阻运动,每周 2~3 天,减少久坐时间,每小时起来动一动。

3) 多吃蔬果、奶类、全谷、大豆。蔬菜、水果、全谷物和奶制品是平衡膳食的重要组成部分,餐餐有蔬菜(每天摄入不少于 300g),天天吃水果(每天摄入 200~350g 的新鲜水果),果汁不能代替鲜果,吃各种各样的奶制品,摄入量相当于每天 300 mL 以上液态奶,经常吃全谷物、大豆制品,适量吃坚果。

4) 适量吃鱼、禽、蛋、瘦肉。鱼、禽、蛋类和瘦肉摄入要适量,平均每天 120~200 g,每周最好吃鱼 2 次或 300~500 g,蛋类 300~350 g,畜禽肉 300~500 g。少吃深加工肉制品,鸡蛋营养丰富,吃鸡蛋不弃蛋黄,优先选择鱼,少吃肥肉、烟熏和腌制肉制品。

5) 少盐少油,控糖限酒。培养清淡饮食习惯,少吃高盐和油炸食品。成年人每天摄入食盐不超过 5 g,每天烹调油不超过 30 g,最好控制在 25 g 以下,反式脂肪酸每天摄入量不超过 2 g,不喝或少喝含糖饮料,儿童青少年、孕妇、乳母以及慢性病患者不应饮酒。成年人如果饮酒,一天饮用的酒精量不超过 15 g。

6) 规律进餐,足量饮水。合理安排一日三餐,定时定量,不漏餐,每天吃早餐,规律进餐、饮食适度,不暴饮暴食、不偏食挑食、不过度节食,足量饮水,少量多次。在温和气候条件下,低身体活动水平成年男性每天喝水 1700 mL,成年女性每天喝水 1500 mL,推荐喝白水或茶水,少喝或不喝含糖饮料,不用饮料代替白水。

7) 会烹会选,会看标签。在生命的各个阶段都应做好健康膳食规划,认识食物,选择新鲜的、营养素密度高的食物,学会阅读食品标签,合理选择预包装食品,学习烹饪、传承传统饮食,享受食物天然美味,在外就餐,不忘适量与平衡。

8) 公筷分餐,杜绝浪费。选择新鲜卫生的食物,不食用野生动物,食物制备生熟分开,熟食二次加热要热透,讲究卫生,从分餐公筷做起,珍惜食物,按需备餐,提倡分餐不浪费,做可持续食物系统发展的践行者。

(2) 特定人群膳食指南

中国营养学会针对孕妇、乳母、2 岁以下婴幼儿、2～6 岁学龄前儿童、7～17 岁儿童少年、老年和素食人群等特定人群的生理特点及营养需要,在一般人群膳食指南的基础上对其膳食选择提出特殊指导。

ⅰ. 孕妇、乳母膳食指南

孕期膳食指南的核心推荐是:孕早期应注意补充叶酸,常吃含铁丰富的食物,选用碘盐;孕吐严重者,可少量多餐,选择清淡可口的膳食;保证摄入含必要量碳水化合物的食物;孕中晚期适量增加奶、鱼、禽、蛋、瘦肉、海产品的摄入量;适量身体活动,维持体重的适宜增长;禁烟酒,愉快孕育新生命,积极准备母乳喂养。

哺乳期妇女膳食指南的核心推荐是:增加富含优质蛋白质和维生素 A 的动物性食物及海产品,选用碘盐;产褥期食物多样不过量,重视整个哺乳期营养;愉悦心情,充足睡眠,促进乳汁分泌;坚持哺乳,适度运动,逐步恢复适宜体重;忌烟酒,避免浓茶和咖啡。

ⅱ. 婴幼儿喂养指南(适用于出生至满 2 周岁婴幼儿)

6 个月龄内婴儿母乳喂养指南:产后尽早开奶,坚持新生儿第一口食物是母乳;坚持 6 月龄内纯母乳喂养;顺应喂养,建立良好的生活规律;生后数日开始补充维生素 D_3,量为 400 IU/d,不需补钙;不能用纯母乳喂养时,宜首选婴儿配方奶喂养;监测体格指标,保持健康生长。

7～24 月龄婴幼儿喂养指南:继续母乳喂养,满 6 月龄起添加辅食;从富含铁的泥糊状食物开始,逐步添加达到食物多样;提倡顺应喂养,鼓励但不强迫进食;辅食不加调味品,尽量减少糖和盐的摄入;注重饮食卫生和进食安全;定期监测体格指标,追求健康生长。

ⅲ. 中国儿童少年膳食指南(适用于 2 周岁至不满 18 岁的未成年人)

学龄前儿童膳食指南:适用于 2 周岁至满 6 周岁前的儿童。推荐儿童规律就餐,自主进食不挑食,培养良好饮食习惯;每天饮奶,足量饮水,正确选择零食;食物应合理烹调,易于消化,少调料、少油炸;参与食物选择与制作,增进对食物的认知与喜爱;经常户外活动,保障健康生长。

学龄儿童膳食指南:学龄儿童是指从 6 岁到不满 18 岁的未成年人。学龄儿童膳食指南在一般人群膳食指南的基础上,推荐如下 5 条:① 认识食物,学习烹饪,提高营养科学素养;② 三餐合理,规律进餐,培养良好饮食行为;③ 合理选择零食,足量饮水,不喝含糖饮料,禁止饮酒;④ 不偏食节食,不暴饮暴食,保持适宜体重增长;⑤ 增加户外活动,保证每天至少活动 60 分钟中等强度以上的身体活动,其中每周至少 3 次高强度的身体活动(包括抗阻力运动和骨质增强型运动)。

ⅳ. 中国老年人膳食指南

适用于 65 岁以上的人群,是在一般人群膳食指南基础上对老年人膳食指导的补充说明和指导。本指南推荐:① 少量多餐细软、预防营养缺乏;② 主动足量饮水,积极户外活动:每天饮水量达到 1500～1700 mL,每天户外锻炼 1～2 次,每次 1 小时左右,以轻微出汗为宜,或每天至少6000步,注意每次运动要量力而行,可以分多次运动;③ 延缓肌肉衰减,维持适宜体重:延缓肌肉衰减对维持老年人活动能力和健康状况极为重要。延缓肌肉衰减的有效方法是吃动结合。老年人体重应维持在正常稳定水平,不应过度苛求减重,体重过高或过低都会影响健康;④ 摄入充足食物,鼓励陪伴进餐:老年人每天应至少摄入12 种及其以上的食物,家人应多陪伴,注意饮食和体重变化,及时发现和预防疾病的发生和发展。

Ⅴ. 素食人群膳食指南

素食人群是指以不食肉、家禽、海鲜等动物性食物为饮食方式的人群。如果膳食组成不合理,会增加蛋白质、维生素 B_{12}、ω-3 多不饱和脂肪酸、铁、锌等营养素缺乏。该指南推荐谷类为主,食物多样,适量增加全谷物;增加大豆及其制品的摄入,每天 50～80 g,选用发酵豆制品;常吃坚果、海藻和菌菇;蔬菜、水果应充足;合理选择烹调油。

2. 中国居民平衡膳食宝塔

为了更好地传播和实践膳食指南的内容和思想,专家委员会进一步提出了更直观的《中国居民平衡膳食宝塔(2022)》(以下简称"宝塔")。平衡膳食宝塔是膳食指南量化和形象化的表达,也是人们在日常生活中贯彻膳食指南的方便工具。"宝塔"共分五层,包含每天应摄入的主要食物种类,利用各层位置和面积的不同反映了各类食物在膳食中的地位和应占的比重,见图5.2。

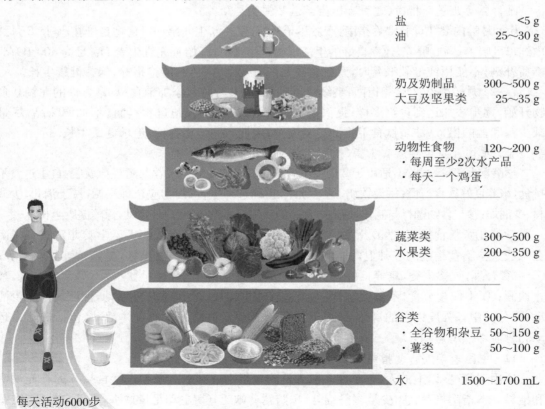

盐　　　　　　　　　　　<5 g
油　　　　　　　　　　25～30 g

奶及奶制品　　　　　300～500 g
大豆及坚果类　　　　25～35 g

动物性食物　　　　　120～200 g
· 每周至少2次水产品
· 每天一个鸡蛋

蔬菜类　　　　　　　300～500 g
水果类　　　　　　　200～350 g

谷类　　　　　　　　300～500 g
· 全谷物和杂豆　50～150 g
· 薯类　　　　　　50～100 g

水　　　　　　　　1500～1700 mL

每天活动6000步

图 5.2　中国居民平衡膳食宝塔(2022)

平衡膳食宝塔应用基本原则:确定合适的能量水平;根据个体能量需要确定食物需要;同类互换,调配丰富多彩的膳食;因地制宜。"宝塔"建议的各类食物摄入量范围适用于一般健康人,应用时要根据个人年龄、性别、身高、体重和劳动强度等情况适当调整。

5.4　人群营养状况评价

人群营养状况评价是全面了解不同生理状况、不同生活环境、不同劳动条件下各类人群的膳食结构、营养状况和存在的问题,为有计划地改善和提高人群膳食质量提供科学依据。营养调查是全面了解个体或群体营养状况的基本方法。我国在 1959 年、1982 年、1992 年、2002 年、2010 年和 2020 年做过六次全国性营养调查。人群营养状况评价主要包括膳食调查、人体营养水平生化检验、营养不足或缺乏的临床检查、人体测量。在此基础上对被调查的个体或群体进行营养状况综合判定,提出改进措施。

5.4.1　膳食调查

了解被调查对象在一定时间内通过膳食所摄取的能量、各种营养素的数量和质量,对照DRIs 评定其营养需要得到满足的程度。膳食调查方法有称重法、记账法、询问法、食物频率法和化学分析法。

1. 称重法

对某一饮食单位(集体食堂或家庭)或个人一日三餐中每餐各种食物的食用量进行称重,计算出每人每日各种营养素的平均摄入量,调查时间为 3～7 d。该方法结果准确,最好在不同季节分次进行。

2. 记账法

对建有伙食账目的集体食堂等单位,可查阅过去一定期间食堂的食品消费总量,并根据同一时期的进餐人数,粗略计算出每人每日每种食品的平均摄取量,再按照食物成分表计算这些食物所供给的热能和营养素数量。该方法的优点是简便、快速、节省人力物力;缺点是只能得到人均摄入量,难以分析个体膳食的摄入情况。

3. 询问法

通过问答方式回顾性地了解调查对象的膳食营养状况,是目前较常用的膳食调查方法。包括膳食回顾法和膳食史回顾法。膳食回顾法是由受试者尽可能准确回顾调查前一段时间的食物消费量,一般采用 24 h 膳食回顾法,该法是目前最常用的一种膳食调查方法,一般采用3d 连续调查方法。膳食史法是用于评估个体每日总的食物摄入量与不同时期的膳食模式,通常覆盖过去 1 个月、6 个月或 1 年的时段。

4. 食物频率法

估计被调查者在指定的一段时期内摄入某些食物的频率的一种方法,以问卷的形式进行。调查个体经常性的食物摄入种类,根据每天、每周、每月甚至每年摄入各种食物的次数或食物种类来评价膳食营养状况。

5. 化学分析法

收集所调查对象一日膳食中要摄入的所有主副食品,通过实验室的化学分析方法来测定其能量和营养素的数量和质量。可分为双份饭法和双份原料法两种。

膳食调查只能反映调查期限内的营养状况,而且人体的营养水平还受烹调加工、消化吸收、需要量变化的影响,但通过人体营养生化指标可以全面了解体内营养状况。

5.4.2 人体测量

人体测量与体格检查可以较好地反映机体营养状况,营养评价常用的指标是身高、体重、体质指数、腰臀比、皮褶厚度、上臂围、体脂肪含量等。可以根据调查对象的年龄、性别选用适当的指标。

1. 体重和身高

体重是反映人体营养状况最直接、最简单、最准确的方法,可从总体上反映人体的营养状况;身高可反映较长期的营养状况。

(1) 理想体重

理想体重(ideal weight)也称标准体重,是指维持健康最适宜的体重,我国计算成人理想体重通常采用 Broca 改良公式和平田公式。

Broca 改良公式:

$$标准体重(kg) = 身高(cm) - 105 \qquad (5.11)$$

平田公式:

$$标准体重(kg) = [身高(cm) - 100] \times 0.9 \qquad (5.12)$$

我国多采用 Broca 改良公式,实际体重占理想体重百分比,计算公式如下:

$$实际体重占理想体重百分比(\%) = \frac{实际体重(kg)}{理想体重(kg)} \times 100\% \qquad (5.13)$$

评价标准:实际体重在理想体重 ±10% 为正常范围,±10%～20% 为超重或瘦弱,±20%以上为肥胖或极瘦弱,120%～130% 为轻度肥胖,130%～150% 为中度肥胖,大于150% 为重度肥胖。

(2) 体质指数

体质指数(body mass index,BMI)是目前最常用的评价营养状况的方法之一,是一种良好的筛查儿童和青少年肥胖(从 2 岁开始)的方法。计算公式如下:

$$BMI = \frac{体重(kg)}{身高(m)^2} \qquad (5.14)$$

评价标准:18 岁以上中国成人 BMI 标准为 18.5～23.9 时为正常,24.0～27.9 为超重,$BMI \geqslant 28.0$ 为肥胖,$BMI < 18.5$ 则为消瘦。

(3) 身高别体重

身高别体重(weight for height)应用于儿童生长发育和营养状况评价,可筛查消瘦者。如果达不到相同身高儿童应有的标准,表示为消瘦。这一指标主要反映当前营养状况,对区别急性营养不良和慢性营养不良有意义。

(4) 年龄别身高

年龄别身高(height for age)应用于儿童长期营养状况的评价,可筛查生长迟滞者。长期慢性营养不良可导致儿童生长发育迟缓,表现为身高较相同年龄儿童矮小。

2. 腰臀比

腰臀比(waist to hip ratio,WHR)是反映身体脂肪分布的一个简单指标,该比值与心血管发病率有密切关系。计算公式如下:

$$腰臀比 = \frac{腰围(cm)}{臀围(cm)} \tag{5.15}$$

评价标准:标准腰臀比为男性小于 0.8,女性小于 0.7。我国建议男性腰臀比>0.9、女性腰臀比>0.8 称为中央性(或内脏型、腹内型)肥胖。

3. 上臂围和皮褶厚度

(1) 上臂围

上臂围是量取左上臂自肩峰至鹰嘴连线中点的臂围,是反映能量和蛋白质营养状况的指标之一。我国 1～5 岁儿童上臂围 13.5 cm 以上为营养良好,12.5～13.5 cm 为营养中等,12.5 cm 以下为营养不良。

(2) 皮褶厚度

皮褶厚度主要表示皮下脂肪厚度,主要反映体脂含量。WHO 推荐选择肱三头肌、肩胛下和脐旁三个测量点分别代表四肢、躯干和腹部的皮下脂肪厚度。通常采用皮褶计进行测量。区别瘦、中和肥胖的界限:男性分别为<10 mm,10～40 mm 和>40 mm;女性分别为<20 mm,20～50 mm 和>50 mm。

5.4.3　临床检查

本项检查的目的是根据症状和体征判定营养不足和缺乏症。常见临床体征与可能缺乏营养素的关系见表 5.7。

表 5.7　常见临床体征与可能缺乏营养素的关系

部位	体征	可能缺乏的营养素
全身	消瘦或浮肿,发育不良	热能、蛋白质、锌
	贫血	蛋白质,铁,叶酸,维生素 B_{12}、B_6、B_2、C
皮肤	干燥,毛囊角化	维生素 A
	毛囊四周出血点	维生素 C
	癞皮病皮炎	烟酸
	阴囊炎,脂溢性皮炎	维生素 B_2
头发	稀少,失去光泽	蛋白质、维生素 A
眼睛	毕脱氏斑,角膜干燥,夜盲	维生素 A
唇	口角炎,唇炎	维生素 B_2
口腔	齿龈炎,齿龈出血,齿龈松肿	维生素 C
	舌炎,舌猩红,舌肉红	维生素 B_2、烟酸
	地图舌	维生素 B_2、烟酸、锌

部位	体征	可能缺乏的营养素
指甲	舟状甲	铁
骨骼	颅骨软化,方颅,鸡胸,串珠肋,"O"形腿,"X"形腿	维生素 D
	骨膜下出血	维生素 C
神经	肌肉无力,四肢末端蚁行感,下肢肌肉疼痛	维生素 B_1

5.4.4 实验室检查

人体营养状况的实验室检查,即借助生化、生理实验手段,及早发现人体营养不足、营养储备水平低下或营养过剩等状况,较早掌握营养失调征兆,以便早期防治营养相关疾病的发生。实验室检查常用指标及参考值范围见表 5.8,这些数值受民族、体质、试剂和检测方法的影响,因而各实验室参考值范围是相对的。

表 5.8　人体营养水平的生化检验常用指标及参考范围

营养素	检测指标	参考范围
蛋白质	血清总蛋白	60~80 g/L
	白蛋白	30~50 g/L
	球蛋白	20~30 g/L
	白/球(A/G)	(1.5~2.5):1
	空腹血中氨基酸总量/必需氨基酸	>2
	尿羟脯氨酸系数(mmol/L 尿肌酐系数)	>2.0~2.5
	游离氨基酸	40~60 mg/L(血浆),65~90 mg/L(RBC)
	每日必然损失氮(ONL)	男 58 mg/kg,女 55 mg/kg
血脂	甘油三酯	0.56~1.70 mmol/L
	α-脂蛋白,β-脂蛋白	30%~40%,60%~70%
	胆固醇(其中胆固醇酯)	2.80~5.70 mmoL/L (70%~75%)
	游离脂肪酸	0.2~0.6 mmol/L
	血酮体	<20 mg/L
铁	全血血红蛋白浓度(g/L)	成人男>130,成人女>120,儿童>120,6 岁以下小儿及孕妇>110
	血清运铁蛋白饱和度	成人>16%,儿童>10%
	血清铁蛋白	>12 mg/L
	血清铁	500~1840 μg/L
锌	发锌	125~250 μg/g(各地暂用:临界缺乏<110 μg/g,绝对缺乏<70 μg/g)
	血浆锌	800~1100 μg/L
	红细胞锌	12~14 mg/L

续表

营养素	检测指标	参考范围
维生素 D、 钙、磷	血浆 25-OH-D$_3$	25～150 nmol/L
	1,25（OH）$_2$D$_3$	38～144 pmol/L
	血清钙(其中游离钙)	90～110 mg/L（45～55 mg/L）
	血清无机磷	儿童 40～ 60 mg/L,成人 30～50 mg/L
	血清 Ca、P 乘积	＞30～40
	血清碱性磷酸酶	儿童 5～15 菩氏单位,成人 1.5～4.0 菩氏单位
维生素 A	血清视黄醇	儿童＞ 300 μg/L,成人＞400 μg/L
	血清 β 胡萝卜素	＞800 μg/L

5.4.5　综合评定

1. 评价膳食模式

根据中国居民平衡膳食宝塔中的食物分类,对被调查人群的膳食模式进行评价。评价食物的种类是否齐全、多样化,评价食物的消费量是否充足,膳食模式与营养相关疾病是否有相关性。

2. 评价能量和营养素摄入量

将调查所得到的能量和各种营养素的摄入量与推荐的摄入量比较,评价摄入量满足营养需要的程度,可结合该个体的人体测量、临床检查、生化检测结果进行综合评价,以确定其能量和营养素的摄入量是否适宜,没达到的要指出,维生素和矿物质若有超过 UL 的需要指出。判断标准是摄入量在 ±10% 范围内为正常,超过 +10% 为过剩,低于 - 10% 为不足,长期低于 - 20% 可导致营养不良,低于 - 40% 为严重不足或缺乏。

3. 能量、蛋白质、脂肪、矿物质和维生素的食物来源

着重评价被调查对象膳食中豆类、动物性食物提供的优质蛋白质占总蛋白质的比例,来源于优质蛋白质的比例应不低于 30%;三大供能营养素所提供的能量占总能量的构成比是否满足蛋白质供能比 10%～15%,脂肪供能比 20%～30%,碳水化合物供能比 50%～65%;动物油与植物油的比例,饱和脂肪酸、单不饱和脂肪酸、多不饱和脂肪酸的比例 1∶1∶1;维生素 A 有 1/3 来自动物性食物,动物性来源的 Fe 有 1/4 以上质量较好等。

4. 各餐能量分配比例

被调查对象三餐能量比约为 3∶4∶3,儿童和老人可以在三餐之外适当加餐。一般早餐占 25%～30%,中餐占 40%,晚餐占 30%～35%,不暴饮暴食,不经常在外就餐。

5. 其他需要考虑的因素

通过分析营养不足、过剩的关系来判断食品加工、调查者饮食习惯、就餐方式等是否合理;分析营养相关疾病的种类、发病率、原因和趋势以及控制措施等;动物性食品过多、过多摄入精白米面导致肥胖、高血脂、维生素 B 不足。

5.5 食品安全

民以食为天,食品安全问题不仅关系到人民群众的身体健康和生命安全,而且关系到政府、国家的形象和社会经济的发展。

5.5.1 食品安全概述

1. 概念

2021年修订的《中华人民共和国食品安全法》,将食品定义为各种供人食用或者饮用的成品和原料以及按照传统既是食品又是中药材的物品,但是不包括以治疗为目的的物品。食品安全(food safety)是指食品无毒、无害,符合应当有的营养要求,对人体健康不造成任何急性、亚急性或者慢性危害,包括数量安全和质量安全。数量安全是指要有充足的食品供应,保证居民食品消费需求的能力;质量安全是指食品本身对消费者的安全性,即食品中不应含有可能损害或威胁人体健康的有毒有害物质或因素,不应导致消费者急性或慢性毒害或感染疾病或产生危及消费者及其后代健康的隐患。

在食物的种植、养殖、生产、加工、储运、销售以及消费的各个环节都可能存在不安全因素,造成食品卫生质量降低与食品品质缺陷,引起危害人体健康等一系列食品安全问题。

2. 危害因素

食品中诸多不安全因素主要来自微生物、化学物质及放射性物质等。

(1) 生物性危害

主要包括微生物(细菌及其毒素、霉菌及其毒素、病毒等)、寄生虫及其虫卵、昆虫等的污染。生物性污染引起的食源性疾病和食物中毒是影响当前世界各国食品安全的最主要因素。

(2) 化学性危害

食品的化学性污染物种类繁多、来源复杂,被污染的食品外观无明显改变,不易鉴别,污染物性质稳定不易消除,污染物蓄积性强,对健康会造成多方面的危害。化学性污染物主要来源于农药、兽药的不合理使用和残留;工业、交通、城市排放的污染物,如 N-亚硝基化合物、丙烯酰胺、多氯联苯、多环芳烃化合物、杂环胺、三氯丙醇以及苯、铅等重金属;食品容器、包装材料中的有害金属或有害塑料单体溶入食品;滥用各种食品添加剂;食品加工、储存过程中产生的物质;掺假、制假过程中加入的物质等。

(3) 物理性危害

引起食品安全问题的物理因素主要包括杂质和放射性污染。杂质是由原材料及加工过程中设备、操作人员等原因带来的某些外来物质,如灰尘、金属、石块、塑料及玻璃等。食品中的放射线物质有的来自天然本底,也有的来自人为放射线污染。

(4) 假冒伪劣食品危害

假冒伪劣食品的生产原料和加工过程往往没有质量控制,掺杂、掺假的物质常含有危害人体健康或降低食品营养价值的成分。

(5) 新型食品危害

现代生物和食品加工技术丰富了食品资源,但也存在着很多不确定因素。如转基因、益生菌、酶制剂、辐照食品、新资源食品的开发等新技术在食品中的应用给食品安全带来了许多新问题。① 转基因食品:可增加食品原料的产量、改良食品营养价值与风味、去除食品不良特性、延长食品储存期限。但其生物安全性问题,如转基因作物对生态环境是否无害、转基因食品对人类健康的远期效应等,都有待于进一步研究证实;② 辐照食品:可杀灭有害微生物和寄生虫、延长食品的储藏时间等,但剂量过大的射线辐射有可能产生致癌物诱变剂等有害物质,或者食品营养成分被破坏;③ 新资源食品:其原料安全性问题十分突出,如某些植物及蛇、蝎子等有毒动物。

5.5.2　常见食品污染及其预防

食品污染(food contamination)指在各种条件下,导致有毒有害物质进入到食物,造成食品安全性、营养性和(或)感官性状发生改变的过程。食品受到污染,一方面会影响食品的感官性状,降低营养价值,另一方面也会对人类健康造成威胁,导致急性中毒、慢性危害和"三致"作用。

1. 黄曲霉毒素

黄曲霉毒素(aflatoxin,AF)是由黄曲霉和寄生曲霉代谢产生的一类结构相似的真菌毒素,其基本结构均有二呋喃环和香豆素。目前已分离鉴定出 20 余种,在天然污染的食品中以 AFB1 最多,且其致癌性和毒性也最强。

(1) 污染来源

AF 主要由黄曲霉和寄生曲霉产生,其生长繁殖和产毒所需最低相对湿度 80%、适宜温度 25～32℃。AF 主要污染食品为玉米、花生和棉籽油,其次是稻谷、小麦、大麦、豆类等。除粮油食品外,干果类食品(如胡桃、杏仁、榛子)、动物性食品(如奶及奶制品、肝、干咸鱼等)以及干辣椒中也有 AF 污染的报道。

(2) 健康危害

AF 危害健康主要有三类:① 急性毒性:AF 属剧毒类物质能引起人类急性中毒,中毒的主要病变在肝脏,也可有肾脏损伤;② 慢性毒性:慢性中毒的主要表现是动物生长障碍,肝脏出现亚急性或慢性损伤;③ "三致"作用:AF 具有致突变性和胚胎毒性,也是目前已知的较强的化学致癌物之一,可诱发啮齿类、灵长类和鱼类等多种动物发生癌症。但其与人类癌症的关系,目前难以得到直接证据。许多流行病学研究观察到 AF 污染程度及人类实际摄入量与肝癌发病有相关性。

(3) 预防措施

预防 AF 危害健康的措施主要有:① 食品防霉,从田间种植、收获、脱粒到保藏,均须采取防霉措施,如防倒伏、及时晾晒、控制水分、低温保藏、辐射防霉等;② 去除毒素,采用碾轧加工、挑选霉粒、加水搓洗、活性炭吸附等方法去除毒素,或者采用各种方法破坏毒素,如加碱精炼植物油;③ 限制食品中 AF 的含量,并加强监督检测,我国已制定了多种食品中 AFB1 限量标准。玉米、花生仁、花生油不得超过 20 $\mu g/kg$;大米、其他食用油不得超过 10 $\mu g/kg$;其他粮食、豆类、发酵食品不得超过 5 $\mu g/kg$;婴幼儿奶粉中不得检出 AFB1,牛奶中 AFB1 含量不得超过 0.5 $\mu g/L$。应严格执行食品安全标准,禁止生产、销售和食用 AF 超标的食品。

2. N-亚硝基化合物

N-亚硝基化合物包括 N-亚硝胺和 N-亚硝酰胺两大类。

(1) 污染来源

N-亚硝基化合物的前体物硝酸盐、亚硝酸盐和胺类化合物,广泛存在于环境和食品中,在一定条件下,这些前体物可通过化学或生物学途径合成 N-亚硝基化合物。天然食品经过腌制、熏制、高温加热、油炸、发酵、烘烤等加工过程或不适当的储藏会生成少量 N-亚硝基化合物,如烟熏鱼、腌制鱼、腊肉、火腿、腌酸菜、啤酒及不新鲜的蔬菜等;N-亚硝基化合物可在机体内合成,研究表明其前体物在胃、口腔、肠道及膀胱等部位都能合成 N-亚硝基化合物,胃可能是合成亚硝胺的主要场所。影响合成的因素主要是 pH 和微生物。

(2) 健康危害

N-亚硝基化合物对健康的危害主要有:① 急慢性毒性:N-亚硝基化合物的急性毒性差异很大。慢性毒性试验中,往往在观察到致死效应之前,动物就已发生肿瘤。急慢性中毒的病理变化表现为肝小叶出血性坏死、消化道大面积溃疡和出血;② "三致"作用:亚硝酰胺是直接致突变物,能引起细菌、真菌、果蝇和哺乳动物细胞发生突变;亚硝胺则需经哺乳动物微粒体混合功能氧化酶系统代谢活化后才具有致突变性。亚硝酰胺对动物有一定的致畸性,并存在剂量-效应关系。研究表明,N-亚硝基化合物的致突变性强弱与致癌性强弱无明显相关性。已经研究的 300 多种 N-亚硝基化合物中,90%有致癌作用。N-亚硝基化合物可使多种动物、多种器官组织发生肿瘤,少量长期摄入或一次冲击量均可致癌,还可以通过胎盘和经乳汁分泌,使子代发生肿瘤。国内外流行病学资料显示,食物来源的 N-亚硝基化合物与人类胃癌、食管癌、肠癌、膀胱癌、鼻咽癌、肝癌等的发生密切相关。

(3) 预防措施

预防 N-亚硝基化合物危害健康的主要措施有:① 施用钼肥,有利于降低蔬菜中硝酸盐的含量;② 防止食品腐败、霉变,减少 N-亚硝基化合物的前体物或酶促亚硝基化;③ 控制食品加工中硝酸盐、亚硝酸盐的使用量和残留量,尽量使用替代品;④ 增加亚硝化反应阻断剂的摄入。抗坏血酸、维生素 E、茶多酚以及茶叶、猕猴桃和沙棘果汁等,可以抑制亚硝基化合物的形成;⑤ 制定标准并加强监测和监督。

3. 农药和兽药残留

农药残留(pesticide residue)是指由于使用农药而在食品、农产品和动物饲料中出现的农药本体物和具有毒理学意义的农药衍生物。兽药残留是指动物产品的任何可食部分所含兽药的母体化合物和(或)其代谢物,以及与兽药有关杂质的残留。

(1) 污染来源

农药残留的来源:① 施用农药对农作物及畜、禽的直接污染;② 农作物从污染的环境中吸收农药;③ 通过食物链污染食品;④ 粮库使用熏蒸剂、饲养场施用农药对食品的间接污染,粮食流通过程污染或事故性污染。

兽药残留的来源:① 滥用治疗禽、畜疾病的药品;② 违规使用禽、畜、水产品饲料中的添加剂和激素。

(2) 健康危害

农药和兽药残留危害健康主要有:① 急性中毒,主要由于误食含有大量高毒、剧毒农药或兽药残留的食物或不正确使用农药所致。引起急性中毒的农药主要是高毒的灭鼠剂、有机磷和氨基甲酸酯类杀虫剂;② 慢性中毒,主要发生在长期食用农药残留超标的农副产品或长期从事农药配药、喷洒、生产、包装工作的人员。引起慢性中毒的农药多是脂溶性的有机氯和有机磷农药;③ "三致"作用,有些农药有致突变、致畸、致癌的作用,如除草剂阿特拉津有致突变、致癌作用,杀虫剂苯丙咪唑类有致畸、致癌作用;④ 产生耐药菌株和破坏肠道菌群的平衡,抗生素类兽药的大量使用可使动物产生多重耐药,人经常食用兽药残留高的动物性食品,会产生耐药菌株,使肠内敏感菌受到抑制或大量死亡,某些耐药菌和条件性致病菌可大量繁殖,导致肠道感染和腹泻、维生素缺乏;⑤ 过敏反应,某些抗菌药物,如青霉素、四环素、呋喃类、氨基糖苷类、磺胺类等可引起食用者发生过敏。

(3) 预防措施

预防农药和兽药残留危害健康的措施主要有:① 加强农药和兽药生产和经营管理,抓好市场监督和残留监测工作;② 加大宣传力度和技术指导,执行农药、兽药使用的有关规定,合理安全使用农药和兽药;③ 开发高效、低毒、低残留的新品种,推行农作物病虫害和动物疫病的综合防治;④ 制定和执行食品中农药和兽药残留限量标准,并加强监督检测;⑤ 推广良好的养殖规范、改善动物饲养环境条件与卫生、改善营养等。

5.5.3 食品添加剂及其管理

食品添加剂(food additives)是指为改善食品品质和色、香、味,以及为防腐、保鲜和加工工艺的需要而加入食品中的化学合成或者天然物质。据统计,目前全球食品添加剂种类已达 25000 余种,我国《食品添加剂使用标准》(GB 2760—2014)允许使用的食品添加剂分为 23 类,共 2400 多种。其中,营养强化剂、食品用香料、胶基糖果中基础剂物质、食品工业用加工助剂也属于食品添加剂。

1. 食品添加剂的分类

食品添加剂按来源可分为天然食品添加剂和化学合成食品添加剂。天然食品添加剂品种少、价格较高。化学合成食品添加剂品种齐全、价格低、使用量少,但是毒性通常大于天然食品添加剂,容易对机体造成伤害。按功能分类,我国《食品添加剂使用标准》将食品添加剂分为 23 类,常用的有营养强化剂、防腐剂、甜味剂、抗氧化剂、漂白剂、膨松剂、着色剂、护色剂、食品用香料、酸度调节剂、消泡剂、乳化剂、酶制剂、稳定和凝固剂、增稠剂等。按安全性评价分类,FAO/WHO 联合食品添加剂专家委员会(joint expert committee on food additives,JECFA)将食品添加剂分为以下四类:① 第一类为安全的物质(general recognized as safe,GRAS),可按正常需要使用,无须建立人体每日容许摄入量(acceptable daily intake, ADI);② 第二类为 A 类,分为 A1 和 A2 两类,A1 类是经过安全性评价,毒理学性质清楚,允许使用并已制订出正式 ADI 值者;A2 类是毒理学资料尚不完善,暂时允许使用,有暂定 ADI 者;③ 第三类为 B 类,分为 B1 和 B2 两类,是毒理学资料不足,未建立 ADI 值者;④ 第四类为 C 类,分为 C1 和 C2 两类,是原则上禁止使用的食品添加剂。

2. 食品添加剂的安全问题

(1) 食品添加剂本身的安全问题

食品添加剂多为人工合成物质,具有一定的毒性,少数还可引起变态反应和蓄积毒性,甚至有"三致"危害。如曾经普遍使用的 β-萘酚、奶油黄被证实存在致癌性;糖精可引起皮肤瘙痒、日光性皮炎;香料中的多种物质可引起支气管哮喘、荨麻疹等;二丁基羟基甲苯、维生素 D、维生素 A 等脂溶性添加剂可在体内蓄积,过量摄入有引起慢性中毒的危险。

(2) 滥用食品添加剂给食品造成新的污染

超范围使用食品添加剂,使用未经批准或禁用的添加剂,以掺假、掺杂、伪造为目的使用添加剂等,均可给食品造成新的污染。有的地区曾因超量使用亚硝酸盐、漂白剂、色素等发生急性或慢性中毒事件。

(3) 食品添加剂的杂质及联合作用

某些添加剂在生产和储存中可产生有害杂质,非食品级添加剂的杂质含量往往超标;有些添加剂可与食物成分反应而生成致癌物,如亚硝酸盐可与食物的仲胺合成 N-亚硝基化合物;有些添加剂共同使用时会产生有害物质。

3. 食品添加剂的使用原则

由于食品添加剂不是食品中的天然成分,在一定范围、一定剂量下对人体无害,但无限制使用,可能引起各种毒性表现,我国食品添加剂的使用必须符合《食品添加剂使用标准》(GB 2760—2014)、《复配食品添加剂通则》(GB 26687—2011)、《食品安全法》或卫生部公告名单规定的品种及其使用范围和使用量。使用食品添加剂应遵守以下原则:

1) 不应对人体产生任何健康危害。经过食品毒理学安全性评价,证明在使用限量范围内长期使用对人体安全无害。

2) 不应掩盖食品腐败变质。

3) 不应掩盖食品本身或加工过程中的质量缺陷,或以掺杂、掺假、伪造为目的而使用食品添加剂。

4) 不应降低食品本身的营养价值。

5) 在达到预期目的前提下尽可能降低在食品中的使用量。

6) 未经允许不得在婴幼儿食品中添加食品添加剂。

4. 食品添加剂的卫生管理

我国主要通过三个方面对食品添加剂的使用、生产和经营进行严格管理。

(1) 制订和执行食品添加剂使用标准和法规

我国于 1981 年首次正式颁布了《食品添加剂使用卫生标准》(GB 2760—1981),其后又进行了多次修订。我国于 2009 年 6 月实施了《中华人民共和国食品安全法》,对食品添加剂进行了安全立法。

（2）食品添加剂新品种管理

食品添加剂新品种必须按照《食品添加剂新品种管理办法》和《食品添加剂新品种申报与受理规定》的审批程序进行批准后才能生产使用。

（3）食品添加剂生产经营和使用管理

食品添加剂的生产经营必须符合国家颁布的管理规定、管理办法和卫生规范。食品添加剂的使用必须符合《食品添加剂使用标准》或国家卫计委公布名单规定的品种及使用范围、使用量。

5.5.4　食品安全监督管理

食品安全监督管理是国家行政监督的重要组成部分,具有行政监督管理和行政处罚两方面的职能。我国的食品安全监督管理体系是依据《食品安全法》构建的,是进行食品安全监督管理所必需的基本体制和框架。完善的食品安全管理体系一般由食品安全法律法规、食品安全标准、管理技术和行政监督四部分组成。其中,法律法规是基础,安全标准是依据,行政监督是主体,管理技术是关键。

1. 食品安全监督管理的内容

《食品安全法》规定,在中华人民共和国境内从事食品生产和加工,食品流通和餐饮服务,食品添加剂的生产经营,用于食品的包装材料、容器、洗涤剂、消毒剂和用于食品生产经营的工具、设备的生产经营,食品生产经营者使用食品添加剂、食品相关产品,以及对食品、食品添加剂和食品相关产品的安全管理等,都属于食品安全监督的范围。

食品安全监督管理的内容包括:食品安全监测、食品安全风险评估、制定和实施食品安全标准、公布食品安全信息、食品安全应急、协助培训食品生产经营人员并监督其健康检查、宣传食品安全和营养知识、对食品生产经营企业的监督和企业自身的管理、对重大食品安全问题和热点问题进行专项检查和巡回监督检查、对违反《食品安全法》的行为依法进行行政处罚、各级政府对食品安全工作的管理。

2. 我国食品安全法律体系的构成

食品安全法律法规是以法律或政令形式颁布的,对全社会具有约束力的权威性规定,是对食品进行监督管理的基础。

（1）食品安全法律

是我国法律法规体系中法律效力层次最高的规范性文件,如《中华人民共和国食品安全法》《中华人民共和国农产品质量安全法》《中华人民共和国进出境动植物检疫法》。

（2）食品安全法规

法律效力低于法律,高于规章,如《中华人民共和国食品安全法实施条例》《上海市清真食品管理条例》。

（3）食品安全规章

其法律效力低于法律和法规,如《食品安全事故流行病学调查工作规范》。

（4）食品安全标准

食品安全法律法规具有很强的技术性，大多要求有与其配套的相关标准。食品安全标准是强制执行的标准。

（5）其他规范性文件

如省、自治区、直辖市人民政府卫生行政部门制定的食品安全相关管理办法、规定等。

3. 食品安全标准

食品安全标准是对食品中具有与人类健康相关的质量要素和技术要求及其检验方法、评价程序等所作的规定。食品安全标准是判定食品是否符合安全卫生要求的重要技术依据，对食品安全监督管理有重要意义。

（1）分类

按适用对象可分为食品原料与产品安全标准；食品添加剂使用标准，营养强化剂使用标准，食品容器与包装材料标准，食品中农药最大残留限量标准，食品中霉菌与霉菌毒素限量标准，食品中污染物限量标准，食品中激素（植物生长素）、抗生素及其他兽药限量标准，食品企业生产卫生规范，食品标签标准，辐照食品安全标准，食品检验方法标准，其他等13类。

（2）主要技术指标

食品安全标准的主要技术指标有：

1）严重危害人体健康的指标。如致病性微生物与毒素、有毒有害化学物质、放射性污染物等。

2）反映食品可能被污染及污染程度的指标。如菌落总数、大肠菌群等。

3）间接反映食品安全质量发生变化的指标。如水分、含氮化合物、挥发性盐基总氮等。

4）营养指标。各种营养素、能量等。

5）商品质量指标。能说明商品卫生状况和杂质含量等，如酒中乙醇含量、汽水中二氧化碳含量可协助评价防腐作用；食盐中氯化钠含量可以协助判断食品有无掺假、掺杂。

4. 食品生产加工过程的安全管理

食品生产加工过程包括食品从原料生产到消费者食用前的所有环节，即从农作物种植、动物养殖、初加工到最终产品出厂，直至运输、销售和食用的全过程。为保证每个环节的食品安全，食品生产经营企业应当建立和完善能够有效保证食品安全质量的管理体系，如良好生产规范（good manufacture practice，GMP）体系、卫生标准操作程序（sanitation standard operating procedure，SSOP）体系、危害分析关键控制点（hazard analysis and critical control point，HACCP）体系、ISO 9000（国际标准化组织产品质量认证）体系。食品生产企业应当综合利用各管理体系和方法，充分发挥各自的优势，有效地保障最终产品的质量安全和消费者的健康。

5. 其他行业的食品安全监督管理

（1）食品市场的卫生监督管理

食品市场是指由食品批发企业、食品超市、集贸市场、个体摊贩等进行的食品经营行为。

1）许可与管理的卫生要求。《食品安全法》规定，从事食品生产、食品流通，应当依法取得食品生产许可、食品流通许可，承租食品市场摊位或柜台的入场经营者，也应取得相应的许可。此外,食品市场应划定功能区域,保持环境清洁,应配备快速检测设备和人员、冷藏、冷冻设备等。

2) 经营过程的卫生要求。销售直接入口的散装食品、定型包装食品及加工半成品的市场经营者应向供货者索取生产者的食品生产许可证、产品检验合格证或检验结果;经营定型食品的,所销售的食品包装标识应当真实,符合食品标签标识标准,不得经营未经批准而宣传保健功能和"疗效"的食品;建立健全进出货记录制度;加工直接入口食品和现场加工食品要符合相关卫生要求。

(2) 餐饮业的食品安全管理

餐饮业是指通过即时加工制作、商业销售和服务性劳动等手段,向消费者提供食品、消费场所和设施的食品生产经营行业,包括餐馆、小吃店、快餐店、食堂等。

1) 餐饮业食品安全管理的要求。餐饮服务提供者必须依法取得《餐饮服务许可证》,按照许可范围依法经营;建立食品安全管理制度,配备管理人员;对从业人员进行健康管理和食品安全培训;建立食品、原料、添加剂等采购查验、索证索票制度和采购记录制度,禁用法规禁止生产经营的食品。

2) 餐饮业卫生规范的要求。按卫健委《餐饮服务食品安全监督管理办法》要求。食品原料和加工经营场所要清洁,分类存放,定期检查;操作人员个人卫生良好;熟制品应烧熟煮透、冷藏;凉菜专人专室制作,消毒和冷藏专用;按照要求对餐具、饮具清洗、消毒、存放;保持运输原料的工具和设施清洁、消毒,提供冷餐保温设施。

5.6　食源性疾病及其预防

食源性疾病(foodborne diseases)是当今世界上分布最广泛、最常见的疾病之一,也是一项重要的公共卫生问题。由于食物中的致病因子存在广泛,从食品的生产到消费的任何环节均可进入食物中,因此食源性疾病的发生频繁,波及的面广人多,对人体健康和社会经济的影响较大。

5.6.1　食源性疾病概述

1. 概念

WHO 对食源性疾病给出定义为"通过摄取食物进入人体的各种致病因子引起的、通常具有感染或中毒性质的一类疾病"。根据 WHO 的定义,食源性疾病包括三个基本要素:① 食物是携带和传播病原物质的媒介;② 导致人体罹患疾病的病原物质是食物中所含有的各种致病因子;③ 临床特征为急性中毒或急性感染。

随着人们对疾病认识的深入和发展,食源性疾病的范畴也在不断扩大。它既包括传统的食物中毒,也包括经食物而感染的肠道传染病、食源性寄生虫病、人兽共患传染病、食物过敏,以及由食物中有毒、有害污染物所引起的慢性中毒性疾病。

2. 致病因素

能引起人类食源性疾病的致病因子非常复杂、种类繁多,主要包括生物性、化学性和物理性三大因素。

（1）生物性因素

生物性致病因素主要有：

1）细菌及其毒素。细菌及其毒素是引起食源性疾病最重要的病原物，大约有 2/3 的食源性疾病为致病性细菌及其毒素所致。包括细菌性食物中毒的病原菌、人类肠道传染病的病原菌和人兽共患病的病原菌。

2）寄生虫和原虫。可引起人兽共患寄生虫病，以绦虫、旋毛虫、华支睾吸虫等较为常见。

3）病毒和立克次体。通过污染食物而传播的致病性病毒，如引起婴儿秋季腹泻的常见病毒：轮状病毒、冠状病毒、诺如病毒、甲型肝炎病毒等。

4）有毒动物及其毒素。有毒的鱼类，如河豚体内的河豚毒素；有毒的贝类，如石房蛤毒素等；还包括动物性食物储存时产生的毒性物质，如青皮红肉鱼腐败时所形成的组胺。

5）有毒植物及其毒素。包括毒蕈和其他有毒植物，如苦杏仁及木薯中的氰苷类，四季豆中的皂素，鲜黄花菜中的类秋水仙碱，马铃薯芽跟处的龙葵素等。

6）真菌及其毒素。常见的如黄曲霉毒素、伏马菌素、脱氧雪腐镰刀菌烯醇、玉米赤霉烯酮、T-2 毒素以及展青霉毒素等。

（2）化学性因素

主要包括农药残留、兽药残留、有毒有害化学物质，如重金属和类金属及其化合物；食品加工过程中产生的有毒化学物质，如反复高温加热油脂产生的油脂聚合物、烘烤或烟熏动物性食物产生的多环芳烃类；不符合要求的食品生产工具、容器、包装材料以及非法添加剂等。

（3）物理性因素

放射性物质的开采、冶炼、废物不合理的排放及意外泄漏，并通过食物链污染食品，可引起人体慢性损害及远期损伤效应。

3. 预防措施

加强食品卫生监督管理，控制食品污染，提高食品卫生质量，倡导合理营养，可有效地预防食源性疾病的发生，其预防措施包括以下几方面：

1）充分认识食源性疾病对人类健康的危害，提高法制观念，全面贯彻落实《食品安全法》。

2）认真落实《企业卫生规范》，以确保最终产品的质量符合标准。采用 HACCP 的方法，对食品生产经营的危害关键控制点进行分析，加以控制，并同时监测控制效果，随时对控制方法进行校正和补充。

3）减少食品污染，在生产经营过程中防止细菌、病毒、寄生虫、真菌及其毒素、有毒有害化学物和农药对食品的污染，控制食源性疾病。种植业选用高效、低毒、低残留的农药品种，积极推广使用无害的生物制剂农药。使用食品添加剂必须按食品添加剂使用卫生标准规定的品种、最大使用量，在规定的使用范围内使用。

4）防止因从业人员带病原生物而传播食源性疾病。

5）向社会和消费者宣传卫生知识，不断提高公民的卫生意识，减少家庭传播食源性疾病的机会。

5.6.2　食物中毒及其预防与控制

1. 概念

食物中毒(food poisoning)是指摄入含有生物性、化学性有毒有害物质的食品或将有毒有害物质当作食品摄入后所出现的非传染性的急性、亚急性疾病。食物中毒不包括暴饮暴食引起的急性胃肠炎、食物过敏引起的腹泻、食源性肠道传染病和寄生虫病、也不包括因长期摄入含有有毒有害物质的食物引起的以慢性损害为主要特征的疾病。

2. 特点

(1) 发病特点

食物中毒发病特点主要是:

1) 发病呈暴发性。发病潜伏期短,来势急剧,呈暴发性,短时间内可有多人发病。

2) 发病与食物有关。病人有食用同一有毒食物史,流行波及范围与污染食物供应范围一致,停止污染食物供应后,流行即告终止。

3) 症状相似性。临床表现相似,以恶心、呕吐、腹痛、腹泻等胃肠道症状为主。

4) 无传染性。患者不直接传染给其他人。

(2) 流行病学特点

食物中毒具有以下流行病学特点:

1) 季节性。食物中毒的季节性与食物中毒的种类有关,细菌性食物中毒多发生在夏、秋季,化学性食物中毒则全年均可发生。

2) 地区性。多数食物中毒的发生有明显的地区性,如副溶血弧菌食物中毒多发生在沿海地区,肉毒杆菌食物中毒主要发生在新疆等地区,霉变甘蔗食物中毒多见于北方地区等。

3) 引起中毒的食品种类特点。我国食物中毒的统计资料表明,动物性食品引起食物中毒的次数和发病人数最多,其次是植物性食物。

4) 中毒原因分布特点。微生物是引起食物中毒的最主要原因,其次是有毒动植物性食物中毒和化学性食物中毒。

5) 中毒发生场所分布特点。食物中毒发生的场所多见于家庭、集体食堂和饮食服务单位。发生在家庭的食物中毒死亡人数最多,发生在集体食堂的中毒人数最多。

3. 分类

食物中毒一般按病原物分为细菌性食物中毒、真菌及其毒素食物中毒、有毒动植物食物中毒和化学性食物中毒四类。

(1) 细菌性食物中毒

细菌性食物中毒是指因摄入被致病性细菌或其毒素污染的食品而引起的食物中毒,可分为感染型、毒素型和混合型食物中毒。感染型食物中毒是指食用了被致病菌污染的食物引起以消化道感染为主要表现的中毒;毒素型食物中毒是指食用由于细菌大量繁殖产生毒素而污染的食品所引起的中毒;混合型食物中毒是指污染食物的致病菌除引起肠道感染症状外,还产生肠毒素引起急性胃肠道症状。我国发生的细菌性食物中毒多以沙门菌和金黄色葡萄球菌食物中毒为主。

细菌性食物中毒的流行病学特点为：① 中毒发生有明显的季节性（5～10 月）；② 通常发病率较高而病死率较低；③ 中毒食品主要是动物性食品（畜肉及其制品）。常见细菌性食物中毒见表 5.9。

表 5.9 常见细菌性食物中毒

名称	性质	病原	引起中毒食品	临床表现
沙门氏菌食物中毒	感染型	沙门氏菌（革兰氏阴性杆菌，不耐热，100 ℃立即死亡。20～30 ℃条件下繁殖迅速，2～3 h 即可达到引起中毒的细菌数量）	主要是畜、禽肉类，其次是蛋类、奶类及其他动物性食品	潜伏期 12～36 h，主要症状为发热（38～40 ℃）、恶心、呕吐、腹痛、腹泻，黄绿色水样便、恶臭。有时可表现为类霍乱型、类伤寒型、类感冒型、败血症型。病程 3～5 d，预后良好
副溶血性弧菌食物中毒	混合型	副溶血弧菌（革兰氏阴性，"嗜盐"，不耐高温，90 ℃时 1 min 即可杀灭。对酸敏感，在 50% 的食醋中 1 min 即死亡），可产生耐热性溶血毒素	主要是海产食品和盐渍食品，其次是肉类、咸菜及凉拌菜	潜伏期一般 6～10 h，发病急，主要症状为恶心、呕吐、频繁腹泻、阵发性剧烈腹绞痛、发热（37～40 ℃），洗肉水样便，重者为黏液便和黏血便，失水过多可引起虚脱。病程 1～3 d，一般预后良好，严重者可休克、死亡
葡萄球菌食物中毒	毒素型	金黄色葡萄球菌，革兰氏阳性兼性厌氧，可产生肠毒素。肠毒素有 8 个血清型，以 A 型毒力最强，耐热性较强，加热 100 ℃持续 2 h，可破坏	主要为乳类及其制品、肉类、熟鸡鸭制品、剩饭等	潜伏期一般 2～5 h，主要症状为恶心、剧烈而频繁的呕吐、腹泻，吐物中常有胆汁、黏液和血，同时伴有腹部疼痛。体温正常或略高。病程 1～2 d，预后良好
致病性大肠埃希菌食物中毒	混合型	致病性大肠埃希菌，可产生肠毒素（肠毒素有两种，即 60 ℃加热 30 min 失活的 LT 不耐热性肠毒素和耐 100 ℃加热 30 min 的 ST 耐热性肠毒素，这两种肠毒素均能导致人体中毒）	主要以熟肉制品、水产品、豆制品及凉拌菜常见	① 急性胃肠炎型：毒素型，潜伏期 10～15 h，主要症状为发热、腹痛、呕吐和腹泻，呈米泔水样便；② 急性菌痢型：为感染型，主要症状为腹痛、里急后重、黏液脓血便；③ 出血性肠炎型：表现为突发性剧烈腹痛、腹泻，严重者出现溶血性尿毒综合征
肉毒梭菌食物中毒	毒素型	肉毒梭菌（厌氧性革兰氏阳性杆菌，其芽孢对热抵抗力很强，180 ℃干热 5～15 min、100 ℃湿热 5 h 方能杀死），能产生肉毒毒素，是一种毒性很强的神经毒素	多为谷、豆的发酵食品（臭豆腐、豆酱、面酱等），其次为罐头食品、腊肉、熟肉等	潜伏期一般为 12～48 h。早期头痛、头晕、乏力、走路不稳，以后出现视力模糊、眼睑下垂、瞳孔放大等神经麻痹症状，重症出现咀嚼、吞咽、呼吸、语言困难，常因呼吸衰竭而死亡。体温、血压正常。病死率较高

预防措施:① 防止食品污染,改变生食、生熟食品混放等不良饮食习惯,严格遵守牲畜屠宰、食品加工、储存、销售的相关卫生要求;食品从业人员应认真执行就业前体检和定期体检制度,养成良好个人卫生习惯。② 控制细菌繁殖和产生毒素,食品在低温通风阴凉处储存,抑制细菌繁殖和产生肠毒素。③ 食用前彻底加热,杀灭病原菌和破坏肠毒素。④ 加强卫生宣传教育、食品卫生质量检查和监督管理:食品卫生监督部门应加强对食堂、食品餐饮点、食品加工厂、屠宰场等相关部门的卫生检验检疫工作。

(2) 真菌及其毒素食物中毒

食用被真菌及其毒素污染的食物而引起的食物中毒。其流行病学特点为发病率、病死率均较高,发病具有明显季节性和地区性(如赤霉病多发生于多雨、气候潮湿地区)。赤霉病麦中毒主要表现为消化道症状和头昏、嗜睡、乏力等,少数较重者可有四肢酸软、步态不稳,形似醉酒,称之为"醉谷病"。污染甘蔗的甘蔗节菱孢霉可产生 3-硝基丙酸,是一种强烈的嗜神经毒素,主要损害中枢神经系统,出现头昏、头痛、复视、抽搐等神经症状,甚至死亡。

预防措施:① 防止霉变。加强收割前和储存时的防霉措施,如及时脱粒、晾晒,降低水分含量至安全水分以下,储存的粮食要勤翻晒,注意通风;甘蔗应成熟后再收割,储存时间不宜过长,注意防焐、防冻;② 去除或减少霉粒和毒素;③ 制定粮食中毒素的限量标准;④ 加强卫生管理,严禁出售霉变甘蔗。

(3) 有毒动植物中毒

有毒动植物中毒是指一些动物本身含有某种天然有毒成分或由于储存条件不当形成某种有毒物质,被人食用后所引起的中毒。有毒动物中毒有河豚毒素中毒、鱼类组胺中毒等,多发生在沿海地区,春夏季高发,河豚毒素中毒病死率较高。有毒植物中毒以毒蕈中毒最常见,春夏季高发,中毒表现有胃肠炎型、神经精神型、溶血型、脏器损害型、光过敏型,以脏器损害型病死率最高。

预防措施:① 加强宣传教育,防止误食毒蕈及腐败变质鱼类食品;② 要加强监督管理,严禁销售河豚鱼,鱼类食品要在冷冻条件下储藏和运输,防止组胺产生;③ 采用去毒措施。鱼体切开后冷水浸泡,烹调时加醋,可使组胺含量下降 65%;通过去皮、蒸煮等方法可使氢氰酸挥发掉;四季豆煮熟煮透可破坏皂素和植物血凝素;④ 制定有毒成分最大允许含量标准。

(4) 化学性食物中毒

化学性食物中毒是指食用了被有毒有害化学物质污染的食品或误将有毒有害化学物质当作食品食用所引起的食物中毒。如亚硝酸盐食物中毒、农药中毒、甲醇引起的假酒中毒等。这类食物中毒的流行病学特点主要表现为:发病率和病死率均较高,但其发生没有明显的季节性和地区性。以亚硝酸盐食物中毒最常见,原因主要在于误将亚硝酸盐当作食盐食用、食品加工时过量加入或超范围使用亚硝酸盐或大量食用亚硝酸盐含量高的蔬菜。中毒的机制主要是引起高铁血红蛋白血症,而皮肤青紫是其特征性临床表现。亚硝酸盐食物中毒可以采用 1% 美蓝(亚甲蓝)小剂量口服或缓慢静脉注射进行治疗。

预防措施:① 严格管理,防止亚硝酸盐污染食品或误食误用;② 肉类食品要严格按国家食品添加剂使用标准规定添加硝酸盐、亚硝酸盐,肉制品中硝酸盐<0.5 g/kg、亚硝酸盐<

0.15 g/kg；③ 吃新鲜蔬菜，勿食存放过久及腌制的蔬菜。

4. 调查与处理

处理食物中毒事件的总原则是各部门协作、依法有序地迅速查清中毒食物和中毒原因，控制中毒食物，阻止事态扩大，对中毒者进行救治、收集违法证据，积累资料进行分析总结，为今后的预防工作打下基础。食物中毒调查处理程序如下。

1）及时报告登记。根据《食物中毒事故处理办法》规定，发生食物中毒或疑似患者的单位和接收食物中毒或疑似患者进行治疗的单位应及时向所在地人民政府卫生行政部门报告发生食物中毒事故的单位、地址、时间、中毒人数、可疑食物等内容。

2）现场调查，初步确定中毒原因。① 食物中毒现场调查：深入了解食堂、厨房、食品加工场所 72 h 内所供应的所有食物，并登记；了解食品加工场所的环境卫生及用水卫生状况；系统了解各种食品原料的来源和现状及对食品餐具进行检验；详细了解食物加工流程、保存条件和保存时间；对食品加工从业人员的健康状况进行检查。② 中毒者的个案调查：通过中毒个案调查，确定食物中毒事实；确定中毒人数及主要临床症状；查明可疑食品与中毒病人发病的因果关系；确定引起中毒的餐次和食品。

3）检测鉴定，查明病原。对剩余的可疑食物及可疑食物的半成品、原料、辅料等，中毒患者的吐泻物，接触可疑食品的餐具及用具涂抹物进行检验，以查明病原，确定病因。

4）采取控制措施，及时救治患者。暴发食物中毒发生后，应立即组织对中毒者进行救治；同时密切注意具有同一饮食史人群的健康变化。对食物中毒原因明确者采取针对性强制措施，如切断被污染的水源；禁止销售、食用被污染食物；责令生产经营者追回已销售的造成食物中毒的食品。对可疑食品，也应暂存、禁止销售和食用。发生食物中毒的单位应立即彻底清洗、消毒。

5）总结评价，责任追究。对食物中毒的调查资料进行整理、分析和总结，进行必要的报告和登记；对有关人员进行食品卫生法、食品卫生科学知识的教育；依据《中华人民共和国食品安全法》的相关规定，追究导致食物中毒的单位和个人的法律责任。

知 识 拓 展

▲**无公害食品、绿色食品、有机食品**

无公害食品是指产地环境、生产过程和最终产品质量符合无公害食品标准和规范，经专门机构认定，许可使用无公害农产品标志的食品。绿色食品是遵循可持续发展原则，按照特定生产方式生产，经中国绿色食品发展中心认定，许可使用绿色食品商标标志的无污染、安全、优质的营养类食品。绿色食品分为 A 级和 AA 级两个等级。有机食品也称生态食品或生物食品，是指来自于有机农业生产体系，根据国际有机农业生产规范生产加工，并通过独立的有机食品认证机构认证的一切食品，包括粮食、蔬菜、水果、奶制品、畜禽产品、蜂蜜、水产品、调料等。

【章节概要】

食物是人类维持机体生理功能、生长发育、促进健康和预防疾病的物质基础,饮食与人体健康的关系非常密切。食物中具有营养功能的物质称为营养素,包括蛋白质、脂类、碳水化合物、无机盐和维生素五大类。根据人体对各种营养素的需要量或体内含量多少,可将营养素分为宏量营养素和微量营养素两大类。食物营养价值,取决于食品中营养素的种类、数量、相互间的比例,以及被人体消化、吸收、利用的程度和食物在生产、加工、烹饪过程中其营养素含量的变化。因此,正确评价食物的营养价值对合理安排膳食具有重要意义。合理营养是人体健康的物质基础,平衡膳食是实现合理营养的根本途径,没有平衡膳食,就谈不上合理营养和健康。平衡膳食可以促进健康和生长发育,提高机体的抵抗力和免疫力,有利于预防疾病,增强体质。不平衡的膳食会影响机体健康。人群营养状况评价主要包括膳食调查、人体营养水平生化检验、营养不足或缺乏的临床检查、人体测量。我国目前膳食结构不合理的问题突出,营养"不足"与"过量"并存,与营养相关疾病呈上升趋势。中国居民膳食指南与中国居民平衡膳食宝塔是指导我国人群饮食与健康的指南。目前,食品安全问题也层出不穷,食品中不安全因素可引起急慢性中毒、致癌、致畸等严重不良后果。因此,促进居民平衡膳食与合理营养、控制食物中有害因素等问题的解决是提高居民营养健康水平的关键。通过本章学习,掌握营养学基础知识及饮食因素对健康的影响,树立正确的营养观,做到科学合理膳食,达到促进健康的目的。

【复习思考题】

1. 如何评价食物蛋白质的营养学价值?
2. 食物营养价值的评价需要从哪些方面进行考虑?
3. 什么是合理营养? 合理营养有哪些要求?
4. 如何进行营养调查结果的分析与评价?
5. 什么是食物中毒? 食物中毒发病有什么特点?

第 6 章　自然环境与健康

　　学习目的:掌握大气污染的概念及来源,室内空气污染对健康的影响及其防护措施,水污染引起的健康危害及其防治措施,生活饮用水的卫生要求,生物地球化学性疾病的概念及类型;熟悉大气理化性状及其卫生学意义,大气污染的防护措施,生活饮用水的常规净化,土壤污染对健康的影响及其防护措施;了解水源的种类及其卫生学特征,土壤的概念。

　　知识要点:大气的特征及其卫生学意义,大气污染对健康的危害,水源的种类及其卫生学特征,水污染引起的健康危害,生物地球化学性疾病,土壤污染对健康的影响。

　　在人类生存、进化和发展的过程中,人类和环境一直保持着十分紧密而不可分割的联系,他们之间既相互作用又相互制约,既相互适应又相互矛盾,从而构成了一个对立统一的整体。人类依赖于环境生存和发展,是环境发展的产物;环境孕育了人类,是人类赖以生存的物质基础。在人类的历史长河中,环境对人类的生长、发育和进化发挥着重要作用。随着社会的进步和科学技术的发展,自然资源遭受不合理的开采,以及大量农药、化肥和其他化学品的使用,大量生产性废弃物(废水、废气、废渣)及生活性废弃物不断进入环境,严重污染大气、水、土壤等自然环境,使正常的生态环境遭受破坏,人们的生活环境质量下降,直接威胁着人类的健康。

6.1　空气环境与健康

　　大气是生活在地球上生命体所必需的,可保护他们免遭来自外层空间的有害影响。大气对人体的生命、健康、疾病以及生活等方面均具有重要的卫生学意义。人通过呼吸与外界进行气体交换,从空气中吸收氧气,呼出二氧化碳,以维持生命活动。一个成年人通常每天呼吸 2 万多次,吸入 $10\sim15\ m^3$ 的空气。因此,大气的物理、化学和生物学特性以及清洁程度与人类健康密切相关。

6.1.1 大气的特征及其卫生学意义

1. 大气的结构

大气层的物理和化学性状随距离地面的高度不同而发生显著变化。按气温的垂直变化特点,将大气层自下而上分为对流层、平流层、中间层(上界为 85 km 左右)、热成层(上界为 800 km 左右)和逸散层(没有明显的上界)。

1) 对流层。大气圈中最靠近地面且密度最大的一层,平均厚度约 12 km。由于该层空气紧靠地面,受热辐射后温度升高,与上部的冷空气形成垂直对流,故称为对流层(troposphere)。该层集中了占大气总质量 75% 的空气和几乎全部的水蒸气量,是天气变化最复杂的一层,主要的气象变化如雷、雨、云、雾等都发生在这一层,人类活动排放的大气污染物绝大部分在此层聚集。因此,对流层的状况对人类生活的影响最大,与人类生命活动的关系最为密切。

2) 平流层。位于对流层之上,其上界的高度约在 55 km 处。该层空气气流以水平流动为主,没有垂直对流,故称为平流层(stratosphere)。约在 35 km 以下,温度随高度的增加而变化不大,气温趋于稳定,故该层又称为同温层(isothermal layer)。在高 15～35 km 处有厚约 20 km 的臭氧层,其分布有季节性变动。臭氧层能吸收太阳的短波紫外线和宇宙射线,保护地球生物。

3) 中间层。位于平流层之上,高度达 85 km。该层空气更稀薄,气温随高度的增加而迅速降低。因此,该层也存在明显的空气垂直对流运动。

4) 热成层。位于 85～800 km 的高度之间。该层的气体在宇宙射线作用下处于电离状态。电离后的氧能强烈吸收太阳的短波辐射,使空气迅速升温,因而该层的气温随高度的增加而升高,昼夜温度变化明显。该层能反射无线电波,对无线电通讯有重要意义。

5) 逸散层。800 km 以上的区域,没有明显的上界,也称为外层大气。该层空气极为稀薄,气温高,分子运动速度快,地球对气体分子的吸引力小,因此,气体及微粒可飞出地球引力场进入太空。

2. 大气的组成

自然状态下的大气是由混合气体、水汽和气溶胶(aerosol)组成。

1) 干洁空气。除去水汽和气溶胶的空气,主要成分为氮、氧、氩和二氧化碳,它们在空气的总容积中约占 99.99%,其容积百分比(20 ℃,1 个大气压)分别为氮 78.10%、氧 20.93%、氩 0.93%、二氧化碳 0.03%。

2) 水汽。其含量随时间、地域以及气象条件的不同变化很大。干旱地区和温湿地区空气中的水汽含量分别可低至 0.02% 和高达 6%。

3) 气溶胶。液体或固体微粒均匀地分散在气体中形成的相对稳定的悬浮体系,主要包括烟、雾、尘三大类。

3. 大气的物理性状

大气的物理性状主要有太阳辐射、气象因素和空气离子等。

(1) 太阳辐射

太阳辐射(solar radiation)是产生各种天气现象的根本原因,同时也是地面上光和热的源泉。太阳辐射光谱按其波长由短到长分为紫外线、可见光和红外线。

1) 紫外线(ultraviolet radiation,UV)。波长小于 400 nm 的电磁波称为紫外线。根据紫外线的生物学作用,可分为 UV-A(400～320 nm)、UV-B(320～290 nm)、UV-C(290～200 nm)。UV-A 穿透皮肤能力较强,但生物活性较弱,主要是致色素沉着作用;UV-B 有一部分能到达地表,对机体具有抗佝偻病作用和致红斑作用;UV-C 具有极强的杀菌作用,但对机体的细胞也可产生严重损害。紫外线还与大气中的某些二次污染物形成有关,如光化学烟雾和硫酸雾等。

2) 可见光(visible light)。波长范围为 400～760 nm。综合作用于机体的高级神经系统,能提高视觉和代谢能力,平衡兴奋和镇静作用,提高情绪与工作效率,是生物生存必不可少的条件之一。

3) 红外线(infrared radiation)。波长范围为 760 nm～1 mm。其生物学作用基础是热效应,适量的红外线可促进人体的新陈代谢和细胞增殖,具有消炎镇痛作用;过强则可引起组织损伤、日射病、皮肤烧伤和白内障等。

(2) 气象因素

包括气温、气湿、气流和气压等,与太阳辐射综合作用于机体,对机体的冷热感觉、体温调节、心血管功能、神经功能、免疫功能和新陈代谢功能有调节作用。如果气候条件异常变化超过人体的代偿功能,将引起心血管疾病和呼吸系统疾病等。除此之外,气象因素对大气中污染物的扩散也具有重要影响。

(3) 空气离子

大气中带电荷的物质统称为空气离子(air ion),在自然或人工条件下形成带电荷的正、负离子的过程称为空气离子化。一般认为,空气阴离子对机体具有镇静、催眠、镇痛、镇咳、降压、提高工作效率等良好作用,而阳离子则相反,可引起失眠、头痛、烦躁和血压升高等不良作用。海滨、森林和瀑布附近等环境中阴离子含量较多,有利于机体健康。

6.1.2 大气污染与健康

大气污染(air pollution)指由于人类活动或自然原因,使一种或多种污染物进入大气中,超过大气的自净能力,致使大气原有的正常组成或性状发生改变,对居民健康和生活条件造成危害,对动植物产生不良影响的空气状况。大气污染物主要通过呼吸道进入人体,小部分污染物也可以降落至食物、水体或土壤,通过进食或饮水,经消化道进入体内,有的污染物可通过直接接触黏膜、皮肤进入机体。

1. 大气污染的来源

1) 工农业生产。燃料的燃烧和生产过程中排出的废气是大气污染的主要来源。燃料完全燃烧的产物有 CO_2、SO_2、NO_2、水汽和灰分等;不完全燃烧的产物有 CO、SO_x、NO_x、醛类、碳粒和多环芳烃等。农业生产中农药的喷洒、化肥的施用及秸秆的燃烧都会造成大气污染。

2）交通运输。主要指机动交通工具（汽车、飞机、火车、轮船、拖拉机、摩托车等）发动机燃油燃烧不完全产生的大量废气，包括颗粒物和气态物质（CO、NO_x、多环芳烃、碳氢化合物、SO_2 等）。

3）生活炉灶和采暖锅炉。采暖锅炉以煤或石油产品为燃料，是采暖季节大气污染的重要原因。如果燃烧设备效率低，燃烧不完全，烟囱高度低或无烟囱，可造成大量污染物低空排放。随着社会的发展，这种采暖锅炉已日益少见。

4）其他。地面尘土飞扬、土壤及固体废弃物被大风刮起产生的生物性或化学性污染，意外事件如工厂爆炸、火灾、核泄漏、火葬场、垃圾焚烧炉产生的废气等均能严重污染大气。

2. 大气污染物的种类

大气污染物按其属性分为物理性、化学性和生物性三类，其中化学性污染物种类多、污染范围大。根据污染物在大气中的存在状态，将其分为气态污染物和颗粒污染物。

1）气态污染物。包括气体和蒸汽。可分为 5 类：含硫化合物如 SO_2、SO_3、H_2S 等；含氮化合物如 NO、NO_2 等；碳氧化合物如 CO、CO_2 等；碳氢化合物如烃类、醇类、酯类等；卤素化合物如 HCl、HF 等。

2）大气颗粒物。粒径是大气颗粒物最重要的性质。按照粒径大小分为总悬浮颗粒物（TSP）、可吸入颗粒物（PM 10）、细颗粒物（PM 2.5）和超细颗粒物（PM 0.1）。

6.1.3 大气污染对健康的危害

1. 大气污染对健康的直接危害

(1) 急性危害

大气污染物的浓度在短期内急剧升高，使周围人群发生急性中毒，按其发生的原因可分为烟雾事件和生产事故。

1）烟雾事件。是大气污染造成急性中毒的主要类型。根据烟雾形成的原因可以分为煤烟型烟雾事件和光化学烟雾事件。① 煤烟型烟雾（coal smog）事件：主要是由于燃煤产生的大量污染物排入大气，在不良气象条件下不能充分扩散所致。这类烟雾事件中，引起人群健康危害的主要大气污染物是烟尘、SO_2 以及硫酸雾。烟尘含有的三氧化二铁等金属氧化物，可催化 SO_2 氧化成硫酸雾，而后者的刺激作用为前者的 10 倍左右。自 19 世纪末开始，世界各地曾发生过多起大的烟雾事件，如比利时马斯河谷烟雾事件、美国多诺拉烟雾事件以及英国伦敦烟雾事件。② 光化学型烟雾（photochemical smog）事件：主要是由于汽车尾气中的氮氧化物（NO_x）和挥发性有机物（volatile organic compounds，VOCs）在日光紫外线的照射下，经过一系列的光化学反应生成的刺激性很强的浅蓝色烟雾所致，其主要成分是臭氧、醛类以及各种过氧酰基硝酸酯（peroxyacyl nitrates，PANs），这些通称为光化学氧化剂（photochemical oxidants）。其中，臭氧约占 90%，PANs 约占 10%，其他物质则占比很小。光化学型烟雾最早出现在美国的洛杉矶，先后于 1943 年、1946 年、1954 年、1955 年在当地发生光化学型烟雾事件。

2010年前后,我国的大气污染形势比较严峻。2013年12月2日至14日,中东部地区大范围出现严重的雾霾天气,天津、河北、山东、江苏、安徽、河南、浙江、上海等多地空气质量指数达到六级严重污染,使得京津冀与长三角雾霾连成片。此次重霾天气最严重的区域位于江苏中南部,南京市空气质量持续9天重度污染,12月3日11时的$PM_{2.5}$瞬时浓度达到943 $\mu g/m^3$。

2)生产事故。事故性排放引发的急性中毒事件虽然不经常发生,但是一旦发生后果就会十分严重、危害极大。典型事件有印度博帕尔毒气泄漏事件、前苏联切尔诺贝利核电站爆炸事件、我国重庆市开县高桥镇天然气井喷事故、日本福岛核泄漏事件和我国天津港"8·12"火灾爆炸事件等。

(2)慢性危害

长期低剂量吸入大气污染物可引起机体慢性危害。

1)影响呼吸系统功能。大气中的SO_2、NO_x、硫酸雾、硝酸雾及颗粒物不仅能产生急性刺激作用,还可长期反复刺激机体引起咽炎、喉炎、眼结膜炎和气管炎等,严重可形成慢性阻塞性肺疾病。

2)影响心血管功能。美国哈佛大学对六个城市进行的队列研究首次提出,大气污染的长期暴露与心血管疾病死亡率增加有关,还与心律不齐、心力衰竭的危险度升高有关。我国一项研究(纳入来自我国17省、31个城市地区共70947人,随访10年)也得出类似结论,随着空气污染浓度增加,总死亡、心血管疾病死亡风险增加。

3)降低机体免疫力。研究资料表明,在大气污染严重地区,居民唾液溶菌酶和分泌型免疫球蛋白A(SIgA)的含量均明显下降,血清中的其他免疫指标也下降,表明大气污染可使机体的免疫功能降低。

4)变态反应。有报道指出,大气污染可诱发并加剧哮喘症状,大气中的SO_2、O_3、NO_x等污染物会引起支气管收缩、气道反应性增强以及加剧过敏反应。在日本发生的四日市哮喘(Yokkaichi asthma)事件就是由于环境污染物诱发机体发生变态反应而致病的典型例证。

5)引起肺癌。近几十年,国内许多研究表明,大气污染程度与肺癌的发生和死亡率呈正相关。而且吸烟与大气污染可能有协同作用,即在大气污染严重的地区,吸烟者发生肺癌的危险度比一般情况下更高。

6)其他。大气颗粒物中可含有多种有毒元素,如铅、镉、铬、氟、砷、汞等,大气中的镉、锌、铅以及铬浓度的分布与当地居民的心脏病、动脉硬化、高血压、中枢神经系统疾病、慢性肾炎等疾病的分布趋势一致。一些工厂如铝厂、磷肥厂和冶炼厂排出的废气中含有高浓度的氟,可引起当地居民的慢性氟中毒。

2. 大气污染对健康的间接危害

相关的间接危害主要有温室效应、臭氧空洞形成、酸雨和大气棕色云团形成等。

(1)温室效应

大气层中的某些气体能吸收地表发射的热辐射,使大气升温,从而对地球起到保温作用,使全球气候变暖,称为温室效应(green house effect)。引起温室效应的气体主要有 CO_2、CH_4、N_2O 和含氯氟烃(chlorofluorocarbons,CFCs)等。研究表明,各种温室气体对温室效应的贡献率不同,CO_2 为 55%、CFCs 为 24%、CH_4 为 15%、N_2O 仅 6%。可见,CO_2 增加是造成全球变暖的主要原因。

气候变暖可产生多种有害影响,主要有使两极冰川融化,海平面上升;陆地和海洋生态系统受到影响;土壤日趋干燥;可加速化学反应;有利于病原体及有关生物的繁殖,从而引起生物媒介传染病的分布发生变化,扩大其流行的程度和范围,加重对人群健康的危害。

(2)臭氧空洞

平流层中的臭氧层几乎可全部吸收来自太阳的短波紫外线,可保护人类和其他生物免遭紫外线辐射的伤害。尽管臭氧层损耗的原因和过程还有待进一步阐明,但人们一致认为人类活动排入大气的某些化学物质与臭氧作用,是导致臭氧耗损的重要原因。消耗臭氧层的物质主要有 N_2O、CCL_4、CH_4、溴氟烷烃类(哈龙类,Halons)以及 CFCs 等,破坏作用最大的是 CFCs 和哈龙类物质。臭氧层被破坏形成空洞(ozone hole)以后,减少了臭氧层对短波紫外线和其他宇宙射线的吸收和阻挡功能,造成人群皮肤癌和白内障等发病率增加,对地球上的其他动植物也有杀伤作用。

(3)酸雨

酸雨(acid rain)是指 pH 值小于 5.6 的酸性降水,包括雨、雪、雹、雾等。酸雨的形成受多种因素的影响,其主要前体物质是 SO_2 和 NO_x,其中 SO_2 对全球酸沉降的贡献率为 60%~70%。SO_2 和 NO_x 可被热形成的氧化剂或光化学产生的自由基氧化转变为硫酸和硝酸。酸雨的主要危害有:使土壤 pH 值降低,抑制土壤微生物的繁殖使土壤肥力下降,农作物产量降低,使植物叶片出现萎缩和果实产量下降;影响水生生态系统,水生植物的叶绿素合成降低,浮游动物种类减少,鱼贝类死亡增加;对人类健康产生影响,酸雨增加土壤中有害重金属的溶解度,加速其向水体、植物和农作物转移;酸雨可腐蚀建筑物、文物古迹,可造成地面水 pH 值下降而腐蚀输水管材。

(4)大气棕色云团

大气棕色云团(atmospheric brown clouds,ABC)是指区域范围的大气污染物,包括颗粒物、煤烟、硫酸盐、硝酸盐和飞灰等。ABC 的棕色就是黑炭、飞灰、土壤粒子以及二氧化氮等对太阳辐射的吸收和散射所致。ABC 中的颗粒物可吸收太阳的直射或散射光,影响紫外线的生物学活性;ABC 的组分不仅会直接影响人体健康,还会影响世界的水资源、农业生产和生态系统,威胁人类的生存环境。ABC 可能带来的危害受到了国际组织以及各国政府的高度关注。

6.1.4 大气污染控制措施

2013 年 9 月国务院发布《大气污染防治行动计划》,力促空气质量改善。2015 年 8 月 29 日第十二届全国人民代表大会常务委员会第十六次会议第二次修订《中华人民共和国大气污染防治法》，明确指出防治大气污染，应当以改善大气环境质量为目标，强化地方政府的责任，加强考核和监督。新《中华人民共和国大气污染防治法》的出台，明确了新时期大气污染防治工作的重点，对解决大气污染防治领域的突出问题具有很强的针对性和操作性，为大气污染防治工作全面转向以质量改善为核心提供了坚实的法律保障。

2018年为加快改善环境空气质量，打赢蓝天保卫战，国务院印发了《打赢蓝天保卫战三年行动计划》。该行动计划坚持新发展理念，坚持全民共治、源头防治、标本兼治，以京津冀及周边地区、长三角地区、汾渭平原等区域为重点，持续开展大气污染防治行动，综合运用经济、法律、技术和必要的行政手段，大力调整优化产业结构、能源结构、运输结构和用地结构，强化区域联防联控，狠抓秋冬季污染治理，统筹兼顾、系统谋划、精准施策，坚决打赢蓝天保卫战，实现环境效益、经济效益和社会效益多赢。

6.1.5 室内空气污染对健康的影响及其防护措施

近三十多年来，室内空气质量一直是国内外学者极为关注的环境卫生问题之一。室内环境是人类生活的重要组成部分，"室内"主要指住宅居室内部环境，但从广义上已经包括了室内办公场所和各种室内公共场所。室内污染的物质种类繁多，成分复杂，其中最主要的是化学物质污染，已确定的有毒有害物就有500余种，很多具有致癌性和致突变性，如氡可致肺癌，甲醛可致染色体异常甚至引起鼻咽癌、皮肤和消化道癌变，苯及其同系物可致白血病。

1. 室内空气污染的来源

室内空气污染的来源很多，根据污染物形成的原因和进入室内的途径，可将主要污染源分为室外来源和室内来源。

(1) 室外来源

1) 室外空气。大气污染源排放的废气可通过机械通风系统和自然通风渗入室内空气中，常见的如 SO_2、NO_x、CO、铅、颗粒物等。这类污染物主要来自工业企业、交通运输以及住宅周围的各种小锅炉等污染源。另外，还有植物花粉、孢子、动物毛屑、昆虫鳞片等变应原物质。

2) 建筑物自身。随着化学工业的发展，有的建筑物自身含有某些可逸出和可挥发的有害物质，一种是建筑施工过程中加入了化学物质，另一种是地基的地层和建筑物石材、地砖、瓷砖中的放射性氡及其子体。

3) 人为带入室内。人们每天进出居室，室外或工作环境中的污染物很容易被带入室内，这类污染物主要有大气颗粒物和工作环境中的苯、铅、粉尘、农药等。

4) 生活用水污染。生活用水受到病原体或化学污染物污染，可通过淋浴器、空气加湿器、空调机等途径将病原菌以水雾的形式喷入室内空气中，主要污染物有军团菌、苯和机油等。

(2) 室内来源

1) 燃料燃烧。生活炉灶使用的燃料大多为煤和管道煤气、天然气、液化石油气等，燃烧条件不同时,燃烧产物的成分也有差别,主要有 CO_2、CO、NO_x、SO_2 等。有些烟煤在燃烧过程中产生的烟尘,可含有较高浓度的多环芳烃,如苯并(α)芘等,对人体健康造成很大威胁。烹调油烟也是室内空气污染的重要来源之一。研究表明,烹调油烟冷凝物具有致突变性,并成为诱发肺癌的重要因素。油烟中的致突变物质来源于油脂中不饱和脂肪酸的高温氧化和聚合反应。

2) 室内活动。人体排出的大量代谢废弃物以及谈话、咳嗽时喷出的飞沫等都是室内空气污染物的来源。吸烟更是室内有害物质的重要来源,烟草烟气中至少含有 3800 种成分,其中致癌物质不少于 44 种,有 10 多种如苯并[α]芘等为极强致癌物。这类污染物主要有内源性气态物,如呼出的 CO_2、水蒸汽、氨类化合物等,以及外来物或其在体内代谢后的产物可能含有 CO、甲醇、乙醇、苯、CS_2、H_2S、甲醛等。呼吸道传染病患者和带菌(毒)者都可以飞沫形式喷出病原体,污染室内空气。

3) 建筑材料和装饰材料。建筑材料砖块、石材等本身成分中含有镭、钍等氡的母元素较高时,室内氡的浓度会明显增高。装饰材料主要是指用于建筑材料表面起保护、防护或美化作用的材料,如涂料、粘胶剂、石灰浆、地板砖等。此类污染是目前造成室内空气污染的主要来源,如油漆、涂料、胶合板、刨花板、泡沫填料、塑料贴面等材料中均含有甲醛、苯、甲苯、乙醇、氯仿等挥发性有机化合物(volatile organic compounds,VOCs)。

4) 室内生物性污染。因居室密闭性好,室内小气候稳定,温度适宜,湿度大,通风差,为真菌和尘螨等生物性变态反应提供了良好孳生环境;空气中有的病原体如流感病毒、SARS 病毒、结核杆菌、链球菌等可存活较长时间而使易感人群发生感染。此外,家庭花卉释放的花粉、宠物粪便与毛屑、昆虫鳞片等均可成为生物性变应原,使易感者发生过敏反应。

5) 家用电器。近年来,大量的家用电器,如电视机、微波炉、电脑、空调机、电饭煲等进入千家万户,由此产生的空气污染、噪声污染、电磁辐射及静电干扰给人们的身体健康带来不可忽视的影响,这些问题正受到人们越来越多的关注。

6) 家用化学品。常见的家用化学品有化妆品、洗涤用品、消毒剂和粘合剂等。这些化学品中含有重金属、表面活性剂、雌激素和其他有机物,可对机体健康产生损害。

2. 室内空气污染物的种类及危害

室内空气污染物的种类很多,包括化学性、物理性、生物性和放射性四大类。它们往往相互关联、共同存在。如烹调时,既可产生化学性污染物,又可使室温升高或产生电磁波引起物理性污染,还可给室内引入生物性污染物。使用含镭建筑材料,可造成室内氡污染。常见室内空气污染物、来源及其危害见表 6.1。

3. 室内空气污染的主要评价指标

(1) 二氧化碳(CO_2)

室内 CO_2 主要来自人的呼吸和燃料的燃烧。一般住宅内室内空气与室外空气不断进行交换,室内空气中 CO_2 浓度不会超过 0.3%。室内 CO_2 的浓度可以反映出室内有害气体的综合水平,也可以反映出室内通风换气的实际效果,在一定程度上可作为居室内空气污染的一个指标。我国《室内空气质量标准》(GB/T 18883—2022)规定要求,居室内 CO_2 浓度 1 小时均值应≤0.1%。

(2) 微生物和悬浮颗粒

应对室内微生物和悬浮颗粒物的污染程度作出数量上的限制,由于室内空气中可生存的致病微生物种类繁多,以病原体作为直接评价的指标在技术上尚有一定的困难,目前仍以细菌总数作为最常用的居室空气细菌学的评价指标。我国《室内空气质量标准》(GB/T 18883—2022)规定要求,室内细菌总数≤1500 CFU/m^3。

表 6.1 常见室内空气污染物和污染源及其危害

污染物	污染物来源	健康危害	标准*
二氧化碳	燃料的燃烧、吸烟、人体自身代谢活动等	呼吸中枢、全身	≤0.1% (1 小时均值)
一氧化碳	燃料的燃烧、吸烟等	中枢神经、心血管系统、全身	≤10 mg/m^3 (1 小时均值)
二氧化氮	燃料的高温燃烧,吸烟以及室外空气污染的渗入等	呼吸道、全身	≤0.20 mg/m^3 (1 小时均值)
二氧化硫	含硫燃料的燃烧、吸烟等	黏膜刺激、呼吸道的影响;致敏、促癌等	≤0.50 mg/m^3 (1 小时均值)
可吸入颗粒 (PM 10)	木材和煤球燃烧、吸烟等以及室外空气污染和渗入等	黏膜刺激、呼吸道的影响等	≤0.10 mg/m^3 (日均值)
甲醛	燃料的燃烧、吸烟、建筑装修材料、家用化工产品等	嗅觉、皮肤、黏膜刺激、呼吸道刺激、全身	≤0.08 mg/m^3 (1 小时均值)
TVOCs	建筑材料、装饰材料、家用有机化工产品、燃料燃烧、油烟、吸烟等	嗅觉、刺痛感、黏膜刺激、过敏、呼吸道症状、神经毒性作用、全身	≤0.60 mg/m^3 (8 小时均值)
微生物	气悬灰尘中的尘螨、真菌、花粉及人和动物的皮、毛、屑等	过敏、呼吸道症状等	——
氡^{222}Rn	房屋地基及建筑材料等	肺癌等	≤300 Bq/m^3(年均值)

注:*《室内空气质量标准》(GB/T 18883—2022)

室内可吸入颗粒物浓度与房间结构、卫生条件、通风方式、居住人口多少和居住者活动情况有关,同时还与室内外的风速和湿度有关。我国《室内空气质量标准》(GB/T 18883—2022)规定要求,室内可吸入颗粒物 PM_{10} 浓度日平均值≤0.10 mg/m^3。

(3) 一氧化碳(CO)

在用煤炉或煤气灶烹饪以及人们在室内吸烟时,室内 CO 浓度常高于室外。我国《室内空气质量标准》(GB/T 18883—2022)规定,室内 CO 浓度 1 小时均值≤10 mg/m^3。

（4）二氧化硫（SO_2）

室内用煤炉或煤气灶取暖或烹饪时，室内 SO_2 浓度常高于室外。我国《室内空气质量标准》（GB/T 18883—2022）规定，室内 SO_2 浓度 1 小时均值≤0.50 mg/m^3。

4. 室内空气污染的控制措施

1）建立健全室内空气质量标准。国家先后制定了《公共场所卫生标准》《室内空气中污染物卫生标准》《室内装饰装修材料有害物质限量标准》《室内空气质量卫生规范》《民用建筑工程室内环境污染控制规范》以及《室内空气质量标准》（GB/T 18883—2022）等，已基本形成控制室内环境污染的技术标准体系。

2）加强室内建筑和装修材料的质量管理。室内建筑和装修材料以及室内用品不应对人体健康产生危害，也不应释放影响室内空气质量的污染物。室内建筑和装修材料应符合卫生标准和规范的要求。室内板材应符合《木制板材中甲醛的卫生规范》，室内涂料应符合《室内用涂料卫生规范》。

3）加强能源的利用和管理。改造炉灶和采暖设备，提高燃料的燃烧效率，可有效降低烟尘等有害物质的产生；改进能源的结构，推广天然气、风能、太阳能等清洁能源，增加太阳能和风能的利用率，大力发展集中供热系统。

4）加强室内通风，合理使用空调。保持室内空气清洁，尽量采用自然通风，室内的排气烟道要保持通畅。安装排风扇和抽油烟机，使室内的废气排出室外。设有空调装置的室内，应保证空调使用后能进入一定的新风量，空调过滤装置应定期清洗或更换，及时维修，以保证其效率，保证清洁空气循环进入室内，使室内空气接近室外大气的正常组成。

5）加强卫生宣传教育。加强卫生宣传教育工作，增强卫生意识，纠正个人不良卫生习惯，提倡不吸烟，禁止室内吸烟。坚持合理的清扫制度，养成清洁卫生的习惯。

6.2　水环境与健康

6.2.1　水源的种类及其卫生学特征

水是生命之源，是所有生物的结构组成和生命活动的主要物质基础，在人类生活和生产活动中具有极其重要的作用。水资源是指全球水量中对人类生存发展可用的水量，主要指逐年可以得到更新的部分淡水量。地球表面约有 70% 以上被水所覆盖，地球总水量为 138.6×10^8 km^3，其中淡水储量为 3.5×10^8 km^3，占总储量的 2.53%。真正与人类生产生活关系密切且比较容易利用的水资源约占全球淡水总储量的 0.34%，为 104.6×10^4 km^3。通常所说的水资源主要指这部分可供使用的、逐年可以恢复更新的淡水资源。地球上的天然水资源分为降水、地表水和地下水三大类。

1. 降水

降水（precipitation water）是指雨、雪、雹水。水质较好、矿物质含量较低，但易被污染，且水量无保证。我国的降水量地区分布极不平衡，季节分配也很不均匀，不同年份差别较大。北方雨季短，南方雨季长，通常夏季多，冬春少。一般来说，年降水量由东南沿海向西北内陆递减,呈现明显多雨区(年降水量为 4000～6000 mm)和干旱区(年降水量小于 200 mm)。

2. 地表水

地表水(surface water)是指降水在地表径流和汇集后形成的水体,包括江河水、湖泊水、水库水等。地表水以降水为主要补充来源,与地下水也有相互补充关系。地表水水质一般较软,含盐量较低。地表水的水量与水质与流经地区地质状况、气候、人为活动等因素有关。地表水按水源特征可分为封闭型和开放型两大类。封闭型水体由于四周封闭,水无法流动,如湖泊水、水库水等;开放型水体四周未完全封闭,依靠水位的落差,水自高处向低处流动,如江河水等。

3. 地下水

地下水(ground water)是由降水和地表水经土壤地层渗透到地表以下而形成。地层由透水性不同的黏土、砂石、岩石等构成,根据透水性能的差异分为透水层和不透水层。透水层是由颗粒较大的砂、砾石组成的,能渗水与存水;不透水层则由颗粒细小致密的黏土层和岩石层构成。地下水水质直接受地表水水质和地质环境的影响。地下水可分为浅层地下水、深层地下水和泉水。

6.2.2 水质的性状和评价指标

水质性状指标一般分为物理性状指标、化学性状指标和微生物学性状指标。天然水的水质如何,是否受污染以及污染的来源、性质和程度如何,可根据三种水质性状指标的检测结果做出评价。

1. 物理性状指标

(1) 色度

纯净的水是无颜色的,多数清洁的天然水色度在 15～25 度。自然环境中有机物的分解和所含的无机物导致天然水经常出现各种不同的颜色,饮用水的颜色可由带色有机物(主要是腐殖质)、金属或高色度的工业废水造成,最常见的是天然有机物分解产生的有机络合物的颜色,水中腐殖质过多呈现棕黄色,黏土使水呈黄色。

(2) 浑浊度

水的浑浊度表示水中悬浮物和胶体物对光线透过时的阻碍程度。浑浊度主要取决于胶体颗粒的种类、含量、大小、形状和折射指数等。浑浊现象是用来判断水是否遭受污染的一个表观特征。清洁的水应该是透明的,若水含有大量悬浮物时,则可使水产生浑浊,浑浊度的标准单位是以 1 L 水中含有相当于 1 mg 标准硅藻土形成的浑浊状况,作为 1 个浑浊度单位(NTU),简称 1 度。《生活饮用水卫生标准》(GB 5749—2022)规定浑浊度不超过 1 NTU,小型集中式供水因水源与净水技术限制时,暂按 3 NTU 执行。

(3) 臭和味

清洁的水是无任何臭气和异味的,水中异臭和异味主要是水中化学污染物和藻类代谢产物引起的。臭和味是人们评价饮用水质量的最早参数之一,也是人们对饮用水的安全性最为直接的参数。《生活饮用水卫生标准》（GB 5749—20322）规定饮用水不得有异臭和异味。

（4）水温

温度是水的一个很重要的物理特性,它可影响到水中生物、水体自净和人类对水的利用。地表水温随季节和气候条件的改变而变化。大气温度变化在前,水温变化在后,其变化范围一般在 0.1～30 ℃。地下水的温度比较恒定,一般为 8～12 ℃。

2. 化学性状指标

（1）pH

天然水的 pH 值一般为 6.5～8.5。当水体受到有机物污染时,其分解出来的二氧化碳可使水的 pH 值降低。当废水中含有大量酸性或碱性物质并排入水体时,水的 pH 值可发生明显的变化。

（2）总固体和硬度

总固体是指水样在一定温度下缓慢蒸发至干后的残留物总量,包括水中的溶解性固体和悬浮性固体。总固体越少,水越清洁;当水受污染时,其总固体增加。硬度是指溶于水中的钙、镁等盐类的总量,以 $CaCO_3$（mg/L）表示。水的硬度一般分为碳酸盐硬度（钙、镁的重碳酸盐和碳酸盐）和非碳酸盐硬度（钙、镁的硫酸盐、氯化物等）;也可分为暂时硬度和永久硬度,暂时硬度经水煮沸可去除,永久硬度经水煮沸不可去除。

（3）含氮化合物

包括有机氮、蛋白氮、氨氮、亚硝酸盐氮和硝酸盐氮。当水中有机氮和蛋白氮显著升高时,说明水体新近受到明显的有机性污染;水中氨氮升高时表示新近可能有人兽粪便污染;亚硝酸盐氮是氨硝化过程的中间产物,若氨氮、亚硝酸氮、硝酸盐氮均升高时,提示该水体过去和新近均有污染,或过去受污染,目前自净正在进行。

（4）高锰酸盐指数（以 O_2 计数）

代表水中可被氧化的有机物和还原性无机物的总量,为有机污染物的主要化学指标之一。饮用水中耗氧量高说明有机物含量较多,经加氯消毒后产生的有害副产物亦增多。水质标准规定水中耗氧量不得超过 3 mg/L。

（5）有害物质

主要指水体中重金属与难分解的有机物,如汞、镉、砷、铬、铅、酚、氰化物、有机氯和多氯联苯等。大部分有害物质的来源和数量主要与工业废水排放有关。

3. 微生物学性状指标

（1）细菌总数

指 1 mL 水在普通琼脂培养基中,经 37 ℃ 培养 24 小时后生长的细菌菌落数。它可以反映水体受生物性污染的程度,水体污染越严重,水的细菌总数越多。细菌总数是评价水质清洁度和考核净化效果的指标。

（2）粪大肠菌群

在（44.5±0.2）℃环境中培养能生长繁殖使乳糖发酵而产酸产气的大肠菌群细菌。粪大肠菌群存在于人体和温血动物(如牛、羊、狗等)的肠道内,是《地表水环境质量标准》中的一项微生物指标。

6.2.3 水污染引起的健康危害及其防治措施

1. 物理性污染的危害

(1) 热污染

主要来源于工业冷却水,特别是发电厂、核电站、钢铁厂的冷却水。大量高温废水持续排入水体可使水温升高,造成水环境发生一系列物理、化学和生物学变化。其危害主要表现为:① 增加水中化学反应速度;② 降低水中溶解氧含量;③ 水温升高造成的水环境改变可影响某些鱼的产卵和孵化;④ 加剧原有的水体富营养化;⑤ 加速水体中悬浮物的沉降速度。

(2) 放射性污染

水中的放射性污染包括天然和人为两大类。水中放射性物质可通过饮水、摄取各种被放射性污染的食物进入机体,并通过食物链和生物富集作用使其在体内蓄积,浓缩浓度逐渐增高。人体接触到含高浓度放射性物质的水可引起外照射,而饮水或食品受放射性污染后可造成内照射。对人体健康的影响主要有:① 核素本身毒性;② 辐射损伤;③ 诱发恶性肿瘤;④ 致畸及生长发育障碍;⑤ 人体放射性负荷增加。

2. 化学性污染的危害

(1) 急慢性中毒

含有各种有毒有害物质的矿山排水、工业废水、城市污水、固体废弃物渗滤液和农田地表径流污染水体后,其直接的危害是引起急、慢性中毒。饮用受污染的水或食用其中的水产品或用其浇灌的农作物后会引起中毒和疾病,如硫化氢中毒、农药中毒、砷中毒、酚中毒、多氯联苯中毒等。此外,由于生物富集作用,会使食物链上高营养级生物体中重金属或难分解化合物的浓度大大超过环境中的浓度,导致生物蓄积性中毒和疾病。日本的水俣病事件就是水化学性污染所致的典型案例。

(2) 致癌作用

某些有致癌作用的化学物质,如砷、铬、镍、锑、镉、铍、苯、胺、石棉、亚硝酸盐、硝酸盐、多环芳烃、卤代有机物、放射性物质等,污染水体后,能在悬浮物、底泥和水生物体内蓄积,长期饮用含有这类物质的水或食用体内蓄积这类物质的生物产品,就有可能诱发癌症。

(3) 饮水氯化消毒副产物的危害

饮用水加氯消毒对降低介水传染病的流行起到了非常重要的作用,但进入水体的各种有机污染物在加氯消毒过程中有可能和消毒剂发生反应生成具有致癌作用的氯化消毒副产物,如三氯甲烷、氯仿、溴仿、卤代乙酸等。

(4) 其他

铅可对肾脏、神经系统造成危害,对儿童具有高毒性;镉对肾脏有急性损伤;砷对皮肤、神经系统等造成危害,并具致癌性;汞对人体的伤害极大,主要伤害中枢神经系统、肾脏等;高浓度硒会危害肌肉及神经系统;氯仿可致膀胱癌;四氯化碳对人体健康有广泛影响,具致癌性,对肝脏、肾脏功能影响极大。

3. 生物性污染的危害

(1) 介水传染病

介水传染病(water-borne communicable diseases)又称水性传染病,是指通过饮用、接触受病原体污染的水,或食用被水污染的食物而传播的疾病。主要经皮肤接触、摄入、呼吸道吸入或间接接触等途径传播。引起介水传染病的病原体主要有三大类:细菌类,如伤寒杆菌、副伤寒杆菌、霍乱弧菌和痢疾杆菌等;病毒类,如甲型肝炎病毒、脊髓灰质炎病毒和腺病毒等;原虫类,如贾第虫和溶组织内阿米巴原虫等。介水传染病的流行特点:① 水源被污染后可呈暴发流行,短期内突然出现大量病人,且多数患者发病日期集中在同一潜伏期内。若水源经常受污染,其发病者终年不断;② 病例的分布与供水范围的一致性。绝大多数患者都有饮用同一水源水的历史;③ 一旦对污染源采取净化和消毒措施后,疾病的流行能迅速得到控制。

(2) 水体富营养化

水体富营养化(eutrophication)是指含有大量氮、磷等营养物质的污水进入湖泊、河流、海湾等水体,引起藻类及其他浮游生物迅速繁殖,水体溶解氧量下降,水质恶化,鱼类及其他生物大量死亡的现象。由于占优势藻类的颜色不同,故水面上可呈现绿色、红色、棕色、乳白色等。这种现象出现在江河湖泊中称为水华(water bloom);出现在海湾中称为赤潮(red tide)。在富营养化水体中藻类大量繁殖聚集在一起,浮于水面可影响水的感观性状,使水质出现异臭异味。藻类的黏液可黏附于水生动物的腮上导致水生动物窒息死亡。有些藻类能产生毒素,如麻痹性贝毒、腹泻性贝毒、神经性贝毒等,而贝类(蛤、蚶、蚌等)能富集此类毒素,人食用有毒贝类后可发生中毒甚至死亡现象。据国家环保总局公布的资料表明,我国湖泊约有 75% 的水域受到显著富营养化污染。

4. 水污染的防治措施

1) 推行“清洁生产”。清洁生产是指能够节约能源,减少资源消耗,有效地控制和预防污染物和其他废物生成的工艺技术过程,包括清洁的能源、清洁的生产过程和清洁的产品。开展水污染源头预防,国家建立饮用水水源保护区制度。饮用水水源保护区分为一级保护区和二级保护区。在饮用水水源保护区内,禁止设置排污口;禁止在饮用水水源保护区内新建、改建、扩建与供水设施和保护水源无关的建设项目。

2) 全面规划,合理布局。进行区域性综合治理在制定区域规划、城市建设规划、工业区规划时都要考虑水体污染问题,对可能出现的水体污染,要采取预防措施;对水体污染源进行全面规划和综合治理;杜绝工业废水和城市污水任意排放,规定标准;同行业废水应集中处理,以减少污染源的数目,便于管理;有计划地治理已被污染的水体。

3) 减少和消除污染物排放的废水量。① 优化生产工艺,减排甚至不排废水,或者降低有毒废水的毒性;② 通过采用重复用水及循环用水系统,使废水排放减至最少或将生产废水经适当处理后循环利用;③ 控制废水中污染物数量和浓度,回收可利用产品。尽量使流失在废水中的原料和产品与水分离,就地回收,这样既可减少生产成本,又可降低废水浓度;

④ 处理好城市垃圾与工业废渣,避免因降水或径流的冲刷、溶解而污染水体。

4) 加强监测管理,制定法律和控制标准。设立国家级、地方级环境保护管理机构,执行有关环保法律和控制标准,协调和监督各部门和工厂保护环境、保护水源;颁布有关法规、制定保护水体、控制和管理水体污染的具体条例。

6.2.4 生活饮用水的卫生要求及水质标准

生活饮用水水质标准是保证饮用水安全,保护公众身体健康的一项标准,也是卫生部门开展饮水卫生工作,监测和评价饮用水水质的依据。我国《生活饮用水卫生标准》(GB 5749—2022)规定生活饮用水水质应符合下列基本卫生要求,保证用户饮用安全:① 生活用水中不应含有病原微生物;② 生活饮用水中化学物质不应危害人体健康;③ 生活饮用水中放射性物质不应危害人体健康;④ 生活饮用水的感官性状良好;⑤ 生活饮用水应经消毒处理。

我国《生活饮用水卫生标准》规定了水质指标 97 项,包括水质常规指标 39 项(见表 6.2)、出厂水和末梢水中消毒常规指标 4 项和水质扩展指标 54 项。

表 6.2 生活饮用水水质常规指标及限值

指标	限值
微生物指标	
1. 总大肠菌群(MPN/100 mL 或 CFU/100 mL)①	不得检出
2. 大肠埃希氏菌(MPN/100 mL 或 CFU/100 mL)①	不得检出
3. 菌落总数(MPN/mL 或 CFU/mL)②	100
毒理指标	
4. 砷(mg/L)	0.01
5. 镉(mg/L)	0.005
6. 铬(六价,mg/L)	0.05
7. 铅(mg/L)	0.01
8. 汞(mg/L)	0.001
9. 氰化物(mg/L)	0.05
10. 氟化物(mg/L)②	1.0
11. 硝酸盐(以 N 计,mg/L)②	10
12. 三氯甲烷(mg/L)	0.06
13. 一氯二溴甲烷(mg/L)	0.1
14. 二氯一溴甲烷(mg/L)	0.06
15. 三溴甲烷(mg/L)	0.1
16. 三卤甲烷(三氯甲烷、一氯二溴甲烷、二氯一溴甲烷、三溴甲烷的总和)	该类化合物中各种化合物的实测浓度与其各自限值的比值之和不超过 1
17. 二氯乙酸(mg/L)	0.05

续表

指标	限值
18. 三氯乙酸(mg/L)	0.1
19. 溴酸盐(使用臭氧时,mg/L)	0.01
20. 亚氯酸盐(使用二氧化氯消毒时,mg/L)	0.7
21. 氯酸盐(使用复合二氧化氯消毒时,mg/L)	0.7
感官性状和一般化学指标③	
22. 色度(铂钴色度单位)/度	15
23. 浑浊度(散射浑浊度单位)/NTU②	1
24. 臭和味	无异臭、异味
25. 肉眼可见物	无
26. pH(pH 单位)	不小于 6.5 且不大于 8.5
27. 铝(mg/L)	0.2
28. 铁(mg/L)	0.3
29. 锰(mg/L)	0.1
30. 铜(mg/L)	1.0
31. 锌(mg/L)	1.0
32. 氯化物(mg/L)	250
33. 硫酸盐(mg/L)	250
34. 溶解性总固体(mg/L)	1000
35. 总硬度(以 $CaCO_3$ 计)/(mg/L)	450
36. 高锰酸盐指数(以 O_2 计)/(mg/L)	3
37. 氨(以 N 计)/(mg/L)	0.5
放射性指标④	
38. 总 α 放射性(Bq/L)	0.5(指导值)
39. 总 β 放射性(Bq/L)	1(指导值)

注:① MPN 表示最可能数;CFU 表示菌落形成单位。当水样检出总大肠菌群时,应进一步检验大肠埃希菌或耐热大肠菌群;水样未检出总大肠菌群,不必检验大肠埃希菌或耐热大肠菌群。② 小型集中式供水和分散式供水因水源与净水技术受限时,菌落总数指标限值按 500 MPN/100 mL 或 500 CFU/100 mL 执行,氟化物指标限值按 1.28 mg/L 执行,硝酸盐指标限值按 20 mg/L 执行,浑浊度指标限值按 3 NTU 执行。③ 当发生影响水质的突发公共卫生事件时,经风险评估,感官性状和一般化学指标可暂时适当放宽。④ 放射性指标超过指导值,应进行核素分析和评价,判定能否饮用。

资料来源:《生活饮用水卫生标准》(GB 5749—2022)。

6.2.5　生活饮用水的常规净化

一般情况下各种天然水源水的水质不能满足生活用水水质标准的要求,为此需要经过净化和消毒等处理。目的是除去原水中的悬浮物质、胶体颗粒和细菌等,通常包括混凝沉淀和过滤处理。

1. 混凝沉淀

天然水中的细小颗粒,特别是胶体颗粒,难以自然沉淀,是水浑浊的主要根源。因此需加混凝剂进行混凝沉淀,才能加以去除,此过程称为混凝沉淀(coagulation precipitation process)。关于混凝原理目前认为主要为压缩双电层作用、电性中和作用和吸附架桥作用。

(1) 混凝剂的种类和特性

1) 铝盐。最常用的混凝剂,包括明矾、硫酸铝、铝酸钠和三氯化铝等。其优点是腐蚀性小,使用方便,混凝效果好,且对水质无不良影响;缺点是水温低时,絮状体形成慢且松散,效果不如铁盐。

2) 铁盐。包括硫酸亚铁、三氯化铁等。三氯化铁的优点是适应的 pH 值范围较广(5～9),絮状体大而紧密,对低温和低浊度水的效果较铝盐好;缺点是腐蚀性强,易潮湿,水处理后含铁量高。

3) 聚合氯化铝。优点是对低浊度水、高浊度水、严重污染的水和各种工业废水都有良好的混凝效果;用量比硫酸铝少;适用的 pH 值范围较宽(5～9);凝聚速度非常快,凝聚颗粒大,沉淀速度快,过滤效果好;腐蚀性小,成本较低。但产品多为土法生产,质量不易保证。

4) 聚丙烯酰胺。一种具有吸附架桥作用的非离子型线型高分子聚合物。其优点是对低浊度和高浊度水效果均好,缺点是价格昂贵。产品中常含有微量未聚合的单体,其毒性甚高。

(2) 影响混凝效果的因素

影响混凝效果的主要因素:① 水中微粒的性质、粒度和含量;② 水温低时,絮凝体形成慢且细小、松散;③ 水的 pH 值和碱度;④ 固体混凝剂的种类、质量和用量等;⑤ 水中有机物和溶解盐含量;⑥ 混凝剂的投加方法、搅拌强度和反应时间等。

2. 过滤

过滤(filtration)是指浑水通过石英砂等滤料层,以截留水中悬浮杂质和微生物等的净水过程。其原理为:

1) 筛除作用。水通过滤料时,比滤层孔隙大的颗粒被截留,随着过滤的进行,被截留的颗粒增多,滤层孔隙越来越小,较小的颗粒也被截留。

2) 接触凝聚作用。水在滤层孔隙内的流动,一般呈层流状态,而层流产生的速度梯度会使细小絮凝体和脱稳颗粒不断旋转,并跨越流线向滤料表面运动,当它们接近滤料颗粒表面时,就会产生接触吸附,当滤料吸附絮状体后,其接触凝聚作用会进一步加强。

3) 沉淀作用。比重较大的颗粒随水流移动时,可因惯性作用直接碰撞到滤料表面而降落。

4）影响过滤效果的主要因素。① 滤层厚度和粒径。滤层过薄,水中悬浮物会穿透滤料层而影响出水水质,过厚会延长过滤时间。滤料粒径大,筛滤、沉淀杂质的作用小;② 滤速。滤速过快会影响滤后水质,滤速过慢过滤效果好,但会影响出水量;③ 进水水质。进水的浑浊度、色度,有机物、藻类等对过滤效果影响很大,其中影响最大的是进水的浑浊度,要求浑浊度低于 10 度;④ 滤池类型。慢滤池因滤料粒径小,过滤效果好,去除微生物的效果一般在 99% 以上,但有时甚至会远低于 90%。

3. 消毒

消毒(disinfection)是指杀灭外环境中病原微生物的方法,使水质符合饮用水各项细菌学指标的要求,防止介水传染病的发生和传播,维护人群健康。目前我国饮用水消毒的方法主要有氯化消毒、二氧化氯消毒、紫外线消毒和臭氧消毒等。

(1) 氯化消毒

氯化消毒是用氯或氯制剂进行饮用水消毒的一种有效的方法。供消毒的氯制剂主要有液氯、漂白粉、漂白粉精和优氯净等。氯的杀菌作用机制是由于次氯酸体积小,电荷中性,易穿过细胞壁;同时,它又是一种强氧化剂,能损害细胞膜,使蛋白质、RNA 和 DNA 等物质释出,并影响多种酶系统(主要是磷酸葡萄糖脱氢酶的巯基被氧化破坏),从而使细菌死亡。常用的氯化消毒方法如下:

1）普通氯化消毒法。本法适用于水源水质变动小、有机物污染轻、基本上无氨(<0.3 mg/L)、无酚的水。

2）过量加氯消毒法。用于严重被污染的水源水,加氯量远高于通常加氯量,可达 10 倍以上,使余氯量达到 1~5 mg/L。此种消毒后的水需用亚硫酸钠、亚硫酸氢钠、硫代硫酸钠或活性炭脱除过高的余氯。

3）持续加氯消毒法。用竹筒、塑料袋、广口瓶或青霉素小玻璃瓶等,容器上面打孔多个,里面放入一次消毒用量 20~30 倍的漂白粉或漂白粉精,将其以绳悬吊于水中,容器内的消毒剂借水的震荡由小孔中漏出,可持续消毒 10~20 天。

4）折点氯消毒法。当氯量超过折点时,在水中形成适量的游离氯,从而达到消毒的目的,其优点:消毒效果可靠,降低臭味和色度,明显降低铁、锰、酚;缺点是:耗氯多,能产生较多的氯化副产物。

影响消毒效果的因素主要包括:

1）加氯量和接触时间。一般要求氯加入水中后,接触 30 min,有 0.3~0.5 mg/L 的游离性余氯。

2）水的 pH 值。pH 值越低,消毒效果越好。消毒时应注意控制水的 pH 值不宜太高。

3）水温。水温高,杀菌效果好。水温每提高 10 ℃,病菌杀灭率提高 2~3 倍。

4）水的浑浊度。水的浑浊度很高,悬浮物质较多,细菌多附着在这些悬浮颗粒上,则氯的作用达不到细菌本身,使杀菌效果降低。

5）水中微生物的种类和数量。不同微生物对氯的耐受性不同,一般来说,大肠杆菌抵抗力较低,病毒次之,原虫包囊抵抗力最强。水中微生物的数量过多,则消毒后水质较难达到卫生标准的要求。

(2) 其他消毒方法

1) 煮沸消毒。这是一种古老而又最常用的消毒方法,其消毒效果可靠,对一般肠道传染病的病原体和寄生虫卵,经煮沸 3~5 min 均可全部杀灭。因此,为预防肠道传染病的介水传播,应大力提倡喝开水。

2) 紫外线消毒。波长 200~295 nm 的紫外线具有杀菌能力,以 253 nm 杀菌能力最强。用紫外线消毒的饮用水必须预先通过混凝沉淀及过滤处理,水层厚度不超过 30 cm,照射时间不少于 1 min。优点是接触时间短、效率高、不影响水的臭和味;缺点是消毒后无持续杀菌作用。

3) 臭氧消毒。臭氧是一种强氧化剂,灭菌过程属于生物化学氧化反应。用臭氧消毒过滤后的水,其用量一般不大于 1 mg/L。优点是对细菌和病毒的杀灭效果均较高,且用量少、接触时间短、pH 值适应范围宽,不影响水的感官性状,不产生三卤甲烷,有除臭、色、铁、酚等多种作用;缺点是技术要求高,投资费用大,投加量不易调节。

4) 碘消毒。用于小规模一时性的饮水消毒和战时军用水壶消毒。优点是效果可靠,使用方便,一般接触 10~15 min 即可饮用;缺点是价格较贵,消毒后水呈淡黄色。

6.3　土壤、地质环境与健康

6.3.1　土壤的概念

土壤是指地壳表面的岩石经过长期风化和生物学作用而形成的由矿物质、有机质、水分和空气等组成的地球陆地表面的疏松部分,是陆地生态系统的核心及食物链的首端,是生物圈的重要组成部分,它与人类的日常生活密切相关。人类在生产和生活过程中将有害物质排放到土壤中,使土壤中原有的背景化学元素成分发生改变,造成土壤污染,从而影响农作物生长发育,直接或间接危害牲畜及人类健康。

6.3.2　生物地球化学性疾病

1. 概念

生物与其所在环境是在相互适应的条件下发展起来的,生物体与地质环境中的一些元素保持动态平衡。由于地壳表面化学元素分布的不均匀性,使某些地区的水和(或)土壤中某些元素过多或过少,当地居民通过饮水、食物等途径摄入这些元素过多或过少而引起某些特异性疾病,称为生物地球化学性疾病(biogeochemical disease),也称为地方病(endemic disease)。常见的生物地球化学性疾病有碘缺乏病、地方性氟中毒、克山病和大骨节病等。

2. 特点

1) 疾病的发生有明显的地区性。

2) 疾病的发生与地质中某种化学元素水平之间明显关联。

3) 疾病的发生与当地人群某种化学元素的总摄入量之间存在明显的剂量-反应关系。

我国常见的生物地球化学性疾病有碘缺乏病、地方性氟中毒和地方性砷中毒。此外，克山病、大骨节病等病因虽尚未完全肯定，但都有明显的地区性。

3. 碘缺乏病

（1）概念

碘缺乏病（iodine deficiency disorders，IDD）是指从胚胎发育至成人期由于碘摄入量不足而引起的一系列病症。这是因地区环境缺碘，机体长时间碘摄入量不足而影响甲状腺激素合成所导致的多种功能损害的一种慢性疾病。根据不同的生长发育阶段，碘缺乏病主要包括地方性甲状腺肿、地方性克汀病、地方性亚临床克汀病、流产、早产、死产等，其中甲状腺肿和克汀病是碘缺乏病最明显的表现形式。

（2）流行病学特征

1）人群分布。在流行区任何年龄的人都可发病。发病年龄一般在青春期，碘缺乏病流行越严重的地区发病年龄越早。一般女性患病率高于男性，但在严重流行地区，男女患病率差别不明显。

2）时间趋势。采取补碘干预后，可以迅速改变碘缺乏病的流行状况。1995 年到 2005年我国开展的连续 5 次全国碘缺乏病监测结果显示，儿童地方性甲状腺肿大率分别为 20.4%（1995 年）、10.9%（1997 年）、8.8%（1999 年）、5.8%（2002 年）和 5%（2005 年），呈逐年下降趋势。

3）地区分布。有明显的地区性，主要流行在山区、丘陵以及远离海洋的内陆，在平原甚至沿海也有散在的病区。过去全世界除冰岛外，各国都有程度不同的流行。我国除上海市外，各省、市、自治区都有不同程度的流行。

（3）病区划分标准

我国的碘缺乏病病区划分标准（GB 16005—2009）包括：① 水碘中位数小于 10 μg/L；② 8～10 岁儿童尿碘中位数小于 100 μg/L，且小于 50 μg/L 的样本数量占 20%以上；③ 8～10 岁儿童甲状腺肿大率大于 5%。

（4）影响其流行的因素

1）自然地理。远离海洋、山高坡陡、土地贫瘠、植被稀少、降雨集中和水土流失等地理因素容易造成该病流行。

2）水碘含量。水碘含量与碘缺乏病的流行有着密切的关系。

3）协同作用。环境严重缺碘的同时致甲状腺物质含量也很高，二者就会产生强大的协同作用，成为形成重病区的主要原因。

4）经济状况。现今地方性甲状腺肿主要分布在发展中国家，越贫穷的国家流行越严重。

5）营养不良。蛋白质和热量不足以及维生素缺乏，会增强碘缺乏及致甲状腺肿物质的效应，促进地方性甲状腺肿的流行。

（5）发病原因

1）缺碘。缺碘是引起本病流行的主要原因。当碘摄入量低于 40 μg/d 或水中含碘量低于 10 $\mu g/L$ 时,可能发生地方性甲状腺肿的流行。

2)致甲状腺肿物质。指除碘缺乏外,其他能干扰甲状腺激素的合成,引起甲状腺肿大的所有物质,包括有机硫化物,如硫氰化物、硫葡萄糖苷和硫脲类等;某些有机物,如生物类黄酮、酚类、邻苯二甲酸酯等;某些无机物,如水中的钙、氟、镁、锂以及硝酸盐等。

3)其他原因。如饮用高硬度水、含氟化物或硫化物过高的水等;长期应用某些药物可产生甲状腺肿,如硫氰化钾、过氯酸钾、对氨基水杨酸等;居民膳食中缺乏维生素 C、维生素 A 和维生素 B_{12} 也可促发甲状腺肿。

(6)临床表现

1)地方性甲状腺肿(endemic goiter)。主要为甲状腺肿大。早期甲状腺轻度肿大,一般无自觉症状。中晚期患者常因肿大的甲状腺压迫气管和食管、喉返神经引起呼吸困难及吞咽困难,以及声音嘶哑而就诊,严重者出现 Horner 综合征(眼球下陷、瞳孔变小、眼睑下垂)。除碘缺乏引起地方性甲状腺肿外,人体摄入过量碘也可以引起甲状腺肿。

2)地方性克汀病(endemic cretinism)。在碘缺乏地区出现一种比较严重的碘缺乏病称为地方性克汀病。主要临床表现为患者出生后就有不同程度的智力低下、体格矮小、听力障碍,神经运动障碍和甲状腺功能低下,伴有甲状腺肿,可概括为呆、小、聋、哑、瘫。全球每年有近千万婴儿因缺碘导致智力损伤。

(7)预防措施

补碘是防治碘缺乏病的根本措施。补碘措施有:

1)碘盐。食盐加碘是预防碘缺乏病的首选方法。碘盐是把微量碘化物(碘化钾)与大量食盐混匀后食用的盐。通常,每人每天平均碘的生理需要量为 150 μg,成人摄入量的安全范围为 50~500 μg。食盐加碘是最易坚持的有效措施,其简便、经济、安全可靠是其他方法无法替代的。

2)碘油。有些病区地处偏远,碘盐供应不便时,可选用碘油。国内采用碘化核桃油或豆油。碘油分肌内注射和口服两种。1 周岁以内的婴幼儿注射 0.5 mL(含量 237 μg),1~45 岁注射 1.0 mL,每 3 年注射 1 次,注射后半年至一年随访 1 次,观察有无甲状腺功能亢进或低下。口服碘油的剂量一般为注射量的 1.5 倍左右,每两年重复给药 1 次。尽管碘油是防治碘缺乏病的有效措施,但是不能代替碘盐。

3)其他。对患者可口服碘化钾,但用药时间长,不易坚持。还有碘化面包、碘化饮水、加工的富碘海带、海鱼等。

在补碘的同时也要预防碘中毒:碘盐和碘油若用量过多,可引发碘中毒和高碘性甲状腺肿。所以补碘要适量,且在高碘地区应供应无碘盐。

4. 地方性氟中毒

(1)概念

地方性氟中毒(endemic fluorosis)又称地方性氟病,是指由于一定地区的环境中氟含量过多,人体经饮水、食物和(或)空气等途径长期暴露于高氟环境,摄氟量超过其生理饱和度而导致的一种以氟斑牙(dental fluorosis)和氟骨症(skeletal fluorosis)为主要特征的全身慢性中毒性疾病。

(2) 流行病学特征

1) 地区分布:我国是地方性氟中毒发病最广,波及人口最多,病情最重的国家之一。主要有 3 种类型地方性氟病病区,分别是饮水型病区、燃煤污染型病区和饮砖茶型病区。除上海市以外,全国各省、市、自治区均有地方性氟中毒的发生和流行。截至 2014 年年底,国内有 28 个省市自治区存在饮水型病区,12 省市存在不同程度的燃煤污染型病区,7 省市特别是少数民族地区存在饮砖茶型氟中毒病区,高氟暴露人口约 1.1 亿,分布在 127006 个自然村。

2) 人群分布:地方性氟中毒的发生与摄入氟的剂量、时间长短、个体排氟能力及对氟敏感性、蓄积量、生长发育状况等多种因素有关。① 年龄:氟斑牙主要发生于正在生长发育中的恒牙,乳牙一般不发生氟斑牙。恒牙形成后再迁入高氟地区一般不患氟斑牙。氟骨症主要在成年发病,特别是 20 岁以后发病率随着年龄增长而升高,且病情严重。② 性别:地方性氟中毒的发生一般无明显性别差异。生育、授乳后期,女性的病情往往较重,易发生骨质疏松软化。男性以骨质硬化为主。③ 居住时间:恒牙萌出后迁入者一般不会再发生氟斑牙,但氟骨症发病往往较当地居民更敏感。当地居民氟中毒的发病时间与接触氟的剂量有关,氟含量高者氟骨症潜伏期短,发病时间长者可达 10～30 年,而重病区 2～3 年即可发生氟中毒。在病区居住年限越长,氟骨症患病率越高,病情越重。非病区迁入者发病时间一般较病区居民短,迁入重病区者,可在 1～2 年内发病,且病情严重,民间有"氟中毒欺侮外来人"的说法。

(3) 病区确定

国家地方性氟中毒病区划分标准(GB 17018—2011)规定了我国地方性氟中毒病区的确定和病区程度的划分。病区确定:① 饮水型病区:生活饮用水含氟量大于 1.2 mg/L,且当地出生成长的 8～12 周岁儿童氟斑牙患病率大于 30%;② 燃煤污染型病区:居民有敞炉敞灶燃煤习惯,且当地出生成长的 8～12 周岁儿童氟斑牙患病率大于 30%;③ 饮茶型病区:16 周岁以上人口日均茶氟摄入量大于 3.5 mg,且经 X 线检查证实有氟骨症患者。

(4) 影响其流行的因素

1) 饮食营养因素。蛋白质、维生素类、钙、硒和抗氧化物具有拮抗氟毒性作用。在暴露相同氟浓度条件下,经济发达、营养状况好的地区氟中毒患病率低,病情较轻。相反,营养状况不佳的地区患病率高,病情较重,甚至在饮水氟低于 1 mg/L 情况下也有氟斑牙发生。

2) 饮水中钙离子浓度低、硬度小、pH 值高等可促进氟的吸收。饮水型病区往往水中钙、镁含量较低,水质常为偏碱性软水,含钙、镁离子较高的饮水区发病轻。

3) 气候因素。影响水消耗量,从而影响发病。温度较低的湿润地区,用水量少发病轻。如新疆阿勒泰地区水氟在 1.0 mg/L 时氟斑牙发生率很低,而干旱且夏季炎热的莎车地区,水氟在 0.6 mg/L 左右,氟斑牙发生率却超过 30%。

4) 个体差异。同一病区,甚至同一家人存在发病与不发病或病情程度上的差异。

(5) 发病原因

氟中毒病区分为饮水型、燃煤污染型和饮茶型。饮水型氟中毒是由于饮用氟含量超标的水而导致的,主要分布在淮河—秦岭—昆仑山一线以北地区的平原和盆地;燃煤污染型氟中毒是由于燃烧含氟高的劣质煤污染了室内空气和食物所致,主要分布在陕西南部、四川、湖北、贵州、云南、湖南和江西等地区;饮茶型氟中毒是由于饮用含氟高的砖茶及用砖茶泡奶茶和酥油茶所致,主要分布在我国的四川、青海、西藏、甘肃、内蒙古等少数民族地区。

(6) 临床表现

地方性氟中毒是一种全身慢性中毒性疾病,临床上主要表现为氟斑牙和氟骨症。

1) 氟斑牙。氟斑牙是地方性氟中毒最早出现而又最易识别的症状,表现为牙釉面光泽度改变(釉面失去光泽,不透明,可见白垩样线条、斑点、斑块,白垩样变化也可布满整个牙面)、牙釉面着色(呈现浅黄、黄褐乃至深褐色或黑色)和牙釉面缺损(出现针尖或鸟啄样凹痕乃至深层釉质较大面积的剥脱)。

2) 刀割样痛,局部无红、肿、热现象,也无游走性。疼痛晨起最重,活动后可稍缓解。部分患者可出现神经系统症状,如肢体麻木、蚁走感。随着病情的加重,患者可出现关节活动障碍,肢体变形,驼背及行走困难等症状。由于骨质及韧带广泛增生,可有椎管狭窄并出现神经根压迫症状,基至可发生骨髓或马尾神经压迫而致瘫痪。不少患者可有神经衰弱综合征表现,也可有胃肠功能紊乱的症状。

(7) 预防措施

地方性氟中毒主要为摄入过量氟所致,同时与特定的自然地质环境和不良的生产生活习惯等相关。因此,本病的根本预防措施是减少氟的摄入量。

1) 饮水型氟中毒。改换水源包括打低氟深井水、饮用低氟地面水、收集降水等;饮水除氟可以采用如活性氧化铝吸附法、骨炭吸附法、铝盐或磷酸盐混凝沉淀法以及反渗透等除氟技术。

2) 燃煤污染型氟中毒。改良炉灶,减少食物氟污染,不用或少用高氟劣质煤。

3) 饮茶型氟中毒。研制低氟砖茶和降低砖茶中氟含量,并在饮砖茶习惯病区增加其他低氟茶种代替砖茶。

6.3.3 土壤污染对健康的影响及其防护措施

1. 土壤污染

土壤污染(soil pollution)是指在人类生产、生活活动中排放的有害物质进入土壤,直接或间接地危害人畜健康的现象。研究土壤环境污染的意义在于土壤环境中积累的污染物质可以向大气、水体、生物体内迁移,降低农副产品生物学质量,直接或间接地危害人类的健康。

(1) 土壤污染的主要来源

按照污染物进入土壤的途径,可将土壤污染物分为以下几类:

1) 工业污染。工矿企业排放的"三废"(废水、废气和废渣)是土壤环境污染物重要的来源之一。工业"三废"在陆地环境中的堆积以及不合理处置,将直接引起周边土壤中污染物的累积,进而引起动物、植物等生物体内污染物的累积。

2)农业污染。主要因农业生产需要而施入土壤的化肥、化学农药,以及其他农用化学品和残留于土壤中的农用地膜等。

3)生活污染。未经处理的人粪尿及畜禽排出的废物施于土壤,会引起土壤严重的生物污染。城市垃圾的不合理处置是土壤污染的另一个主要途径。随着城市化进程的不断发展,城市生活垃圾产生量迅速增长,由于缺乏足够的处理设施,大量的生活垃圾被集中堆放在城市周围,对周边土壤、水和大气环境造成严重威胁。

4)交通污染。主要指汽车尾气中的各种有毒有害物质通过大气沉降造成土壤的污染,其中重金属超标尤为显著,以及事故排放所造成的污染。

5)灾害污染。强烈火山喷发区的土壤、富含某些重金属或放射性元素的矿床附近地区的土壤,由于矿物质(岩石、矿物)的风化分解和播散,可使有关元素在自然力的作用下向土壤中迁移,导致重金属或放射性元素超标引起土壤污染。

6)电子垃圾污染。电子垃圾含有铅、镉、汞、六价铬、聚氯乙烯塑料、溴化阻燃剂等大量有毒有害物质,比一般的城市生活垃圾危害大得多。

(2)土壤污染的特点

1)隐蔽性。土壤对机体健康产生的危害以慢性、间接危害为主。各种有害物质在土壤中与土壤相结合,有的有害物质被土壤生物所分解或吸收,从而改变了其本来性质和特征,往往需要通过对土壤样品进行化验分析和农作物的残留检验才能确定。

2)累积性与地域性。重金属和放射性元素等都能与土壤有机质或矿物质相结合,并且不断积累达到很高的浓度,长久地保存在土壤中,表现为很强的累积性、地域性特点,成为顽固的环境污染问题。

3)不可逆转性。重金属污染物对土壤环境的污染基本上是一个不可逆转的过程。持久性有机污染物不仅在土壤环境中很难被降解,而且可能产生毒性较大的中间产物。

4)长期性。土壤环境一旦被污染,仅仅依靠切断污染源的方法往往很难自我修复,如被某些重金属污染的土壤可能需要 100～200 年时间才能够恢复,必须采取有效的治理技术才能消除污染。

(3)污染物污染土壤的方式

1)气型污染。大气中污染物沉降至地面而对土壤造成的污染。主要污染物有铅、镉、砷、氟等,还包括汽车废气对土壤的污染。

2)水型污染。主要是工业废水和生活污水通过污水灌田而对土壤的污染。污水灌田的农作物容易受到污染,有的作物能大量吸收富集某些有害物质,甚至引起食用者中毒,如含镉污水灌田而富集到稻米中引起镉中毒。

3)固体废弃物型污染。是工业废渣、生活垃圾粪便、农药和化肥等对土壤的污染,其特点是污染范围比较局限和固定,也可通过风吹雨淋而污染较大范围的土壤和水体。

2. 土壤污染的健康危害

(1) 化学性污染

化学物质污染的危害主要是引起急性和慢性中毒性疾病，以及产生突变、致畸、致癌作用。化学性污染中以重金属污染比较突出，常见的有汞、镉、铅、铬、锌、铜、钴、镍、锡、钒以及类金属砷等。其次是农药，农药污染可引发急性中毒；可造成免疫功能改变、内分泌系统、生殖效应危害；可产生致突变、致畸、致癌作用。

(2) 生物性污染

人体排出的含病原体的粪便未经无害化处理，即进行农田施肥可污染土壤，人生吃这种土壤中种植的蔬菜瓜果等可感染患病（人-土壤-人）。携带钩端螺旋体的动物，如牛、羊、猪、鼠等的粪便可污染土壤，人接触后可受到感染。炭疽芽孢杆菌抵抗力很强，在土壤环境可存活1年以上，家畜一旦感染了炭疽病并造成土壤污染，会在该地区相当长时间内传播此病。天然土壤中常含有破伤风杆菌和肉毒杆菌而使人感染（土壤-人），这两种病菌抵抗力很强，在土壤中能长期存活。

3. 土壤污染的防护措施

2018年8月31日第十三届全国人民代表大会常务委员会第五次会议通过《中华人民共和国土壤污染防治法》，这是我国首次制定专门的法律来规范防治土壤污染。在土壤污染预防和保护方面，法律要求设区的市级以上地方人民政府生态环境主管部门应当按照国务院生态环境主管部门的规定，根据有毒有害物质排放等情况，制定本行政区域土壤污染重点监管单位名录，向社会公开并适时更新。

1）粪便无害化处理。人畜粪便和生活垃圾必须经过密封、堆肥、发酵等无害化处理才可排放和再利用。

2）综合利用工业废渣。利用有经济价值的废渣，如煤灰渣、矿渣作为制砖、水泥等建筑材料，对含有有害金属等化学毒物的废渣可做安全填埋固化。

3）污水的处理。工业废水进行无害化处理并应达到排放标准，医院污水必须经专门的消毒处理。污水必须符合我国《农田灌溉水质标准》（GB 5084—2021）才能用于农田灌溉。

4）发展生态农业。大力提倡开发和使用高效、低毒、低残留的新型农药。

5）改良污染土壤。采取深翻土地和使用生石灰、磷酸盐等化学改良剂，可减轻土壤中重金属毒物的危害。

║ 知 识 拓 展 ║

▲"公民十条"

为倡导形成简约适度、绿色低碳的生活方式，引领公民践行生态环境责任，携手共建天蓝、地绿、水清的美丽中国，生态环境部、中央文明办、教育部、共青团中央、全国妇联等五部门联合发布《公民生态环境行为规范（试行）》，简称"公民十条"。

第一条，关注生态环境。关注环境质量、自然生态和能源资源状况，了解政府和企业发布的生态环境信息，学习生态环境科学、法律法规和政策、环境健康风险防范等方面知识，树立良好的生态价值观，提升自身生态环境保护意识和生态文明素养。

　　第二条，节约能源资源。合理设定空调温度，夏季不低于 26 度，冬季不高于 20 度，及时关闭电器电源，多走楼梯少乘电梯，人走关灯，一水多用，节约用纸，按需点餐不浪费。

　　第三条，践行绿色消费。优先选择绿色产品，尽量购买耐用品，少购买使用一次性用品和过度包装商品，不跟风购买更新换代快的电子产品，外出自带购物袋、水杯等，闲置物品改造利用或交流捐赠。

　　第四条，选择低碳出行。优先步行、骑行或公共交通出行，多使用共享交通工具，家庭用车优先选择新能源汽车或节能型汽车。

　　第五条，分类投放垃圾。学习并掌握垃圾分类和回收利用知识，按标志单独投放有害垃圾，分类投放其他生活垃圾，不乱扔、乱放。

　　第六条，减少污染产生。不焚烧垃圾、秸秆，少烧散煤，少燃放烟花爆竹，抵制露天烧烤，减少油烟排放，少用化学洗涤剂，少用化肥农药，避免噪声扰民。

　　第七条，呵护自然生态。爱护山水林田湖草生态系统，积极参与义务植树，保护野生动植物，不破坏野生动植物栖息地，不随意进入自然保护区，不购买、不使用珍稀野生动植物制品，拒食珍稀野生动植物。

　　第八条，参加环保实践。积极传播生态环境保护和生态文明理念，参加各类环保志愿服务活动，主动为生态环境保护工作提出建议。

　　第九条，参与监督举报。遵守生态环境法律法规，履行生态环境保护义务，积极参与和监督生态环境保护工作，劝阻、制止或通过"12369"平台举报破坏生态环境及影响公众健康的行为。

　　第十条，共建美丽中国。坚持简约适度、绿色低碳的生活与工作方式，自觉做生态环境保护的倡导者、行动者、示范者，共建天蓝、地绿、水清的美好家园。

　　注：2023 年 5 月 31 日，生态环境部、中央精神文明建设办公室、教育部、共青团中央、全国妇联联合修订了《公民生态环境行为规范十条》（简称"公民十条"）。其中，第一条　关爱生态环境，第九条参与环境监督。

【章节概要】

　　世界环境日为每年的 6 月 5 日，反映了世界各国人民对环境问题的认识和态度，也是联合国促进全球环境意识、提高对环境问题的注意并采取行动的主要媒介之一。环境是人类赖以生存和发展的物质基础，是由物理、化学、生物及社会各因素构成的整体状态。环境的变化会直接或间接地影响健康。环境污染物对环境造成了污染和破坏，会引发疾病或死亡。有害物质进入土壤、水和空气环境中，经过扩散、迁移和转化，使环境系统的结构与功能发生变化,对人类或其他生物的生存和发展产生不利影响。环境污染物不仅对人体健康产生急性和慢性中毒、远期损害和致敏损害,还可以增加常见疾病的发病率,降低人体抵抗力和劳动能力。建设生态文明,保护生态环境,为建设人与自然和谐共生的美丽家园贡献力量。

【复习思考题】

1. 大气的理化性状及其卫生学意义有哪些?

2. 大气污染的来源有哪些? 其对人体健康的直接危害包括哪些方面?

3. 室内空气污染对健康的影响有哪些?

4. 水质的性状和评价指标有哪些?

5. 简述生活饮用水的卫生要求。

6. 试述生物地球化学性疾病概念及种类。

7. 土壤污染对健康的影响有哪些?

第7章 工作环境与健康

学习目的: 掌握职业性有害因素的分类,职业病的特点及诊断原则;常见职业病的临床表现及预防措施;职业健康监护的概念及内容。熟悉职业病的发病条件、分类及报告;常见职业病的接触机会、毒理作用及诊断;职业病预防的三级原则及职业卫生服务的内容。了解职业性有害因素的预防与控制措施。

知识要点: 职业性有害因素的预防与控制,职业病的概念、特点及诊断原则,常见职业病的预防与控制,职业卫生服务和职业健康监护的概念、内容及实施原则。

在不断适应自然、改造自然的过程中,人类通过自身的劳动创造了物质和精神财富,并保证经济、政治与文化活动的发展,从而促使生活水平持续提高。在社会发展的不同历史阶段,劳动有不同的形式并派生出不同的职业。职业劳动时期是人生的重要阶段之一,但职业环境中同时存在有利于和不利于健康的职业因素。如果长期毫无防范地暴露于那些不利于健康的职业因素之下,就可能造成职业人群劳动能力下降、健康损害,甚至导致职业病。

7.1 职业性有害因素与职业性病损

7.1.1 职业性有害因素

职业性有害因素(occupational hazards or occupational harmful factors)是指在职业活动中存在的各种可能危害职业人群健康和影响劳动能力的不良因素的总称,亦称职业病危害因素。在不良的劳动条件中均可存在或产生职业性有害因素。

劳动条件包括:① 生产工艺过程,指用特定的方法将各种原材料制成各种成品的全过程,包括原材料的生产、运输和保管、生产准备工作、毛坯制造、零件加工、产品装配、调试、检验和包装等。② 劳动过程,指人类通过有目的的活动,使用劳动手段改变劳动对象,创造使用价值的过程。涉及针对生产工艺流程的劳动组织、生产设备布局、作业者操作体位和劳动方式,以及智力劳动、体力劳动及其比例等。③ 生产环境,指生产作业的环境条件,包括室内作业环境和周围大气环境,以及户外作业的大自然环境。三者之间相互联系,但生产工艺过程是工作的最基本程序,起着主导作用。职业性有害因素是造成职业性损害的原因,掌握职业性有害因素的种类,是早期识别和诊断职业相关疾病的基础。职业性有害因素按其来

— 125 —

源可分为三大类。

1. 生产工艺过程中的有害因素

(1) 化学性有害因素

化学性有害因素(chemical harmful factors)是职业危害中的重要因素,常见的化学性有害因素包括生产性毒物(productive toxicant)和生产性粉尘(productive dust)。

生产性毒物是指生产过程中产生的存在于工作环境中的毒物。主要包括金属及类金属(如铅、汞等)、有机溶剂(如苯及苯系物、正己烷等)、刺激性气体(如氯、氨等)、窒息性气体(如一氧化碳、硫化氢等)、苯的氨基和硝基化合物(如苯胺、三硝基甲苯等)、高分子化合物(如氯乙烯、丙烯腈等)和农药(如有机磷农药、拟除虫菊酯类农药等)。生产性粉尘是指在生产过程中形成的并能较长时间飘浮在空气中的固体颗粒。主要包括无机粉尘(如金属性粉尘、矿物性粉尘等)、有机粉尘(如动物学粉尘、植物性粉尘等)和混合性粉尘(如煤矽尘等)。它们以多种形态(固体、液体、气体、蒸气、粉尘、烟尘或雾)存在,来源于生产原料、中间产品、辅助材料、成品、副产品及废弃物等。大多数有毒物质主要经呼吸道进入体内,还可以经皮肤、消化道进入体内。

(2) 物理性有害因素

物理因素在正常范围内是生产和工作环境中的构成要素。与职业人群健康密切相关的物理因素包括气象条件(如高温、高湿、低温、高气压、低气压),噪声、振动、电离辐射(如 X 射线、γ 射线等)与非电离辐射(如可见光、紫外线、红外线、射频辐射、激光等)。物理性有害因素(physical harmful factors)是指在生产条件下,上述这些物理因素的量或强度超过人体的耐受程度时就会对人体产生有害效应。例如,正常温度和气压是维持人体生理功能所必需的,而高温可引起中暑,低温可引起冻伤;减压过程所造成的机械压迫和血管内空气栓塞而引起组织病理变化导致减压病。

(3) 生物性有害因素

生物性有害因素(biological harmful factors)存在于作业环境和生产原料中的致病微生物或寄生虫,如炭疽杆菌、森林脑炎病毒、伯氏疏螺旋体以及生物病原体对职业从事者的职业性传染等。不同职业从事者接触到的生物性因素各不相同,因而引发的疾病后果也各有差异,具有显著的职业特征。

2. 劳动过程中的有害因素

1) 劳动强度过大或生产定额不当,如安排的劳动负荷超过职业从事者承受能力,造成机体的损伤及精神心理紧张。

2) 劳动组织和作息制度不合理,如劳动时间过长,易造成生产性事故。

3) 个别器官、系统过度紧张,如视屏作业者的视觉紧张,钢琴演奏家和计算机操作人员的手指痉挛和腱鞘炎等。

4) 长时间处于某种不良体位、姿势的工作环境下,如计算机操作人员和流水线工作人员座椅不适易产生颈、肩、腕损伤;长期站立、行走引起下肢静脉曲张和扁平足。

5) 不良的生活方式,如吸烟或过量饮酒,缺乏体育锻炼,个人缺乏健康和预防的知识,违反安全操作规范和忽视自我保健。

3. 生产环境中的有害因素

生产环境是指职业从事者操作、观察、管理生产活动所处的外环境,涉及作业场所建筑布局、卫生防护、安全条件和设施有关的因素。常见的有害因素包括:

1) 自然环境中的因素,如炎热季节的太阳辐射、高原环境的低气压、深井的高温高湿等。

2) 厂房建筑或布置不合理、不符合职业卫生标准要求,如厂房面积不足、机器设备安放过密、通风不良、采光照明不足、有毒与无毒工段安排在一个车间等。

3) 缺乏应有的卫生防护措施,如生产环境中缺乏必要的防尘、防毒、防暑降温等设备,造成生产过程中有害因素对生产环境污染。

在实际劳动生产中,生产工艺、劳动过程和生产环境中多种职业性有害因素往往同时存在,如金属冶炼工人同时接触高温、噪声、一氧化碳和金属烟尘等,这些有害因素对职业人群的健康产生联合作用,加剧了对职业从事者的健康损害程度。

7.1.2 职业性病损

职业性病损(occupational disorders),也称职业性损害,是指在一定的作用条件下(接触途径、接触方式、接触强度等)由职业性有害因素引起(所致)的各种职业损伤的统称。它可以是轻微的健康影响,也可以是严重的健康损害,甚至导致伤残或死亡。包括工伤、职业病、工作有关疾病和早期健康损害。

1. 工伤

工伤(occupational injuries)又称为职业性外伤,属于工作中的意外事故引起的伤害,主要是指在工作时间和工作场所内,因工作原因由意外事故造成职业从事者的健康伤害,常在急诊范围内,较难预测。其主要要素有:① 工作时间;② 工作地点;③ 工作原因。工伤事故发生常与安全意识、劳动组织、机器构造、防护措施、管理体制、个人心理状态、生活方式等因素有关,需明察秋毫,重视安全风险评估,消除潜在危险因素,积极做好预防。工伤性质的确定与患者劳动能力和劳动保险待遇有关。

2. 职业病

职业病(occupational diseases),广义上讲,职业病是指职业性有害因素作用于人体的强度与时间超过一定限度,人体不能代偿其所造成的功能性或器质性病理改变,从而出现相应的临床征象,影响劳动能力。2018 年 12 月 29 日第十三届全国人民代表大会常务委员会第七次会议通过了《关于修改〈中华人民共和国职业病防治法〉的决定》,对《职业病防治法》进行了第四次修正,《职业病防治法》中,职业病的法定定义是指企业、事业单位和个体经济组织等用人单位的劳动者在职业活动中,因接触粉尘、放射性物质和其他有毒、有害因素而引起的疾病。

(1) 职业病发生的条件

职业从事者直接或间接接触职业性有害因素时,是否发生职业病,取决于以下三个主要条件：

1）职业性有害因素。主要指接触职业性有害因素的基本结构、理化性质、浓度和强度等。职业性有害因素在作业环境中的特性决定了职业人群是否发生职业健康损害以及损害的严重程度。例如，有机磷酸酯类农药中，R 基团为乙氧基的毒性要比甲氧基大；在多种铬盐中，六价铬的致癌性最强。在确诊大多数职业病时，必须要对职业性有害因素作用的浓度或强度进行估计，一般作用剂量是接触浓度或强度与接触时间的乘积。在不影响产品质量前提下应用低毒代替高毒，用危害小的代替危害大的，并尽可能降低职业性有害因素的浓度或强度。

2）作用条件。主要指对职业性有害因素的接触机会、接触工龄、接触时间（每天或工作年限累计接触的时间）、接触途径（经呼吸道、皮肤、消化道或其他途径进入人体）、接触方式（手工或机械）等。这些条件决定了职业性有害因素作用于人体的暴露程度，对职业病诊断具有重要的实用价值。

3）个体易感性。个体易感性是指在同一作业条件下从事同样作业的职业从事者，个体发生职业性病损的机会和程度可能有很大差别，即存在个体易感性，主要包括遗传因素、健康状况、营养状况、生活习惯、体育锻炼、年龄因素等。而遗传特征是个体易感性差异的决定因素，例如，对苯胺类化学物易感者，往往有葡萄糖－6－磷酸脱氢酶的先天性遗传缺陷；血清 α-抗胰蛋白酶缺陷的个体，一旦接触刺激性气体，容易发生中毒，且易引起肺水肿等严重病变。

充分识别和评价各种职业性有害因素及其作用条件以及个体特征，掌握三者之间的内在关联，采取措施，阻断其因果链，对预防职业病的发生意义重大。

（2）职业病的特点

1）病因有特异性。职业病的病因明确，即职业性有害因素。在诊断职业病时必须有职业史、职业性有害因素接触的现场调查，明确具体接触的职业性有害因素。在控制这些有害因素接触后可以降低职业病的发生和发展。

2）病因大多可以检测。由于职业因素明确，可通过对职业性有害因素的接触评估，检测评价工人的接触水平。而工人健康损害的发生一般与接触水平有关，并且在一定范围内能判定剂量-反应关系。

3）不同接触人群的发病特征不同。在不同职业性有害因素的接触人群中，常有不同的发病集丛（cluster），很少只出现个别患者，具有群体发病的特点；由于接触情况和个体差异的不同，可造成不同接触人群的发病特征不同。

4）预后较好。大多数职业病如能早期发现、早期诊断、及时治疗、妥善处理，预后较好。

5）大多数职业病，目前尚缺乏特效治疗，应加强保护人群健康的预防措施。除职业性传染病外，治疗个体无助于控制人群发病。

（3）职业病的分类

从职业病的特点来看，可以说职业病是一种人为的疾病，其发生率与患病率的高低，反映国家生产工艺技术、防护措施、自我防护意识和医疗预防工作的水平的高低。所以世界各国对职业病,除医学含义外,还赋予了立法意义,即由国家所规定的"法定职业病"(statutory occupational diseases)。法定职业病是指企业、事业单位和个体经济组织等用人单位的职业从事者在职业活动中,因接触粉尘、放射性物质和其他有毒、有害因素而引起的疾病。

2001 年 10 月 27 日第九届全国人大常委会第二十四次会议正式通过了《中华人民共和国职业病防治法》(以下简称《职业病防治法》),2002 年 4 月 18 日,原卫生部和原劳动保障部联合印发了《关于印发〈职业病目录〉的通知》(卫法监发〔2002〕108 号),《职业病目录》对保障劳动者健康权益、预防控制职业病起到了积极作用。

2018 年 12 月 29 日第十三届全国人民代表大会常务委员会第七次会议通过了《全国人民代表大会常务委员会关于修改〈中华人民共和国职业病防治法〉的决定》(第四次修正)。其中规定"职业病的分类和目录由国务院卫生行政部门会同国务院安全生产监督管理部门、劳动保障行政部门制定、调整并发布。工会组织依法对职业病防治工作进行监督,维护劳动者的合法权益"。为了保持与《职业病防治法》中关于职业病分类和目录表述一致,将原《职业病目录》修改为《职业病分类和目录》。根据《职业病防治法》的有关规定,为切实保障劳动者健康及其相关权益,2013 年 12 月,国家卫生计生委(卫健委)、国家安全监管总局、人力资源和社会保障部、全国总工会联合对《职业病分类和目录》进行了调整。

调整后的《职业病分类和目录》分为 10 大类 132 种,包括:① 职业性尘肺病(13 种)及其他呼吸系统疾病(6 种);② 职业性皮肤病(9 种);③ 职业性眼病(3 种);④ 职业性耳鼻喉口腔疾病(4 种);⑤ 职业性化学中毒(60 种);⑥ 物理因素所致职业病(7 种);⑦ 职业性放射性疾病(11 种);⑧ 职业性传染病(5 种);⑨ 职业性肿瘤(11 种);⑩ 其他职业病(3 种)。其他可能与职业暴露相关的疾病,国家卫生计生委(卫健委)、国家安全监管总局、人力资源社会保障部和全国总工会四部门将根据《职业病分类和目录》调整的原则和职业病的遴选原则做进一步研究,符合条件的,通过动态调整机制逐步列入《职业病分类和目录》。为正确诊断,已对部分职业病制定了国家《职业病诊断标准》并公布实施。

(4) 职业病的诊断原则

职业病诊断有明确的实施办法和具体的诊断细则。新修正的《职业病防治法》规定,职业病诊断应当由取得《医疗机构执业许可证》的医疗卫生机构承担。卫生行政部门应当加强对职业病诊断工作的规范管理,具体管理办法由国务院卫生行政部门制定。承担职业病诊断的医疗卫生机构还应当具备下列条件:① 具有与开展职业病诊断相适应的医疗卫生技术人员;② 具有与开展职业病诊断相适应的仪器、设备;③ 具有健全的职业病诊断质量管理制度。劳动者可以在用人单位所在地、本人户籍所在地或者经常居住地依法承担职业病诊断的医疗卫生机构进行职业病诊断。

职业病的诊断具有很强的政策性和科学性,直接关系到劳动者的健康和国家劳动保护政策的贯彻执行。新修正的《职业病防治法》规定,职业病诊断,应当综合分析下列因素:病人的职业史;职业病危害接触史和工作场所职业病危害因素情况;临床表现以及辅助检查结果等。

1) 职业史。这是职业病诊断的重要前提。应详细询问、仔细核对职业史,内容包括:

① 全面、系统地了解患者全部职业的工种和工龄；② 接触职业性有害因素的种类、时间和强度，接触方式及防护措施实施情况；③ 既往工作经历，包括再就业史、兼职史等；④ 排除可引起类似职业中毒征象的非职业性接触，如家庭使用农药、有机溶剂，服药史等，以初步判断病人接触职业性有害因素的可能性和严重程度。

2) 职业卫生现场调查与危险度评价。即开展职业场所现场调查，是职业病诊断的重要依据。应深入作业现场，进一步了解患者所在岗位的生产工艺过程、劳动过程、职业性有害因素的强度、预防措施；同一或相似接触条件下的其他作业人员有无类似发病情况等，进一步判断患者在该条件下，引起职业病的可能性。新修正的《职业病防治法》中指出，用人单位应当如实提供职业病诊断、鉴定所需的劳动者职业史和职业病危害接触史、工作场所职业病危害因素检测结果等资料；卫生行政部门应当监督检查和督促用人单位提供上述资料；劳动者和有关机构也应当提供与职业病诊断、鉴定有关的资料。

3) 临床症状与体征。职业病的临床表现复杂多样，同一职业性有害因素在不同致病条件下可导致性质和程度截然不同的临床表现；不同职业性有害因素又可引起同一症状或体征；非职业因素也可导致与职业因素损害完全相同或相似的临床症状和体征。因此，要分析判断症状体征与职业性有害因素的有害作用是否相关，在临床资料收集与分析时既要注意不同职业病的共同点，又要考虑到各种特殊的和非典型的临床表现；不仅要排除其他职业性有害因素所致类似疾病，还要考虑职业病与非职业病的鉴别诊断。诊断分析应注意其临床表现与所接触职业性有害因素的毒作用性质是否相符，职业病的程度与其接触强度是否相符，尤其应注意各种症状体征发生的时间顺序及与接触职业性有害因素的关系。

4) 实验室检查。这对职业病的诊断具有重要意义。根据职业性有害因素毒作用的特点，针对性地进行生物标志物的检测。生物标志物（biomarker）主要包括三大类：接触生物标志物（exposure biomarker）、效应生物标志物（effect biomarker）和易感性生物标志物（susceptibility biomarker）。① 接触生物标志物是指机体内可测量的外源性物质、其代谢产物、外源性物质或其代谢产物与靶分子或靶细胞相互作用的产物，如铅作业工人的尿铅、血铅等可作为铅的暴露标志物；② 效应生物标志物是指机体内可测量的生化、生理、行为或其他改变，这些改变可引起确定的或潜在的健康损害或疾病，包括反映毒作用的指标，如铅中毒者检测尿 δ-氨基-γ-酮戊酸（δ-ALA）、有机磷农药中毒者检测血液胆碱酯酶活性等效应生物标志物；反映职业性有害因素所致组织器官病损的指标，包括血、尿常规检测及肝、肾功能试验等，例如镉致肾小管损伤可测定尿低分子蛋白（β_2-微球蛋白）以及其他相关指标。③ 易感性生物标志物是指能使个体易受职业性有害因素影响的个体特征，主要为一些关键的代谢酶和 DNA 损伤修复基因，基因多态性常作为易感性生物标志物，如 AhR 基因 1661位点 A/A＋G/A、ERCC2（rs50871 和 rs50872）等。

没有证据否定职业病危害因素与病人临床表现之间的必然联系的，应当诊断为职业病；职业病诊断证明书应当由参与诊断的、取得职业病诊断资格的执业医师签署，并经承担职业病诊断的医疗卫生机构审核盖章。职业病诊断标准和职业病诊断、鉴定办法由国务院卫生行政部门制定。职业病伤残等级的鉴定办法由国务院劳动保障行政部门会同国务院卫生行政部门制定。

上述各项诊断原则,要全面、综合分析,才能做出切合实际的诊断。对有些暂时不能明确诊断的病人,应先做对症处理、动态观察、逐步深化认识,再做出正确的诊断,否则可能引起误诊误治,例如,将铅中毒所致急性腹绞痛误诊为急性阑尾炎而行阑尾切除术等。

(5) 职业病报告

为了及时掌握职业病的发病情况,以便采取预防措施,国家实行职业病报告制度。我国在 2002 年 5 月 1 日正式开始实施《职业病防治法》,并于 2011 年、2016 年、2017 年和 2018 年进行了四次修正。新修正的《职业病防治法》第五十条要求,用人单位和医疗卫生机构发现职业病病人或者疑似职业病病人时,应当及时向所在地卫生行政部门报告。确诊为职业病的,用人单位还应当向所在地劳动保障行政部门报告。接到报告的部门应当依法作出处理。第五十一条要求县级以上地方人民政府卫生行政部门负责本行政区域内的职业病统计报告的管理工作,并按照规定上报。卫生部还修改并重新颁发《职业病诊断与鉴定管理办法》(卫生部令第 91 号,2013 年 2 月 19 日发布)及职业病报告办法[(88)卫防字第 70 号,1988 年 8 月 20 日颁发],主要要求有:① 急性职业中毒和急性职业病应在诊断后 24 小时以内报告,卫生监督部门应会同有关单位下厂进行调查,提出报告,以便督促厂矿企业做好预防职业病工作,防止中毒事故再次发生;② 慢性职业中毒和慢性职业病在 15 天内会同有关部门进行调查,提出报告并进行登记,以便及时掌握和研究职业中毒和职业病的动态,制定预防措施。

3. 工作有关疾病

由于在工作过程中受职业性有害因素的影响,导致机体抵抗力下降,造成职业人群某些常见病发病率升高、潜伏的疾病发作或现患疾病病情加重、病程延长等,这类疾病统称为工作有关疾病(work-related disease)。工作有关疾病并非由职业性有害因素直接引起,但多见于某种职业人群,有时也称为职业性多发病。其共同特点是:

1) 职业性有害因素不是工作有关疾病唯一的直接因素,而是诸多因素之一,如慢性非特异性呼吸系统疾病(chronic nonspecific respiratory diseases,CNRD)的危险因素有吸烟、环境空气污染、个体敏感性及呼吸道反复感染等,即使车间空气中有毒有害物质浓度在卫生标准限值以下,患病者仍可发生较重的慢性非特异性呼吸道疾病。

2) 职业性有害因素使机体的抵抗力下降,促使潜在的疾病显露或已患的疾病加重,接触人群中某些常见病的发病率增加。如患有病毒性肝炎的患者若暴露于四氯化碳等有机溶剂环境中,可能会加重病情。

3) 通过改善劳动条件,减少对职业性有害因素的暴露,可使所患疾病得到有效控制或缓解。

广义地说,职业病也属于工作有关疾病,但一般所称的工作有关疾病与职业病有所区别。职业病是指某一特异职业危害因素所致的疾病,有立法意义。而工作有关疾病则指多因素相关的疾病,与工作有联系,但也见于非职业人群中,因而不是每一病种和每一病例都必须具备该项职业史或接触病史。工作有关疾病的范围比职业病更为广泛,其导致的疾病经济负担更大。世界劳工组织强调高度重视工作有关疾病,将该类疾病列为控制和防范的重要内容,以保护及促进工人健康,促进国民经济健康、可持续发展。

4. 早期健康损害

早期健康损害是指职业性有害因素对人体的作用可以在分子、细胞、组织、器官、个体及人群水平上表现出来,而职业性有害因素对机体内的生物大分子(如 DNA、蛋白质等)的影响是导致健康损害的早期效应。职业性有害因素所导致的早期健康损害可发展成两种完全相反的结局:健康或疾病。如果采取积极的、正确的职业健康监护等二级预防措施,其早期健康损害则多恢复为健康,反之,则发展为疾病。因此,对职业性有害因素所致早期健康损害的定期检测和制定科学预防策略,在我国和谐社会的构建和促进经济快速可持续性发展等方面具有战略意义和前瞻性。

7.1.3 职业性损害的三级预防

新修正的《中华人民共和国职业病防治法》第一章总则第三条指出,职业病防治工作中应坚持"预防为主、防治结合"的方针,建立用人单位负责、行政机关监管、行业自律、职工参与和社会监督的机制,实行分类管理、综合治理。职业病的四个发病条件和五个特点(详见《职业病防治法》),说明了三级预防的重要性,保障工人健康是职业病防治、生产力促进和国民经济可持续发展的目标。

第一级预防,又称病因预防,是从根本上消除或控制职业性有害因素对人体的作用和损害,即通过改进生产工艺和生产设备,合理利用防护设施及个人防护用品,以减少或消除工人接触的机会。主要有如下几个方面:① 改进生产工艺和生产设备,使职业性有害因素水平符合我国工业企业设计卫生标准;② 职业卫生立法和有关标准、法规制定;③ 个人防护用品的合理使用和职业禁忌证的筛检,如生产性粉尘所导致的尘肺,可以佩戴防尘口罩;④ 控制已明确能增加发病危险的社会经济、健康行为和生活方式等个体危险因素,如禁烟可预防多种慢性病、职业病及肿瘤。

第二级预防,又称"三早"预防,是早期检测和诊断人体受到职业性有害因素所致的健康损害,也称临床前期预防。其主要手段是定期进行职业性有害因素的监测和对接触者的定期体格检查,以早期发现病损和诊断,及时预防和处理。

第三级预防,又称临床预防,是指对已患职业病的病人,给予积极治疗和促进康复的措施,也称临床预防。其原则主要包括:① 对已有健康损害的接触者应调离原有工作岗位,并给予合理的治疗;② 根据接触者受到健康损害的原因,对生产环境和工艺过程进行改进,既医治病人,又加强一级预防;③ 促进患者康复,预防并发症的发生和发展。除极少数职业中毒有特殊的解毒治疗外,大多数职业病主要依据受损的靶器官或系统,采用临床治疗原则,给予对症治疗。特别对接触粉尘所致肺纤维化,目前尚无特效方法治疗。

三级预防策略相辅相成、缺一不可。第一级预防针对整个人群,第二级和第三级侧重于个体,是第一级预防的延伸和补充。全面贯彻和落实三级预防措施,做到源头预防、早期检测、早期处理,对促进职业人群康复、预防并发症、改善生活质量有重要意义。

7.1.4　职业性有害因素的预防与控制

对职业性有害因素造成的职业损害进行预防和控制,必须从源头上消除职业病危害因素。职业性有害因素的预防与控制需要多学科、多部门的通力合作,需要法律措施、组织措施、技术措施和卫生保健措施等各方面密切配合,是一项系统工程。

1. 法律措施

控制职业性有害因素的措施有很多,制定和执行卫生法律法规,做好预防性和经常性卫生监督,是职业病预防与控制的基础。2001 年通过了《职业病防治法》,2002 年通过了《中华人民共和国安全生产法》,2011 年修正了《职业病防治法》,此后又分别于 2016 年、2017 年、2018 年再次修正了《职业病防治法》,制定这些具有强大约束力法律的目的是保护劳动者的健康,为劳动者提供安全舒适的劳动条件,提高职业生命质量,控制职业危害,防治职业病。

2. 组织措施

职业性有害因素的预防与控制涉及行政执法部门,监督执法行为和用人单位的职业卫生自律管理,需要卫生行政部门、用人单位的领导、工人、工程技术人员等的共同努力。通过采取加强卫生行政部门专业人员的培训、明确用人单位的职责、加强对劳动者的卫生宣教、建立健全合理的职业卫生制度等综合性措施,控制和消除职业性有害因素。

3. 技术措施

通过改革工艺流程和(或)生产设备,减少或消除生产过程中的职业性有害因素,从根本上改善劳动条件,是控制职业性有害因素的第一道防线。主要包括:① 改革生产工艺过程,减少或消除职业性有害因素;② 生产过程尽可能机械化、自动化和密闭化,减少工人接触各种职业性有害因素的机会;③ 加强工作场所的通风排毒除尘措施;④ 厂房建筑和生产过程的合理设置等。

4. 卫生保健措施

职业健康监护、个体防护是卫生保健措施的重要内容,卫生保健服务是职业病医师重要的医疗卫生工作。职业人群健康监护内容具体见本章 7.3 节。个体防护虽然不是预防职业病的根本性措施,但在许多情况下起着重要作用。个体防护措施包括防护服、防护眼镜、防护面罩、防护口罩、皮肤防护油膏等。用人单位按规定应给劳动者提供足够有效的个人防护用品。卫生保健服务包括工作场所的健康需求评估,职业人群健康监护,健康危险度评估,危害告知、健康教育和健康促进,职业病和工伤的诊断、治疗和康复服务,实施与作业者健康有关的其他初级卫生保健服务,工作场所突发公共卫生事件的应急救援等。

7.2　常见职业病的预防与控制

生产环境中存在着各种可能危害职业人群健康和影响劳动能力的不良因素,主要分为化学因素、物理因素和生物因素。其中,化学因素分为生产性毒物和生产性粉尘两类,是最为常见的职业性有害因素。与劳动者健康密切相关的物理性因素,主要包括气象条件,如气温、气流、气压;噪声和振动;非电离辐射,如紫外线、红外线、微波和射频辐射;电离辐射,如X射线、γ射线等,这些不良物理因素可能对劳动者的健康产生危害。

7.2.1 铅中毒

1. 理化特性

铅(lead,Pb),灰白色重金属,当加热至 $400\sim500$ ℃时,有大量铅蒸气逸出,在空气中迅速氧化成氧化亚铅(Pb_2O),并凝集为铅烟。铅的化合物多为粉末状,大多不溶于水,可溶于酸;但醋酸铅、硝酸铅则易溶于水。

2. 接触机会

1) 职业性接触。在生产环境中铅多以粉尘或烟尘的形态污染空气。接触铅的工业包括:铅矿开采及冶炼;熔铅作业,如制造铅丝、铅皮、铅管,旧印刷业的铸版、铸字等均可接触铅烟、铅尘或铅蒸气。铅氧化物常用于蓄电池、玻璃、搪瓷、景泰蓝、铅丹、铅白、油漆、颜料、釉料、防锈剂、橡胶硫化促进剂等的生产中。

2) 生活性接触。日常生活中接触铅的机会也很多,如爆米花、皮蛋、部分玩具、滥用含铅的药物治疗慢性疾病等。

3. 毒理作用

生产过程中,铅及其化合物主要以粉尘、烟和蒸气的形态经呼吸道进入人体,少量经消化道摄入。血液中的铅约 90% 与红细胞结合,其余在血浆中。血循环中的铅早期主要分布于肝、肾、脑、皮肤和骨骼肌中,数周后,由软组织转移到骨,并以难溶性的磷酸铅[$Pb_3(PO_4)_2$]形式沉积下来。人体内 90%~95% 的铅储存于骨内,比较稳定。当缺钙或因感染、饮酒、饥饿、外伤、服用酸性药物等造成体内酸碱平衡紊乱或骨疾病(如骨质疏松、骨折)时,均可导致骨内储存的不溶性磷酸铅转化为溶解度增大 100 倍的可溶性磷酸氢铅($PbHPO_4$)进入血液,引起铅中毒症状发作或使其症状加重。体内铅主要通过肾脏随尿液排出。铅作用于全身各系统和器官,主要累及血液及造血系统、神经系统、消化系统、血管及肾脏等。目前,铅中毒的机制尚未完全阐明,但研究最为深入的是导致卟啉代谢紊乱和影响血红素合成,并认为出现卟啉代谢紊乱是铅中毒重要和较早的变化之一。

4. 临床表现

工业生产中急性中毒极为少见,急性中毒多因误服大量铅化合物所致。职业性铅中毒多为慢性中毒,早期表现为乏力、关节肌肉酸痛、胃肠道症状等。随着病情的进展,主要表现为神经、消化和血液等系统症状。

(1) 神经系统

主要表现为类神经征、周围神经病,严重者可出现中毒性脑病。类神经征表现为头昏、头痛、乏力、失眠、多梦、记忆力减退等。随着病情进展,可出现周围神经病,分为感觉型、运动型和混合型。感觉型表现为肢端麻木,触觉、痛觉减退等神经炎的表现,四肢末端呈手套、袜套样感觉障碍;运动型表现为握力下降,伸肌无力和麻痹,重者可出现"腕下垂"或"足下垂"。中毒性脑病表现为头痛、恶心、呕吐、高热、烦躁、抽搐、嗜睡、精神障碍、昏迷等症状,在职业性中毒中已极其少见。

（2）消化系统

主要表现为食欲不振、恶心、隐性腹痛、腹胀、腹泻或便秘。严重者可出现腹绞痛（也称铅绞痛），多为突然发作，部位常在脐周，少数在上腹部或下腹部，发作时患者面色苍白、烦躁、出冷汗、体位卷曲，一般止痛药不易缓解，发作可持续数分钟，甚至更长。口腔卫生较差者，在齿龈与牙齿交界边缘上可出现暗蓝色线，即"铅线（lead line）"。

（3）血液及造血系统

可有轻度贫血，多呈低色素正常细胞型贫血；外周血可有网织红细胞、点彩红细胞和碱粒红细胞增多等。

（4）其他

部分患者可出现肾脏损害。铅可使男工精子数目减少、活动力减弱和畸形率增加，还可导致女工月经失调、流产、早产等。

5. 诊断

急性铅中毒一般不难做出诊断。慢性职业性铅中毒主要依据我国现行《职业性慢性铅中毒诊断标准》（GBZ 37—2021），结合职业接触史、参考职业卫生现场调查资料和临床表现及实验室检查结果，进行综合性分析诊断。

6. 治疗

（1）驱铅疗法

首选药物为金属络合剂依地酸二钠钙（$CaNa_2$-EDTA），每日 1.0 g 静脉注射或加于 25%葡萄糖液静脉滴注；还可使用副作用小的二巯基丁二酸胶囊（DMSA），口服，剂量为 0.5 g，每日 3 次。

（2）对症疗法

如有类神经征者给予镇静剂，腹绞痛发作时可静脉注射 10%葡萄糖酸钙或皮下注射阿托品。

（3）支持疗法

适当休息、合理营养和补充维生素等。

7. 预防

关键在于控制作业场所铅的接触水平，用无毒或低毒材料代替铅，改革生产工艺；加强通风；控制熔铅温度，减少铅蒸气逸出；加强个人防护，做好就业前及上岗后定期体检等健康监护工作。

8. 职业禁忌证

患有贫血、卟啉病及多发性周围神经病者不宜从事接触铅的相关职业。

9. 职业性健康检查

内科检查、血常规、尿常规、尿铅（血铅）等。

7.2.2　汞中毒

1. 理化特性

汞(mercury,Hg),俗称水银,为银白色液态金属。常温下能蒸发,不溶于水和有机溶剂,可溶于热浓硫酸、硝酸和类脂质。汞可与金、银等金属生成汞合金(汞齐)。

2. 接触机会

汞在生活和工业中广泛应用,主要有汞矿开采及冶炼,电工器材、仪器仪表制造和维修,生产含汞药物及试剂,口腔科用汞齐填补龋齿等。除此之外,还严重污染空气、土壤和水源。

3. 毒理作用

生产过程中,金属汞主要以蒸气形式经呼吸道进入体内,透过肺泡壁被吸收,吸收率可高达85%。金属汞也可经皮肤吸收,但很难经消化道吸收,汞及其化合物进入机体后,最初分布于红细胞及血浆中,并集中在肝脏,随后转移至肾脏,分布在肾皮质。汞主要通过肾脏随尿液排出,在未产生肾损害时,尿汞的排出量约占总排出量的70%,但排出不规律且较为缓慢。汞中毒机制尚不完全清楚。汞作用于全身各系统和器官,主要累及血液及造血系统、神经系统及肾脏。汞可通过血-脑屏障进入脑组织,并在脑中长期蓄积。汞也易通过胎盘进入胎儿体内,影响胎儿发育。

4. 临床表现

(1) 急性中毒

短时间吸入高浓度汞蒸气或摄入可溶性汞盐可致急性中毒。一般起病急,有发热、咳嗽、呼吸困难、口腔炎和胃肠道症状,继之可发生化学性肺炎,伴有发绀、气促、肺水肿等。急性汞中毒常出现皮疹、肾损伤,急性期恢复后可出现类似慢性中毒的神经系统症状。

(2) 慢性中毒

慢性汞中毒较常见,其典型临床表现为易兴奋症、震颤和口腔炎。

1) 易兴奋症。早期主要表现为中毒性神经衰弱样症状,如乏力、头昏、头痛、健忘、多梦等。继之可出现情绪和性格改变,表现为易激动、焦躁不安、失眠、易发怒,或呈抑郁状态,表现为爱哭、胆怯、害羞、感情脆弱、忧虑、沉默等。

2) 震颤。这是神经毒性的早期症状,最初表现为手指、舌尖、眼睑的细小震颤,多在休息时发生;进一步向肢体发展为粗大的抖动式震颤,如前臂、上臂粗大震颤,也可伴有头部震颤和运动失调。震颤特点为意向性,即震颤开始于动作时,在动作过程中加重,动作完成后停止,被别人注意、紧张或欲加以控制时,震颤程度常更明显加重。震颤、步态失调、动作迟缓等症候群,类似帕金森病,后期可出现幻觉和痴呆。部分患者出现周围神经病,表现为双下肢沉重、四肢麻木、烧灼感,四肢呈手套、袜套样感觉减退。慢性中毒性脑病以小脑共济失调表现多见,还可表现为中毒性精神病。

3) 口腔-牙龈炎。早期多有流涎、糜烂、溃疡、牙龈肿胀、酸痛、出血;后发展为牙龈萎缩、牙齿松动,甚至脱落;口腔卫生不良者,可在龈缘出现蓝黑色汞线。

4) 肾脏损害。少数患者可有肾脏损害。随着病情加重,肾小球的通透性改变,尿中出现高分子蛋白、管型尿甚至血尿,可见水肿。

5) 其他。胃肠功能紊乱、脱发、皮炎、免疫功能障碍,生殖功能异常,如月经紊乱、不育、异常生育、性欲减退、精子畸形等。

5. 诊断

慢性职业性汞中毒主要依据我国现行《职业性汞中毒诊断标准》(GBZ 89—2007),结合金属汞的职业接触史、参考职业卫生现场调查资料和临床表现及实验室检查结果,进行综合性分析诊断。

6. 治疗

主要应尽早尽快进行驱汞治疗,用二巯基丙磺酸钠或二巯基丁二钠、二巯基丁二酸。需要注意口服汞盐患者不应该洗胃,应尽快口服蛋清、牛奶或豆浆等,以使汞与蛋白质结合,保护被腐蚀的胃壁。对症处理和内科相同。

7. 预防

改革工艺及生产设备,控制工作场所空气汞浓度:用无毒原料代替汞,加强通风排毒,实现生产过程自动化、密闭化;同时加强个人防护,做好就业前及上岗后定期体检等健康监护工作。

8. 职业禁忌证

患有中枢神经系统器质性疾病、慢性肾脏疾病等者不宜从事接触汞的相关职业。

9. 职业性健康检查

内科常规检查,牙龈检查,血、尿常规,尿汞,肝功能,尿蛋白定量等。

7.2.3　一氧化碳中毒

1. 理化特性

一氧化碳(carbon monoxide,CO),俗称"煤气",是一种无色、无味、无臭、无刺激性的气体。微溶于水,易溶于氨水。易燃、易爆,在空气中含量达 12.5% 时可发生爆炸。不易为活性炭吸附。

2. 接触机会

CO 为分布广泛的窒息性气体,含碳物质的不完全燃烧均可产生 CO。主要包括:① 冶金工业;② 机械制造工业;③ 化学工业;④ 燃气的制取;⑤ 耐火材料、玻璃、陶瓷、建筑材料等工业使用的窑炉、煤气发生炉等;⑥ 汽车发动机尾气;⑦ 家庭用煤炉、煤气灶和燃气热水器等。

3. 毒理作用

CO 经呼吸道进入血液循环,入血后 80%~90% 与血红蛋白(Hb)发生紧密而可逆性结合,形成碳氧血红蛋白(HbCO)。CO 与 Hb 的亲和力比 O_2 与 Hb 的亲和力大 300 倍,而 HbCO 的解离速度比氧合血红蛋白(HbO_2)的解离速度慢 3600 倍,而且 HbCO 不仅本身无携带氧的功能,还影响 HbO_2 的解离,阻碍氧的释放和传递。由于组织受到双重缺氧作用,导致低氧血症,引起组织缺氧。进入机体的 CO 绝大部分以原形随呼气排出。中枢神经系统对缺氧最为敏感。

4. 临床表现

吸入 CO 气体可引起急性中毒,急性 CO 中毒迟发脑病和慢性损害。

(1) 急性中毒

起病急、潜伏期短,主要表现为急性脑缺氧所致的中枢神经损伤。中毒程度与血中 Hb-CO 浓度有关。

1) 轻度中毒。以脑缺氧反应为主要表现,出现剧烈的头痛、头昏、恶心、呕吐、四肢无力等症状;可有轻至中度意识障碍,但无昏迷;血液 HbCO 浓度可高于 10%。经治疗,症状可迅速消失。

2) 中度中毒。在轻度中毒的基础上出现面色潮红、多汗、烦躁、心率加速、口唇和皮肤黏膜呈樱桃红色;意识障碍表现为浅至中度昏迷;血液 HbCO 浓度可高于 30%。经抢救可较快清醒,恢复后一般无并发症和后遗症。

3) 重度中毒。上述症状进一步加重,因脑水肿而迅速进入深度昏迷或去大脑皮层状态,常见瞳孔缩小、对光反射迟钝、四肢肌张力增高、大小便失禁等;血液 HbCO 浓度可高于 50%。

(2) 急性 CO 中毒迟发脑病

又称"急性 CO 中毒神经精神后发症",是指少数急性 CO 中毒意识恢复后,经 2～60 天的"假愈期",又出现严重的神经精神和意识障碍症状。包括:痴呆、谵妄或去大脑皮质状态;锥体外系神经障碍,出现帕金森综合征表现;锥体系损害,出现偏瘫、病理反射阳性或大小便失禁等。

(3) 慢性损害

CO 是否可引起慢性中毒尚有争论。有人认为长期反复接触低浓度的 CO 可导致神经和心脑血管系统损害。

5. 诊断

职业性一氧化碳急性中毒的诊断必须依据吸入较高浓度 CO 的职业史、职业卫生现场调查资料、临床表现及实验室辅助检查结果,同时排除非职业性疾病的可能性,并依据我国《职业性急性一氧化碳中毒诊断标准》(GBZ 23—2002),进行综合性分析诊断。

6. 治疗原则

1) 脱离接触。立即将患者移至通风处,保持呼吸道通畅,注意保暖,密切观察其意识状态。

2) 纠正缺氧。轻度中毒者,给予氧气吸入及对症治疗;中度及重度中毒者积极给予常压口罩吸氧治疗,有条件时应尽早给予高压氧疗。

3) 对症支持治疗。视病情给予消除脑水肿;纠正水、电解质平衡紊乱;给予足够营养;加强护理;给予抗生素治疗,积极防治并发症和后遗症。

7. 预防

加强预防 CO 中毒的卫生宣传教育,普及自救、互救知识;设置 CO 自动报警器;生产场所加强通风；加强个人防护，进入高浓度 CO 的环境工作时，要佩戴特制的 CO 防毒面具；严格执行安全生产制度和操作规程。

8. 职业禁忌证

患有各种中枢神经和周围神经器质性疾患、器质性心血管疾患者不宜从事接触 CO 的相关职业。

9. 职业性健康检查

内科、神经科检查，心电图、HbCO 定量、血常规等。

7.2.4　苯中毒

1. 理化特性

苯（benzene）是最简单的芳香族有机化合物，常温下为带特殊芳香味的无色液体，极易挥发，易着火，微溶于水，易溶于乙醇、乙醚、汽油等有机溶剂。

2. 接触机会

苯在工农业生产中应用广泛，接触机会多，包括：作为有机化学合成的常用原料制造苯乙烯、苯酚、药物、农药、合成橡胶、塑料、洗涤剂、染料、炸药等；作为溶剂、萃取剂或稀释剂，用于生药的浸渍、提取、重结晶以及油漆、油墨、树脂、人造革、粘胶和喷漆制造；用作燃料，如工业汽油中苯的含量可高达 10% 以上；苯的制造，如焦炉气和煤焦油的分馏、石油的裂化重整与乙炔合成苯。

3. 毒理作用

生产过程中的苯主要以蒸气形式由呼吸道进入人体，皮肤仅能吸收少量。进入体内的苯，主要分布在含类脂质较多的组织和器官中，如骨髓、脑等；40%～60% 的苯以原形由呼吸道排出，约 10% 以原形储于体内，40% 左右被肝脏等器官代谢，代谢产物（主要是酚类物质）随尿排出。

急性中毒是由于苯的亲脂性，附于神经细胞表面，抑制生物氧化，影响神经递质，麻醉中枢神经系统。慢性毒作用主要是苯代谢产物被转运到骨髓或其他器官，可能表现为骨髓毒性和致白血病作用。迄今，苯的毒作用机制尚未完全阐明。目前认为主要涉及：干扰细胞因子对骨髓造血干细胞的生长和分化的调节作用；氢醌与纺锤体纤维蛋白共价结合，抑制细胞增殖；损伤 DNA，诱发基因突变或染色体损伤；癌基因的激活。

4. 临床表现

(1) 急性中毒

主要表现为中枢神经系统的麻醉作用，轻者可出现头晕、头痛、恶心、呕吐、兴奋、步态蹒跚等酒醉样状态，严重者可出现剧烈头痛、神志模糊、抽搐，甚至呼吸、心跳停止。

(2) 慢性中毒

1）神经系统。主要表现为非特异性神经衰弱综合征，如头痛、头晕、失眠、记忆力减退等，有的伴有自主神经系统功能紊乱，个别病例有肢体痛和痛觉减退表现。

2）造血系统。慢性苯中毒的主要特征是造血系统的损害，有近 5% 的轻度中毒者无自觉症状,但血象检查发现异常,最早和最常见的是白细胞计数减少,主要以中性粒细胞减少为主。此外,血小板亦出现降低,皮下及黏膜有出血倾向。重度中毒可出现全血细胞减少,引起再生障碍性贫血。

3）其他。长期接触苯,皮肤可因脱脂而变干燥、脱屑以至皲裂,有的出现过敏性湿疹、脱脂性皮炎。苯还可损伤生殖系统,引起女工月经量增多、经期延长,流产和胎儿畸形发生率增高。

苯是国际癌症研究中心（IARC）已确认的人类致癌物。

5. 诊断

急性苯中毒的诊断依据短期内吸入大量高浓度苯蒸气的职业史,以意识障碍为主的临床表现,结合现场卫生学调查和实验室检查,并排除其他疾病引起的中枢神经功能改变,进行综合性分析诊断。

慢性苯中毒的诊断应根据较长时间密切接触苯的职业史,以造血系统损害为主的临床表现,参考作业环境空气中苯浓度的测定资料,参考实验室检测指标,同时排除其他原因引起的血象改变,根据我国《职业性苯中毒诊断标准》（GBZ 68—2022）,进行综合性分析诊断。

6. 治疗原则

1）急性中毒。应迅速将中毒者移至空气新鲜处,立即脱去被污染的衣服,用肥皂水清洗被污染的皮肤,注意保暖和卧床休息。可用葡萄糖醛酸和维生素 C,忌用肾上腺素。

2）慢性中毒。无特效解毒药,根据造血系统损害所致血液疾病对症处理。可采用中西医结合疗法,给以多种维生素、核苷酸类药物以及皮质激素、丙酸睾丸酮等。

7. 预防措施

以无毒或低毒的物质代替苯;生产工艺改革和通风排毒;对苯作业现场进行定期劳动卫生学调查,监测空气中苯的浓度。加强个人防护,佩戴防苯口罩或使用送风式面罩;进行就业前和定期体检。女工怀孕期及哺乳期必须调离苯作业岗位,以免对胎儿和乳儿产生不良影响。

8. 职业禁忌证

以下人群不宜从事接触苯的相关职业:血象指标低于或接近正常值下限者,各种血液病,严重的全身性皮肤病,月经过多或功能性子宫出血。

9. 职业性健康检查

内科检查,血常规。

7.2.5 生产性粉尘与矽肺

1. 生产性粉尘

生产性粉尘是指在生产活动中产生的能较长时间悬浮于生产环境中的固体颗粒物,是污染生产环境、损害劳动者健康的重要职业性有害因素,可引起包括尘肺病在内的多种职业性肺部疾患。按性质可概括为无机粉尘、有机粉尘和混合型粉尘。

尘肺（pneumoconiosis）是由于在生产环境中长期吸入生产性粉尘而引起的以肺组织纤

维化为主的疾病。是职业性疾病中影响面最广、危害最严重的一类疾病。据统计,尘肺病例约占我国职业病总人数的80%以上。根据多年临床观察,X线胸片检查,病理解剖和实验研究的资料,我国按病因将尘肺病分为五类。

1) 矽肺(silicosis)。由长期吸入游离二氧化硅含量较高的粉尘引起。

2) 硅酸盐肺(silicatosis)。由长期吸入含有结合二氧化硅的粉尘,如石棉、滑石、云母等引起。

3) 炭尘肺(carbon pneumoconiosis)。由长期吸入煤、石墨、炭黑、活性炭等粉尘引起。

4) 混合性尘肺(mixeddust pneumoconiosis)。由长期吸入含游离二氧化硅粉尘和其他粉尘,如煤尘等引起。

5) 金属尘肺(metallic pneumoconiosis)。由长期吸入某些致纤维化的金属粉尘,如铝尘引起。

2. 矽肺

矽肺(silicosis),又称硅沉着病,是在生产过程中长期吸入游离二氧化硅含量较高的粉尘而引起的以肺组织弥漫性纤维化为主,伴有矽结节形成为特征的全身性疾病。矽肺是尘肺中危害最严重的一种,占尘肺总病例数近40%。自然界中95%以上的矿石均含有游离二氧化硅。石英中的游离二氧化硅含量可达99%,所以常以石英尘作为矽尘代表。

(1) 主要的矽尘作业

矽尘作业是指接触含10%以上游离二氧化硅的粉尘作业。例如,各种矿山采掘、筑路、水利工程等隧道的开挖等;石粉厂、玻璃厂、陶瓷厂以及耐火材料厂生产过程中的原料破碎、研磨等;机械制造业中铸造工段的砂型调制、清砂、喷砂等。

(2) 影响矽肺发病的因素

矽肺的发病与粉尘中游离二氧化硅含量、二氧化硅类型、粉尘浓度、分散度、接尘时间、防护措施以及接触者个体因素等有关。其中,肺内粉尘蓄积量是矽肺发病的决定性因素,其大小主要取决于生产环境中的粉尘浓度、分散度、接尘时间、劳动强度和防护措施等。

(3) 发病类型

矽肺的发病较缓慢,一般在持续性吸入矽尘5年后或10年后发病,有的可达15~20年,甚至更长。若持续吸入高浓度、高游离二氧化硅含量的粉尘,1~2年即可发病,称为速发型矽肺(acute silicosis)。有的工人较短时间接触高浓度矽尘后便脱离矽尘作业,脱离时X线胸片未发现明显异常,尚不能诊断为矽肺,若干年后才诊断为矽肺,称为晚发型矽肺(delayed silicosis)。

(4) 病理改变

矽肺病理改变包括四型:结节型、弥漫性间质纤维化型、矽性蛋白沉积型和团块型。其中,矽结节(silicotic nodule)和弥漫性间质纤维化是矽肺的基本病理改变。矽结节是矽肺的特异性病理改变。

(5) 临床表现与诊断

1) 症状。肺有很强的代偿功能,即使X线胸片上已呈现典型的矽肺影像改变,病人也可能在很长时间内无明显自觉症状。随着病情进展，或有并发症时，会出现胸闷、胸痛、气短、咳嗽、咳痰、心悸等症状，无特异性，并逐渐加重，但症状的多少和轻重与胸片表现并不一定呈平行关系。

2）体征。早期无明显体征，偶可闻及干啰音，合并感染时可闻及湿啰音，并发肺气肿时，可出现叩诊过清音等。

3）X 线胸片表现。矽肺 X 线胸片影像是矽肺病理改变在 X 线胸片的反映。其诊断依据为小阴影（直径小于 10 mm）和大阴影（长径超过 10 mm）。小阴影按其形态可分为圆形和不规则形两类。圆形小阴影病理基础以结节型矽肺为主，呈圆形或近似圆形。不规则形小阴影病理基础主要是肺间质纤维化，表现为粗细、长短、形态不一的致密影。大阴影是晚期矽肺的主要表现，其病理基础是团块状纤维化。X 线胸片的肺门、肺纹理和胸膜改变以及肺气肿等影像对矽肺的诊断也有重要参考价值。

4）肺功能改变。矽肺早期即发生肺功能损害，但由于肺脏的代偿功能很强，临床肺功能检查指标多属正常。随着病变进展，肺组织纤维化进一步加重，肺弹性下降，可出现肺活量及肺总量降低；伴肺气肿和慢性炎症时，时间肺活量降低，最大通气量减少，故矽肺患者的肺功能以混合性通气功能障碍为多。

（6）并发症

主要并发症有肺结核、肺部感染、肺源性心脏病以及自发性气胸等，其中最为常见和危害最大的是肺结核。矽肺如果合并肺结核，可加速硅沉着病病情恶化，且结核很难控制，矽肺合并肺结核是患者死亡的最常见原因。

（7）诊断

依据可靠的生产性粉尘接触史、职业卫生现场调查资料，以技术质量合格的 X 线高千伏后前位胸片表现作为主要依据，参考动态系列胸片及流行病学调查资料和职业健康监护资料，结合临床表现和实验室检查，排除其他类似肺部疾病，按照我国《职业性尘肺病的诊断》（GBZ 70—2015），进行综合性分析诊断。

3. 治疗与处理

目前尚无根治方法。大容量肺泡灌洗术是目前尘肺治疗的一种探索性方法，但由于存在术中及术后并发症而具有一定风险，远期疗效尚待进一步观察研究。矽肺病人应及时脱离粉尘作业环境，根据病情需要进行综合治疗，加强营养，生活规律化，坚持体育锻炼，积极预防并发症和对症治疗，以改善症状、延缓病情进展、延长病人寿命、提高生命质量。

4. 预防措施

在多年实践的基础上，结合我国国情综合防尘和降尘措施可以概括为"八字"，即"革、水、密、风、护、管、教、查"。"革"即进行生产工艺和设备的技术革新和技术改造；"水"即采用湿式作业；"密"是尘源密闭；"风"是加强作业场所的抽风除尘；"护"即加强个人防护；"管"是加强管理，建立完善管理制度和防尘设备的维护、维修制度；"教"是进行宣传教育，增强自我保护意识；"查"即对接触粉尘的作业人员进行定期健康检查，监测生产环境中粉尘的浓度，加强执法监督的力度，督促用人单位采取防尘措施，改善劳动条件。

5. 职业禁忌证

凡不满18周岁,有活动性肺结核、严重的慢性呼吸道疾病、严重影响肺功能的胸部疾病、严重的心血管系统疾病者不得从事接尘作业。

6. 职业性健康检查

内科检查、胸部X线片和肺功能检查等。

7.2.6 中暑

中暑(heat stroke)是高温环境下由热平衡和(或)水盐代谢紊乱等引起的一种以中枢神经系统和(或)心血管系统障碍为主要表现的急性热致疾病(acute heat-induced illness)。

1. 致病因素

主要致病因素包括环境温度过高、湿度大、风速小、劳动强度过大、劳动时间过长。过度疲劳、未热适应、睡眠不足、年老、体弱、肥胖和抗热休克蛋白抗体都易诱发中暑。

2. 发病机制与临床表现

按发病机制中暑可分为三种类型:热射病(heat stroke,含日射病 sun stroke),热痉挛(heat cramp)和热衰竭(heat exhaustion),我国职业病目录统称为中暑。

1)热射病。在高温环境下工作数小时后,散热小于产热,体温调节机制失衡,导致身体过热所致。先驱症状:无力、头晕、头痛、恶心、多汗等。体温突然升高到40 ℃以上,以后出现"无汗"伴有皮肤干热及嗜睡、昏迷、谵妄等中枢神经系统症状,严重者可出现休克、心力衰竭、肝肾衰竭或弥散性血管内凝血,癫痫样抽搐,如不及时抢救可致死亡。此型最为严重,尽管迅速救治,仍有20%~40%的患者死亡。

2)热痉挛。机体因大量出汗导致钠、钾过量丢失。表现为明显的肌肉痉挛,以腓肠肌最多见,常呈对称性,时而发作,时而缓解,并伴有收缩痛。患者神志清醒,体温多正常。

3)热衰竭。亦称热晕厥、热虚脱,多发生于高温、高湿环境中。临床表现为起病迅速,先有头晕、头痛、多汗、恶心、呕吐、轻度脱水、脉搏细弱、血压短暂下降、心律不齐,继而晕厥和手足抽搐,体温不高或稍高。通常休息片刻即可清醒。以上症状多以混合型较为常见。

3. 中暑的诊断

中暑按其临床症状的轻重可分为轻症和重症中暑,重症中暑包括热射病、热痉挛、热衰竭。

1)中暑先兆。即观察对象在高温环境作业一段时间后出现头晕、头痛、口渴、多汗、全身疲乏、心悸、注意力不集中、动作不协调等症状,体温多正常或略升高。

2)轻度中暑。除中暑先兆加重外,出现面色潮红、大量出汗、面色苍白、血压下降、脉搏快速等表现,体温升高至38.5 ℃以上。

3)重度中暑。可分为热射病、热痉挛和热衰竭三型,也可出现三者的混合型。

4. 中暑治疗

治疗原则:主要依据其发病机制和临床症状进行对症治疗,体温升高者应迅速降低体温。

1）轻度中暑。迅速离开作业环境至通风良好的阴凉处安静休息，给予含盐清凉饮料，必要时给予葡萄糖生理盐水静脉滴注。

2）重度中暑。① 热射病：立即采取降温、维持循环呼吸功能的措施，必要时纠正水、电解质平衡紊乱；② 热痉挛：及时口服含盐清凉饮料，必要时给予葡萄糖生理盐水静脉滴注；③ 热衰竭：使患者平卧，移至阴凉通风处，口服含盐清凉饮料，对症处理。静脉给予盐水虽可促使恢复，但通常无必要，升压药不必应用，特别对心血管疾病患者慎用，避免增加心脏负荷，诱发心衰。

5. 防暑降温措施

(1) 技术措施

1）合理设计工艺流程。改善高温作业劳动条件的根本措施在于合理设计工艺流程，改进生产设备和操作方法，如钢水连铸、铸造、搪瓷等的生产自动化，可使工人远离热源，同时减轻劳动强度。热源的布置应符合下列要求：① 尽量布置在车间外面；② 在天窗下面尽量采用热压为主的自然通风；③ 尽量在夏季主导风向的下风侧采用穿堂风为主的自然通风；④ 对热源采取隔热措施；⑤ 为了方便采用降温措施，在工作地点的热源之间可设置隔墙（板），使热空气沿着隔墙上升，经过天窗排出，以免扩散到整个车间；⑥ 热成品和半成品应立即运出车间或堆放在下风侧。

2）隔热。隔热是防止热辐射重要措施。可利用水或导热系数小的材料进行隔热，如水幕、隔热水箱等。其中，水的隔热效果最好。

3）通风降温。① 自然通风（natural ventilation）。高温车间靠门窗、缝隙进行自然通风换风是不够的，因为热量大、热源分散的高温车间，每小时需换气 30～50 次，甚至更多，才能使余热及时排出，所以必须把进风口和排风口配置得十分合理，充分利用热压和风压的综合作用，使自然通风的效能发挥到最大。② 机械通风（mechanical ventilation）。在自然通风不能满足降温的需要或生产上要求车间内保持一定的温湿度时，可采用机械通风。

(2) 保健措施

1）供给饮料和补充营养。高温作业工人应补充与出汗量相等的水分和盐分，最好的方式是供给含盐饮料。此外，可补充维生素和钙等。

2）个人防护。① 高温工人应穿耐热、导热系数小而透气性能好的工作服；② 工作服宜宽大又不妨碍操作；③ 按不同作业的需要，供给工作帽、防护眼镜、面罩、手套、鞋盖、护腿等个人防护用品；④ 特殊高温作业工人须佩戴隔热面罩和穿着隔热、阻燃、通风的防热服。

3）加强医疗预防工作。对高温作业工人应进行就业前和入暑前体格检查。凡有心血管系统器质性疾病、血管舒缩调节功能不全、持久性高血压、溃疡病、活动性肺结核、肺气肿、肝肾疾病、明显的内分泌疾病（如甲状腺功能亢进）、中枢神经系统器质性疾病、过敏性皮肤瘢痕患者、重病后恢复期及体弱者，均不宜从事高温作业。

4）组织措施。加强领导，改善管理，严格遵照国家有关高温作业卫生标准是做好厂矿防暑降温措施的关键。

7.2.7 噪声

噪声(noise)是人们不喜欢听到的声音(又称"噪音"),不仅会干扰人的工作学习生活和情绪,长期暴露也会损害健康,是一种常见职业性有害因素。

1. 基本概念与分类

从卫生学意义上来讲,凡是使人感到厌烦、不需要或有损健康的声音都称为噪声。如谈话的声音和音乐,也属于噪声。通常,噪声包括生产性噪声、交通噪声、生活噪声三类。

(1) 生产性噪声

在生产过程中产生的,听起来使人产生厌烦的频率和强度没有规律的声音,称为生产性噪音或工业噪音,生产性噪声不仅影响劳动者健康,也是常见的环境噪声来源之一。

生产性噪声按照来源可以分为:

1) 机械性噪声。由于机械撞击、摩擦、转动所产生的噪音,例如,冲压、切割、打磨机械等发出的声音。

2) 流体动力性噪声。气体压力或体积的突然变化、流体流动产生的声音,如空气压缩或施放(汽笛)发出的声音。

3) 电磁性噪声。指由于电磁设备内部交变力相互作用所产生的声音,如变压器所发出的声音。

根据噪声随时间的分布情况,生产性噪声可分为连续声和间断声。连续声又可分为稳态噪声和非稳态噪声。此外,对于稳态噪声,依据频谱的宽度,还可将其分为窄频带和宽频带噪声等。

生产性噪声通常具备以下特征,使其较噪声具有更强的危害性:① 强度高;② 高频音所占比例大;③ 持续暴露时间长;④ 与其他有害因素联合作用。这些生产性有害因素可与噪声产生联合作用。

(2) 交通噪声

飞机噪声在交通噪声中最强,距离飞机 300 m 处,噪声大约为 105 dB。速度与噪声有很大关系,车速提高 1 倍噪声增加 6~10 dB;当车速低于 96 km/h 时,噪声主要是轮胎造成的。

(3) 生活噪声

包括家庭噪声、公寓噪声、集贸市场嘈杂声和娱乐场所的噪声。

2. 噪声对人体健康的影响

长期接触一定强度的噪声,对人体产生不良影响,早期多为可逆性、生理性改变。但长期接触强噪声则对人体产生不可逆的、病理性损伤。

(1) 听觉系统

1) 暂时性听阈位移(temporary threshold shift,TTS)。指人或动物接触噪声后引起听阈水平变化,脱离噪声环境后,经过一段时间听力可以恢复到原来水平。① 听觉适应:短时间暴露在强烈噪声环境中,机体听觉器官敏感性下降,听阈可提高 10~15 dB,脱离噪声接触后外界的声音有"小"或"远"的感觉,离开噪声环境1分钟之内即可恢复,此现象称为听觉适应(auditory adaptation)。听觉适应是机体一种生理性保护现象。② 听觉疲劳:较长时间停留在强噪声环境中,引起听力明显下降,听阈提高到15～30 dB,离开噪声环境后,需要数小时甚至数十小时听力才能恢复,称为听觉疲劳(auditory fatigue)。若短时间内听力不能恢复,因工作需要而继续接触噪声,会使听觉疲劳逐渐加重,可能发展为永久性听阈位移。

2)永久性听阈位移(permanent threshold shift,PTS)。是指由噪声或其他因素引起的不能恢复到正常听阈水平的听阈升高。永久性听阈位移是一种不可逆的病理性改变。

3)职业性噪声聋。是我国最常见的法定职业病之一,指劳动者在工作过程中,由于长期接触噪声而发生的一种渐进性的感音性听觉损伤,大多数患者双耳对称。

4)爆震性耳聋(explosive deafness)。指在某些特殊条件下,如进行爆破,由于防护不当或缺乏必要的防护设备,可因强烈爆炸所产生的冲击波造成急性听觉系统的外伤,引起听力丧失。治疗后,轻者听力可部分或大部分恢复,严重者可致永久性耳聋。

(2) 听觉外系统

1)神经系统。长期接触强噪声可引起一系列神经系统反应,出现头痛、头晕和心悸与睡眠障碍综合征。研究发现有时还会表现为情绪不稳,易激怒等。

2)心血管系统。在噪声作用下,出现心率加快或减慢,血压早期变化不稳定,长期接触强的噪声可以引起血压持续性升高。研究发现,接触噪声的工人心血管疾病患病率增高。

3)内分泌及免疫系统。接触强噪声的工人或实验动物可出现免疫功能降低,接触噪声时间越长,变化越显著。

4)消化系统及代谢。噪声接触者可以出现胃肠功能紊乱、食欲减退、胃液分泌减少、胃的紧张度降低、蠕动减慢等变化。有研究显示噪声还可引起人体脂代谢障碍,血胆固醇升高。

5)生殖系统及胚胎发育。流行病学调查表明,接触噪声的女工出现月经不调现象,表现为月经周期异常、经期延长、经血量增多及痛经等。

6)对工作效率的影响。噪声会使人感到烦躁,注意力不能集中,反应迟钝,不仅影响工作效率,而且降低工作质量容易发生各种事故,造成人员伤亡及财产损失。

3. 噪声聋的诊断与处理

(1) 诊断

噪声性耳聋属我国法定的职业病,按照国家《职业性噪声聋的诊断标准》(GBZ 49—2014),职业性噪声聋诊断依据明确的噪声接触史,有自觉听力损失或耳鸣等症状,听力曲线表现为感音性耳聋,结合劳动卫生学现场调查资料,排除其他原因所致听力损失,进行综合性分析诊断。

(2) 处理

噪声所致的听力损伤和噪声性耳聋目前尚无有效的治疗方法。听力损伤者听力下降达56dB以上者,应佩戴助听器。中度听力损伤者可考虑安排从事对听力要求不高的工作。重度听力损伤及噪声性耳聋者应调离噪声环境。

4. 影响噪声对机体作用的因素

1）强度和频谱特性。噪声的强度越大危害越大，接触强度相同的情况下，频率越高则噪声对人体的影响越大。

2）接触时间和方式。强度相同的噪声，接触时间越长危害越大，噪声性耳聋的发生率与工龄有密切的关系；实践证明连续接触方式的危害高于间断接触。

3）噪声的性质。脉冲噪声的危害高于稳态声，窄频带噪声的危害高于宽频带噪声。

4）个体敏感性与个体防护。对噪声敏感和机体健康状态不佳的人，尤其是有耳病者会加重噪声的危害程度。个体防护是预防噪声危害的有效措施之一，如佩戴防声耳塞等可推迟或减轻噪声性听力损伤。

5）其他有害因素同时存在。有振动、高温、寒冷和毒物等有害因素存在时可加重噪声的危害。

5. 控制噪声危害措施

1）控制和消除噪声源。采用无声或低声设备代替发出强声的机械，厂房设计时，合理配置声源，把高噪声的设备和低噪声设备分开，密闭声源等。

2）控制噪声传播。采用吸声、隔声和隔振等措施；增加噪声源与接受者之间的距离；还可设立屏障，如建立绿化带等。

3）加强个人防护和健康监护。对于接触噪声的作业人员，可佩戴耳塞、防声棉、耳罩及帽盔等。定期开展体检，尤其是听力检查，观察听力变化情况，以便早期发现听力损伤，及时采取有效的防护措施。

4）制定工业企业卫生标准。制定合理的卫生标准，将噪声强度限定在一定范围之内。

5）合理安排劳动和休息。制定合理的作息时间，如适当安排工间休息，噪声作业人员要合理安排工作以外的时间，在休息时间内尽量减少或避免接触较强的噪声（包括音乐），同时保证充足的睡眠。

7.3　职业卫生服务

7.3.1　概念

职业卫生服务（occupational health service，OHS）是整个卫生服务体系的重要组成部分，是以保护和促进职业人群的安全与健康为目的的全部活动。OHS 以健康为中心，以职业人群和劳动环境为对象的一种特殊形式的预防性卫生服务，是 WHO“人人享有卫生保健”（health for all，HFA）全人类卫生服务目标在职业人群中的具体体现。同时，WHO 也要求相关部门、雇主、职工及其代表，建立和维持能保证职工安全和健康的工作环境，使其从事的工作适合于职工的生理特点，从而促进职工的躯体与心理健康。

7.3.2 实施原则

职业卫生服务应遵从下列实施原则：

1）保护和预防的原则。保护职工健康,预防工作过程中各种有害因素对健康的危害。

2）适应的原则。使职业人群所从事的工作和工作环境适合于人的能力。

3）健康促进的原则。促进职业人群的躯体、心理健康以及社会适应能力。

4）治疗与康复的原则。使职业危害、事故损伤、职业病和工作有关疾病的影响减少到最低程度。

5）全面的初级卫生保健原则。为职业人群及其家属提供全面的卫生保健服务。

7.3.3 基本内容

职业卫生服务的基本内容如下：

1）工作场所的健康需求评估。收集各种资料,综合分析工作场所职业人群的健康需求,评估企业职业安全卫生状况,针对企业现实提出与制定改进或指导意见。

2）职业人群健康监护。包括医学监护、接触控制和信息管理。通过对职业人群进行健康检查（职工就业前健康检查、定期检查、更换工作前检查、脱离工作时检查、病伤休假后复工前检查和意外事故接触者检查等）,分析评价职业有害因素对其健康的影响及其影响程度,采取有针对性的预防措施。职业健康监护是职业卫生服务的重要内容。

3）职业危险健康风险评估。通过环境监测、健康监护、生物监测、职业流行病学调查及实验室监测等手段对职业有害因素的潜在危险进行定期、定量的鉴定和健康风险评估。

4）工作场所危险告知、健康教育与健康促进。用人单位有义务知道工作场所中存在的职业性有害因素,并有责任告知工人和对其进行职业卫生与安全操作培训;劳动者有权利知道和关注与自己工作相关的有害因素的信息。对工作场所存在的职业危害因素可能造成的健康损害,用人单位应有针对性地对工人进行健康教育和健康促进。

5）职业病和工伤的诊断、治疗和康复服务。

6）实施与作业者健康有关的其他初级卫生保健服务。如预防接种、合理膳食、常见病的诊断和治疗、与慢性病有关的不良生活方式的干预等。

7）工作场所突发公共卫生事件的应急处理。

7.3.4 职业健康监护的概念

职业健康监护是以预防为目的,通过对职业人群进行各种检查,连续性地监测劳动者的健康状况,评价其接触职业性有害因素的影响及其危害程度,掌握职业人群健康状况,及早发现健康损害的征象,并采取相应的预防、处理措施,防止职业性疾患的发生与发展。

7.3.5 职业健康监护的基本内容

职业健康监护的内容包括医学监护、接触控制和信息管理三个方面。

1. 医学监护

医学监护(medical surveillance)是指对职业人群开展有目的的、系统的、连续的职业健康检查,以便及时发现职业性有害因素对职业从事者的健康损害,及时处理。职业健康检查是通过医学手段和方法,针对职业从事者所接触的职业病危害因素可能产生的健康影响和健康损害进行临床医学检查,了解受检者健康状况,早期发现职业病、职业禁忌证和可能的其他疾病和健康损害的医疗行为。职业健康检查包括上岗前健康检查、在岗期间定期健康检查、离岗或转岗时健康检查、应急的健康检查和职业病的健康筛检。

新修正的《职业病防治法》指出,职业健康检查应当由取得《医疗机构执业许可证》的医疗卫生机构承担。卫生行政部门应当加强对职业健康检查工作的规范管理,具体管理办法由国务院卫生行政部门制定。对从事接触职业病危害作业的劳动者,用人单位应当按照国务院卫生行政部门的规定组织上岗前、在岗期间和离岗时的职业健康检查,并将检查结果书面告知劳动者。

1) 上岗前健康检查,又称就业前健康检查(pre-employment health examination),是指用人单位对准备从事某种工作的人员在参加工作前进行的健康检查。目的在于掌握从业者就业前的健康状况及有关健康的基础资料,及时发现职业禁忌证(occupational contraindication),防止接触劳动环境中的有害因素而使原有疾病加重,或对某种有害因素敏感而容易发生职业病。该检查为强制性职业健康检查,应在开始从事有害作业前完成。我国《职业健康监护技术规范》(GBZ 188—2014)中,明确规定了有毒有害工种的职业禁忌证。

2) 在岗期间健康检查,又称定期健康检查(periodical health examination),是指用人单位按一定的时间间隔,对已经从事某种职业或接触某种职业性有害因素的劳动者进行健康状况的检查。目的是及时、及早地发现职业性有害因素对劳动者健康的早期损害和影响,对劳动者进行动态健康观察,以利于早期诊断、早期治疗,防止新病例继续出现,同时为生产环境的防护措施效果评价提供资料依据。健康检查的内容及检查周期应根据国家颁布的《职业健康监护技术规范》(GBZ 188—2014)中的有关规定执行。

3) 离岗或转岗时体格检查(leave or transfer health examination),是指劳动者调离当前工作岗位时或者改换为即将从事的岗位前所进行的健康检查,目的是为了掌握劳动者离岗或转岗时的健康状况,分清健康损害责任,同时为离岗从事新岗位的劳动者和接受劳动者新岗位的业主提供健康与否的基础资料。

4) 应急性健康检查(emergency health examination),是指当发生急性职业病危害事故时,对遭受或者可能遭受急性职业病危害的劳动者,及时组织救治、进行健康检查和医学观察,所需费用由用人单位承担。依据检查结果和现场职业卫生学调查,确定危害因素,为急救和治疗提供依据,控制职业病危害的继续蔓延和发展。应急性健康检查应在事故发生后立即开始。从事可能产生职业性传染病的劳动者,在疫情流行期或近期密切接触传染源者,应及时开展应急健康检查,随时监测疫情动态。

5) 职业病的健康筛检。职业病筛检(occupational disease screening)是在接触职业性有害因素的人群中所进行的健康检查,可以是全面普查,也可以在一定范围内进行,属于二级预防措施。主要目的是早期发现病人,早期采取干预措施或治疗措施;评价职业危害控制措施和其他初级预防措施的效果;根据毒理学和其他研究的结果,发现过去没有认识的可疑健康危害,并建议进一步进行确诊性检查。

2. 接触控制

接触控制(exposure control)包括职业环境检测和接触评定。

1)职业环境监测(occupational environmental monitoring),是指通过有计划、系统的检测作业环境中存在的有害因素,分析作业环境中有毒有害因素的性质、强度及其在时间、空间的动态分布及消长规律。通过职业环境检测,既可以评价作业环境的卫生质量,也可以估计在此作业环境下职工接触有害因素的水平。为研究接触-反应(效应)关系提供基础数据,进而确认安全的接触限值。

2)接触评定(exposure assessment)与效应评定相对应,是通过对毒理学测试、环境检测、生物检测、健康监护和职业流行病学调查的研究资料进行综合分析,定性和定量的认定和评定职业性有害因素的潜在不良作用,并对其进行管理,为评价接触-反应(效应)关系及危险度分析提供基础。

3. 信息管理

信息管理是为了有效地开发和利用信息资源,以现代信息技术为手段,对信息资源进行计划、组织、领导和控制的社会活动。职业健康监护信息管理在于对职业健康监护的环境监测资料和有关个人健康资料(职业从事者的职业史、职业病危害接触史、职业健康检查结果和职业病诊疗等)建立健康监护档案,并及时整理、分析、评价和反馈,实现职业健康监护的信息化管理,以利于职业病的防治。

(1)健康监护档案

职业健康监护档案是职业健康监护全过程的客观历史记录,不仅反映个体健康状况,也利于评估群体健康水平。主要内容包括生产环境监测和健康检查两方面资料,其特征是完整性和连续性。职业健康监护档案是职业病诊断鉴定的重要依据之一,也是区分健康损害责任的重要依据,同时又是评价用人单位职业病危害治理情况的依据。劳动者离开用人单位时,有权索取本人职业健康监护档案复印件,用人单位应当如实、无偿提供,并在所提供的复印件上签章。

(2)健康状况分析

对劳动者健康监护资料应及时整理、分析、评价和反馈,使之成为开展和搞好职业卫生工作的科学依据。评价方法包括个体评价和群体评价。个体评价主要反映个体接触量及其对健康的影响,群体评价主要为作业环境中有害因素的强度范围、接触水平与机体的效应等。

(3)职业健康监护档案管理

职业健康监护档案管理是一项非常重要的工作,应利用现代化的科学技术,提高职业健康监护档案管理的科学性、规范性、实用性和查找资料的快速性;建立全国职业健康网络管理系统,落实职业病网络直报制度,加强职业健康监护工作的网络信息管理,不断提高职业健康监护工作管理的系统性和先进性。

职业健康监护工作过程中,要求一支具有一定经验、精通本专业知识、熟悉相关学科知识的相对高学历人员组成的专业技术人员队伍。同时应由指定机构依照法规进行专门监督、指导,并制定一套完整的切实可行的管理模式。用人单位应设立专门机构或专人管理职业健康监护工作,将职业健康监护工作由专门机构或专人依照法律、法规确定监督对象、管理范围和监督职责。

‖ 知 识 拓 展 ‖

▲退休后得了职业病还能找原单位赔偿吗?

"王师傅 5 年前办理了退休手续,不久前,经诊断为职业性尘肺病。王师傅找到原单位要求赔偿,原单位却表示王师傅已退休多年,在其办理退休手续后就已和单位没有任何关系,所以拒绝赔偿。"那么,原单位的说法对吗?

用人单位的观点是错误的,符合条件的退休员工仍然享受工伤保险待遇。首先,职业病工伤相较于其他工伤,其特点是发现时间相对滞后,因此职工在退休或离职后发现自身患有工伤的情形时有发生。《人力资源社会保障部关于执行〈工伤保险条例〉若干问题的意见》第八条规定:办理退休手续后,未再从事接触职业病危害作业的退休人员,若曾经从事接触职业病危害作业、当时没有发现罹患职业病、离开工作岗位后被诊断或鉴定为职业病的,可以自诊断、鉴定为职业病之日起一年内申请工伤认定,社会保险行政部门应当受理。

当然,被认定工伤还需要满足一定条件,如在其办理退休的单位确实有从事接触职业病危害作业,而且退休后没有再从事接触职业病危害作业。当王师傅符合这两个条件时,其患职业病的情况依法可以认定为工伤。王师傅在诊断为尘肺病后一年内,可以依法向人力资源社会保障局申请认定工伤,维护自身合法权益。

(来源:职业安全卫生网)

【章节概要】

本章主要介绍了职业性有害因素与职业性病损,常见职业病的预防与控制和职业卫生服务。职业性有害因素按其来源可分为生产工艺过程中产生的有害因素,劳动过程中的有害因素和生产环境中的有害因素。本章所指职业病主要是狭义的职业病,即法定职业病,可分为 10 大类 132 种。铅中毒、汞中毒、一氧化碳中毒、苯中毒、矽肺等是最为常见的几种法定职业病。职业病往往具有病因特异、病因大多可以检测、不同接触人群的发病特征不同、预后较好、缺乏特效治疗的特点。职业病诊断也应综合考虑患者的职业史、职业卫生现场调查、临床表现与辅助检查等因素。"三级预防"是职业病预防与控制的重要策略,此外,在法律、组织、技术、卫生服务等方面也应制定相应预防与控制措施。职业卫生服务是指以保护和促进职工的安全与健康为目的的全部活动。其中,职业健康监护尤为重要,其内容包括医学监护、职业环境监测和信息管理。

【复习思考题】

1. 职业性有害因素按其来源可分为哪几类?
2. 简述职业病的特点及其诊断原则。
3. 请简述职业病与工作有关疾病的区别与联系。
4. 职业性损害的三级预防内容有哪些?
5. 简述铅中毒与慢性汞中毒各自的主要临床表现。
6. 简述一氧化碳中毒的机制。
7. 结合职业性尘肺病的定义和种类,举例说明如何开展预防服务。
8. 简述职业卫生服务的实施原则。

第8章　社会-心理-行为因素与健康

学习目的：掌握社会因素、心理及行为生活方式的主要内容及其影响健康的规律和特点；熟悉经济因素与健康的双向互动作用，心理、行为问题的干预方法，心身疾病的概念；了解心身疾病的诊断及其预防和控制。

知识要点：社会因素，心理因素，行为生活方式，心身疾病。

在现代医学模式的指导下，WHO 提出的健康可被理解为生物学、心理学和社会学三个维度的健康，影响人类健康与疾病的主要因素包括环境因素（自然环境和社会环境）、生物遗传因素、心理行为因素和医疗卫生服务因素。本章主要介绍社会、心理和行为因素对健康的影响。

8.1　社会因素与健康

本节主要介绍经济发展、社会网络以及社会文化三个因素对健康的影响。

8.1.1　健康社会决定因素模型

社会属性是人类的本质特征，人的生老病死不仅仅是自然产物，也受到众多社会因素的影响。人类的社会环境包括一系列与社会生产力、生产关系有密切联系的因素，如政治、文化、经济、社会保障制度、行为生活方式以及医疗卫生服务等，深刻影响着人类对健康和疾病的认识。学者们就社会因素对健康的影响提出了很多理论模型，其中被认为最经典的是达尔格伦(Dahlgren)和怀特海德(Whitehead)在 1991 年建立的健康社会影响因素的分层模型，该模型由内向外依次代表了个体健康的主要影响因素，处于内环的因素都受到外层因素的影响。第一层代表不同年龄、性别、遗传因素的个体；第二层代表个体行为和生活方式对健康带来不同影响；第三层代表社会支持对个体健康带来的有利或不利的影响；第四层代表住房、环境卫生、卫生保健服务、教育等社会结构性因素；第五层代表宏观的社会经济、文化和环境。如图 8.1 所示。

但我们也必须认识到，社会因素对人群健康发挥着双重作用，经济发展、教育进步等推动人类健康水平和社会文明程度的发展，起到积极的促进作用；而不良的社会因素则可能起到消极的阻碍作用，甚至导致机体的功能性或器质性病变。社会因素通过人体的感知觉系统,刺激神经系统产生兴奋或抑制,引起心跳加快、血压升高、呼吸急促等一系列机体的保护性反应;影响垂体-肾上腺系统的激素分泌,可能引起糖原异生或分解增加、出血、溃疡等多种病变。这种应激状态往往是一过性的,但不良的社会因素广泛且持久存在于人们的现实生活中,可通过缓慢累积逐步造成反应的累加作用,进而引起器质性病变。同时,长期的社会应激可能导致非特异性细胞活动能力下降、淋巴组织退化、抗体反应抑制等免疫抑制现象,增加了机体器质性病变的发生概率。

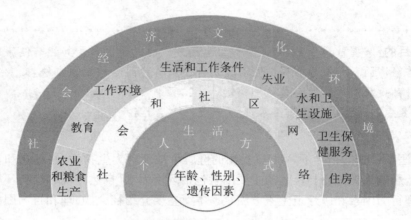

图 8.1 健康社会决定因素模型

8.1.2 经济发展与健康

社会经济是人们生存和健康的基本条件。随着社会经济的持续发展,人类在教育普及、物质生活丰富、文化水平提高、卫生服务完善等方面得到普遍改善,全球人群健康状况普遍提高。

1. 经济发展对健康的影响

社会经济发展是人群健康水平提高的根本物质保证,一方面社会经济发展成果可以促进人类物质生活条件和劳动条件的改善,为人类提供充足的食物、安全的饮用水,从而有利于提高居民健康水平;另一方面,经济的不断发展可以为医疗卫生事业提供足够的资金,有助于国家对卫生保健的投入和社会保障体系的完善。社会经济发展还可以体现在提高国民的受教育程度,进而影响人群健康水平。总的来说,经济越发展,居民收入水平提高,推动生活条件和卫生设施改善,必然导致孕产妇死亡率和婴儿死亡率降低、平均期望寿命得到延长,健康水平得以提高(表 8.1)。1949 年我国居民人均寿命约为 35 岁,2021 年提高到了 78.2 岁(摘录自《2021 年我国卫生健康事业发展统计公报》)。《"健康中国 2030"规划纲要》指出:到 2030 年,"人民身体素质明显增强,人均预期寿命达到 79.0 岁,人均健康预期寿命显著提高"。

表 8.1　2022 年世界几个国家的期望寿命和人均 GDP 情况表

国家	期望寿命(岁)	期望寿命世界排名	人均 GDP(美元)	人均 GDP 世界排名
日本	83.7	1	39340	26
西班牙	82.8	5	30090	27
中国	76.1	53	12359	60
尼日利亚	54.5	177	2149	135
塞拉利昂	50.1	183	518	178

注：根据《世界经济年鉴 2021》和《WORLD HEALTH STATISTICS 2021》整理。

但经济发展对人群健康水平并非只表现为单向促进作用,工业革命后社会经济的飞速发展在为人类创造巨大财富的同时,也导致生态环境严重的污染和破坏以及人类生活方式的改变,给人类带来了一些新的健康问题,例如,不良生活方式引起高血压、糖尿病、肥胖症等发病率的增加,现代科技发展导致空调综合征、手机依赖、网络成瘾等文明病的出现,激烈的社会竞争和不断加快的生活节奏带来心理健康问题的凸显等。

2. 人群健康水平对经济发展的作用

社会经济的发展最根本是生产力的发展,人力资源是生产力发展的重要环节,人力的健康状态对生产力的发展起着重要的、不可替代的作用,人类历史上的多次经济迅猛发展都是以疾病控制、公共卫生等人群健康方面的重大突破为后盾的,习近平总书记在 2016 年全国卫生与健康大会上的讲话中也强调"没有全民健康,就没有全面小康"。人群健康状况的提升可以通过增加劳动力供给、提高劳动生产效率、减少疾病损失及资源耗费等方式,促进社会经济发展。同时健康水平的改善有利于增加人类受教育的机会和学习能力,提升人力资源的数量和质量,进而对经济发展作出重要贡献。

总的来说,经济发展与人群健康之间互为因果、相互促进,经济发展可以提高人类战胜疾病的能力,而人群健康状况的改善,不仅有利于促进经济发展,也有益于增进社会的和谐稳定。近年来全球饱受经济危机的影响和疫情的严峻挑战,如何在现有经济条件下进一步改善人群的健康状况,是世界各国共同面对的挑战。

8.1.3　社会关系与健康

1. 社会网络与社会支持

社会网络是指个体成员之间因互动而形成的相对稳定的关系网,社会支持是个体获得的来自于他人或社会网络的一般或特定的支持性资源。个体在社会网络中与他人相互作用而形成人际关系,良好亲密的人际关系不仅使人心情舒畅、精神振奋,而且也使人能够获得情感上的支持。反之,疏远紧张的人际关系会使人心理状态发生改变,影响神经内分泌系统和免疫系统的正常生理反应,若长期处于这种状态,必将导致健康受损和疾病的发生。

结构健全的社会网络是人们获得社会支持的基本条件,直接的物质援助、团队关系的存在可提供客观的社会支持,而个体在社会网络中受尊重、被支持、被理解的主观感受则为主观的社会支持。社会支持是个体的基本社会需要,而一定的社会支持将减少个体的负面情绪,提供应对压力的策略,从而降低压力事件对个人身心健康的危害。

2. 家庭关系与健康

家庭是通过婚姻和血缘关系组成的社会基本单位,作为将生物人转化为社会人的第一个社会机构和基本单位,家庭的功能是不能被其他任何机构所代替的。父母在儿童早期人格形成中具有关键作用,父母离异可能增加孩子的心理压力,甚至造成人格上的缺陷。家庭结构的完整与否、家庭关系的融洽与否、家庭的社会经济地位、家庭成员的健康状况等对个体的健康影响至关重要。结构稳定的家庭,能增加家庭成员的安全感,由于能够得到来自家庭的社会支持,个人抗风险能力和抵御不良事件的能力较强。而离婚、丧偶、子女死亡等家庭结构破坏事件可能引起家庭成员出现孤独、焦虑等,降低对疾病的抵抗能力而诱发各种健康问题,在破裂家庭人群中,睡眠障碍、摄食障碍、哮喘、消化道症状等均十分多见。退休、失业等也可能成为一种生活压力事件,可能造成极大的心理应激,从而影响身体健康。

8.1.4 社会文化与健康

文化是一种人类社会现象,包括人类在生产生活中创造的一切社会物质财富和精神财富的总和,可渗透到人类社会生活的各个领域,我们通常认为的文化特指精神文化,包括思想意识、道德规范、宗教信仰、风俗习惯、教育、科学技术等,这些文化现象对人群健康影响的广泛程度甚至大于生物因素和自然因素。WHO 指出,一旦人们的生活水平超过基本需求,有能力决定生活资料的使用时,文化因素对健康的作用就越来越重要。

1. 风俗

风俗是特定文化区域内的人群在长期日常生产生活中自然形成的、世代沿袭与传承的习惯性行为模式。风俗常常对人们的日常行为有着强大的约束力,贯穿人们的衣食住行各方面,是与健康因素联系最为密切的行为规范。不同国家和地区特有的风俗习惯会对人群健康产生不同的影响,例如,西方的分餐制减少了用餐者交叉感染的风险,我国沿海一带地区爱食生鱼增加了以华支睾吸虫为主的寄生虫病发病率,我国端午节民间挂艾叶、佩香囊的习俗可辟邪、驱瘴、除病等。因此,需要通过教育让人们分清风俗习惯的良莠,自觉保留优秀的风俗和改变不良的风俗,提高健康水平。

2. 教育

教育是人类社会化的重要手段,教育水平对其健康意识、生活习惯、自我保健能力等有着极其重要的影响。研究表明,提高女性受教育程度是全世界范围内降低母婴死亡率的重要决定因素,同时也是提高儿童、家庭健康的关键因素。教育对健康的影响主要通过两个途径来实现,一方面,教育影响人们对生活方式的选择,通过学校规范化教育或个体获得的非规范化教育,不断调整自身的行为和生活方式。教育程度较高的个体往往会更接受和正确掌握卫生保健知识,愿意选择有益于健康的行为和生活方式,从而降低患病风险,也会在需要时更加积极主动地寻求医疗卫生服务。另一方面,个体受教育或社会化的程度越高,获得的就业机会和劳动收入也越多,利用社会资源的能力也越强,从而为获得更多更好的健康服务提供了物质基础和保障。

3. 科技进步

近年来科学技术的迅猛发展,为社会经济、政治、科技等各个方面提供了前所未有的优越条件。科学技术是一把双刃剑,如互联网技术大大方便了人们的日常生活,使人们的工作、教育、购物等工作和生活方式发生了很大变化,但也会导致网络成瘾、脊柱疾病等消极的健康影响。随着医学科学技术的发展,高科技医疗仪器设备的出现为人类对疾病的认识提供了有效手段,如各种造影和核磁共振等技术提供了清晰可靠的影像资料,提高了疾病的诊疗水平;基因工程等生命科学技术在医学中的应用,对肿瘤等疑难疾病的早发现、早诊断、早治疗起到了重要作用;互联网技术在医疗机构之间、病人与医生、医院之间搭建了桥梁,使不同医疗间的会诊、资源共享、数据图像交互、实时健康监测等得以实现,全国联网和异地就医结算,大大推进了我国的医疗体制改革,进一步满足了人民群众的健康需求。但这些新技术在促进疾病认识和人群健康发展的同时也存在着很多负面影响。很多慢性复杂性的疾病诊断技术的发展往往快于治疗手段,诊断中新技术的应用带来了高收费,但却无法有效解决疾病治愈的问题,同时由于过度依赖技术和机器,医生与病人亲密的交流、倾诉与倾听大大减少,这是医学发展中必须正视的一个客观事实。

8.2　心理、行为生活方式与健康

在整体医学观中,人体是一个生物、心理和社会的统一体,同时具有生理和心理活动。自 1977 年美国精神病学和内科学教授 Engel 提出"生物-心理-社会-生态"医学模式以来,人们逐渐认识到健康与疾病现象与心理、行为生活方式息息相关。

8.2.1　心理因素与健康

心理健康是人在成长和发展过程中,认知合理、情绪稳定、行为适当、人际和谐、适应变化的一种完好状态,是健康的重要组成部分。

1. 人格对健康的影响

人格是稳定表现于个体的心理特征,由遗传和环境共同决定,与健康密切相关。不同人格特征的人群具有不同的心理特征,对外界刺激的反应及其采取的应对行为也存在差异,主要包括心理现象中的兴趣、能力、气质、性格等方面。心理学上常将人格分为 ABCD 四个型别。具有 A 型性格的人通常争强好胜、雄心勃勃,有旺盛的精力,时间紧迫感和竞争倾向明显,甚至存在与他人的对立情绪或敌意成分,此型性格的人罹患冠心病的风险较高。具有 B 型性格者容易满足,信奉知足常乐,没有特别想要实现的理想和目标,喜欢安静,很少发生应激反应,易长寿。C 型性格者通常表现为过分的顺从、忍让、压抑,常常因无力应对生活压力而感到绝望和孤立无援,具有这种性格的人罹患宫颈癌、胃癌、食道癌、肝癌、结肠癌的风险较高。具有 D 型性格者,表现较为消极、忧伤、孤独、压抑和爱独处,情绪敏感,容易产生负面情绪,胆子较小,不善于社交,罹患抑郁症和心脑血管疾病的发生风险较高。

2. 心理压力对健康的影响

心理压力(stress)是指人们生活中的各种刺激事件和内在要求在心理上所构成的困惑

或威胁,在心理学中又可称之为"应激"。1963年著名生理学家坎农(Cannon)将压力定义为外部压力事件的刺激作用。20世纪80年代拉扎勒斯(Lazarus)和孚尔克曼(Folkman)对压力的认识进行扩展,认为人们对外部刺激事件的认识和解释颇为重要,例如,同样是失业,有人认为无所谓,而有人则觉得严重无比,可见不同的心理认知,其生理、行为、情绪等方面的反应也会不同。

适当的压力对于健康是必要的,人只有在适当的压力下才能保持一定的张力,不断进步直至获得成功,体会到人生的乐趣。但是,如果长期承受过大的压力则会导致不良的健康影响,高血压、心血管疾病、偏头痛、呼吸道疾病、溃疡等都与过度的压力关系密切。过度的压力还可能导致消极怠工、心理障碍、自杀、反社会等心理和行为问题。因此个体应主动学习和了解心理健康知识,保持积极健康的情绪,避免持续消极情绪对身体健康造成伤害。自我调适不能缓解时,可选择寻求心理咨询与心理治疗,及时疏导情绪,预防心理行为问题和精神障碍发生。

8.2.2 行为生活方式与健康

慢性非传染性疾病是当今世界人口健康的头号杀手。相关研究显示,在心脑血管疾病、癌症、慢性呼吸道疾病、糖尿病等慢性非传染性疾病的形成中,行为因素具有很重要的影响。WHO调查显示,50%的死亡归因于行为生活方式因素、30%为环境因素、10%为生物遗传因素、10%为医疗卫生服务因素。

许多行为生活方式的形成可以从生物学和心理学的角度加以分析。以吸烟为例,人在一定时间内摄入一定量的尼古丁后,可激活大脑中的奖赏中枢区域,从而对其产生高度的依赖。而尼古丁在血浆中的半衰期为30分钟,当尼古丁不能达到一定水平时,吸烟者就会感到恶心、头痛、烦躁等不适,需要通过吸烟维持大脑中的尼古丁水平,这可能是尼古丁导致吸烟成瘾的生物学机制。而从心理学的角度来看,许多危害健康行为与自我表达、情感激发需求、心理压力等有关,很多人的吸烟行为在同伴聚会时发生,在助兴、得到社会的承认等心理作用下进行,第一次吸烟的感受往往伴随着恶心、呕吐等痛苦的感受,但某些促使行动的力量足以超越痛苦的感受,并逐渐养成习惯。

健康的行为生活方式是指人的生理功能、起居作息等符合自然规律,工作、学习、人际交往等符合社会规律,具有积极向上的人生态度,这类行为生活方式与社会适应,可以促进人们的健康。1992年,WHO将健康生活方式概括为"合理膳食、适量运动、心理平衡、戒烟戒酒"。而吸烟、酗酒、静坐生活方式、不良性行为、药物滥用、网络成瘾等不良的生活行为方式对健康的危害非常大,改变不良生活行为方式和控制行为风险已经成为保持人类身心健康的重要条件。

1. 成瘾行为

成瘾行为是指因沉溺于某类物体、某类活动或某类物质中,导致躯体、心理和社会功能损害的任何活动,表现为心理依赖、躯体依赖、耐受性及戒断症状。根据成瘾对象的不同,可以将其分为精神活性物质成瘾和非精神活性物质成瘾两类。精神活性物质成瘾是对成瘾物质或药物产生依赖或成瘾,包括中枢神经系统抑制剂、中枢神经系统兴奋剂、大麻、致幻剂、阿片类(吗啡、海洛因)、挥发性溶剂、烟草等 7 大类。非精神活性物质成瘾也称为行为成瘾,如赌博障碍、纵火癖、偷窃癖等与行为成瘾密切相关的障碍已被列入《美国精神障碍诊断与统计手册(第 5 版)》中。随着信息科技的发展,近年来沉溺于计算机和网络使用的行为引起了社会的广泛关注。网络成瘾综合征是指长期长时间使用电子可视产品引发的一系列以自主神经功能紊乱为主要症状的症候群,出现视物模糊、头昏、头痛、心悸、恶心、呕吐,甚至手脚麻木颤抖、心律失常、血压升高等表现,对身心健康带来极大影响。因此应理智上网,不能用上网来代替与其他人的正常交往,如果发现患上"网瘾",应尽快借助亲友或社会的力量,戒除网瘾,恢复身心健康。

2. 吸烟

吸烟是当今世界人类健康的最大威胁。2021 年,WHO 出版的《全球烟草流行报告》说明全球目前估计有 10 亿吸烟者,其中约 80%生活在低收入和中等收入国家。烟草每年导致 800 万人死亡,其中 100 万人死于二手烟。同时,吸烟是许多呼吸道感染的已知危险因素,在新型冠状病毒肺炎(Corona Virus Disease 2019,COVID-19)大流行背景下,一些证据表明,吸烟者患 COVID-19 重症和死于 COVID-19 的风险高出常人 50%。烟草还是非传染性疾病(如心血管疾病、癌症、呼吸系统疾病和糖尿病)的主要危险因素。大量流行病学研究表明,吸烟与 33%的癌症发生有关,还可导致神经系统、血液系统、呼吸系统、消化系统、生殖系统的功能紊乱和器质性病变。我国目前每年死于与吸烟有关疾病的人数达 100 万,如果不加控制,2030 年将达到 200 万,2050 年将达到 300 万。鉴于烟草对人类健康的严重威胁,2003 年 5 月,世界卫生大会提出制定《烟草控制框架公约》,在烟草价格、税收、广告、被动吸烟等方面提出了一系列的要求,确定了控烟工作的重点和方向。我国于 2003 年 11 月正式签署《烟草控制框架公约》,成为该公约的第 77 个签约国,并于 2005 年 10 月生效。

3. 饮酒

酒对中枢神经系统有显著的作用。即使小量饮酒也可能影响驾驶和操作机器的能力,过量饮酒还会引起情绪失控、人际冲突、交通肇事、暴力行为等一系列社会问题。饮酒对机体健康的影响可涉及多个系统,造成酒精性肝病、酒精性心肌病、急性酒精中毒,酒精还可通过胎盘影响胎儿正常发育。任何对个人和社会产生不良影响的饮酒行为都可以成为问题饮酒行为。问题饮酒行为的预防与控制应从三个方面开展:一是广泛宣传酒精危害,倡导不饮酒、少饮酒文化;二是制定和严格执行与饮酒相关的法律法规,如禁止酒后驾车;三是提供有效的戒酒治疗和康复服务。

4. 不安全性行为

不安全性行为是性传播疾病的主要传播途径。目前已经发现的可通过性行为传播的疾病多达 30 余种,其主要的受害者是成年人和女性病人生产的婴儿,对人类的危害非常严重。除此以外,随着青少年性成熟的提前、性观念的改变,青少年妊娠率有逐年上升的趋势,意外妊娠后进行的人工流产,会给少女带来子宫疾病、感染等,甚至可能影响今后的怀孕与生育。预防和控制性传播疾病及青少年妊娠等与性行为相关的社会问题必须强化社会综合治理,提高全民的文化教育水平,以青少年、育龄妇女及流动人群为重点,开展性道德、性健康和性安全宣传教育和干预,倡导健康的性观念和安全的性行为,培养良好的社会道德风尚。同时,要加强对性传播高危行为人群的综合干预,减少意外妊娠和性相关疾病传播。

8.2.3　行为心理问题的干预

1. 政策干预

在所有的干预措施中,政策干预被普遍认为是最有效的。对于一些已长期存在的健康问题,可以通过政府倡导促动的途径来促进政府采纳和制定实施有利于人民健康的政策。比如通过限制烟草广告、提高烟草产品价格、公共场所控烟立法等措施可以显著限制人们的吸烟行为;扩大医保的覆盖面可以提高人民健康的保障水平;优化工厂建设规划,可以减少损害人民健康的环境损害物的排放。

2. 环境工程设施干预

适当的环境工程设施改善对于某些疾病或社会问题的干预效果显著。例如,为避免孩子误食某些药物,除了教育和行为干预外,还可以使用安全的、不宜打开的容器来装药品。在社区规划活动场地、建设健身器材对促进社区居民的锻炼行为有较好的帮助,与肥胖、冠心病等疾病的干预效果密切相关。

3. 大众媒体干预

大众媒体影响面广,符合公共卫生干预的条件,与其他方式结合往往会取得事半功倍的效果,对于政策倡导促动来说是一个有力的"推动器"。电视、刊物、手机、网络等大众媒体是非常有力的传播媒介,借助于大众媒体的健康教育对人们行为意向的干预十分有效。

4. 社区干预

社区是具有某种互动关系的和共同文化维系力的,在一定领域内相互关联的人群形成的共同体及其活动区域,是社会有机体最基本的内容。对于很多疾病通过社区预防、控制、教育和咨询进行干预是经济有效的,社区居民可以通过参与社区健康计划的制订、实施和评价等一系列活动,提高认识和解决自身健康问题的能力,从而改善个体或群体的健康状况。

5. 组织干预

组织干预是通过对不合理的组织结构和行为进行改变,达到干预的目标。如学校出台无烟校园建设要求,对校园控烟会起到良好的促进作用。

8.3　心身疾病的预防与控制

8.3.1　心身疾病概述

心身疾病(psychosomatic disease)是指心理、社会因素在发生、发展与转归上起着重要作用,有明确的病理基础、器官出现了形态学改变或组织改变的躯体疾病。该疾病有以下六个特点:① 必须具有躯体症状或躯体症状相关的体征;② 发病原因主要是心理、社会因素;③ 通常涉及自主神经所支配的系统或器官;④ 同样强度、同样性质的心理、社会因素影响,对一般人只引起正常范围内的生理反应,而对心身疾病易患者或已有心身疾病者则可引起病理生理改变;⑤ 遗传和个性特征与心身疾病的发生有一定的关系,不同个性特征的人易罹患某一"靶器官"的心身疾病;⑥ 有些患者可提供较准确的心理、社会因素的致病过程,而多数患者不了解心理、社会因素在发病过程中的作用,但感到某种心理因素能加重自己的病情。

随着社会经济的高速发展,人们生活水平的不断提高,生活节奏日益加快,社会竞争日趋激烈,带来一系列心理和社会因素,使人们的心理和躯体健康明显受到损害,导致心身疾病的发生,也使躯体疾病患者的病情复杂、疗效降低、病程延长。心身疾病的流行病学表现为城市高于农村,尤其是经济发达地区发病率高;女性高于男性;青壮年发病率高于老人或儿童;患病率高峰为更年期;脑力劳动者高于体力劳动者。

心身疾病范围广、种类多,可见于临床各科,涉及几乎全身各器官系统。数据显示,当前70%的临床内科疾病属于心身疾病,原发性高血压、冠心病、糖尿病、哮喘、消化性溃疡、功能性胃肠病、神经性皮炎、肿瘤、偏头痛等疾病的发生发展均与心理社会因素密切相关。应激性生活事件常被作为心身疾病的重要促发因素。许多回顾性调查显示,心肌梗死的病人出现症状前的 1 年内,其生活事件明显增高;夫妻关系不和、家庭成员患病等应激性事件可能降低胰岛素分泌、升高血糖、诱发或加重糖尿病;急性应激时食道上段静息态肌张力增加,产生食道痉挛综合征。负性情绪也是心身疾病的诱发因素,研究表明,焦虑、愤怒情绪及发怒后抑制情绪的发泄可明显增加中年男性高血压的危险度;而抑郁则可使个体静息态心率增加和心率变异度下降,诱发冠心病。

8.3.2　心身疾病的诊断

心身疾病应由执业心理医生作出诊断,其诊断程序与一般的临床生物医学诊断有所不同,在躯体诊断的基础上,还须结合心理生理学检查、心理负荷试验及心理社会因素调查等心理诊断依据,同时排除神经症等其他精神障碍伴随的躯体症状方可诊断。心理诊断主要包括以下内容:

1) 病史采集。特别注意收集个人发展史、人际关系状况、家庭或社会支持资源、曾遇到的社会生活事件、个性或行为特征、个人认知评价模式等个体心理社会方面的有关资料。

2) 体格检查。在常规临床体格检查过程中注意观察病人的心理行为反应,如有无过于敏感、紧张、神经质等情绪反应,并恰当判断病人心理特质上的某些特点。

3) 心理行为检查。应结合病史资料,采用晤谈、行为观察、心理测验等方式对病人开展较为系统的医学心理学检查,评估其心理应激源、应对能力、社会支持、情绪障碍等。

4) 综合分析。根据以上程序收集的资料,结合躯体诊断结果,对是否为心身疾病、心理社会因素类别及可能的作用机制等问题做出恰当评估。

8.3.3　心身疾病的治疗

心身疾病的治疗需采用心、身同治的原则,根据患者的具体情况实施躯体治疗手段,同时安排好心理治疗。

1. 消除社会、心理刺激因素

针对患者受到的不良社会、心理因素刺激使用干预手段,如协调社会或家庭矛盾、改善人际关系,必要时更换环境。

2. 心理治疗

在心理医生的指导下采用适宜心理干预手段和心理疏导措施,帮助患者减轻甚至消除异常心理和行为,促进机体的抗病能力,从而减轻躯体症状。

3. 消除生物学症状

主要指通过心理学技术直接改变患者的生物学过程,如气功、瑜伽、音乐等,均可通过训练控制自己的情绪或调整内脏活动以达到治疗目的,坚持运动、参加公益活动、栽培花木等行为也有益于情绪调节和改善健康状态。

4. 药物治疗

对于存在严重焦虑、抑郁等问题的心身疾病患者,除进行以上治疗外,临床常可根据病情配合使用一些抗焦虑药或抗抑郁药物。中医也有一些养心安神、疏肝解郁的方剂可配合使用,尤其是针灸疗法具有调和阴阳、疏通经络的作用,在心身疾病的治疗中也被广泛使用。

8.3.4 心身疾病的预防

心理社会因素往往需要较长的作用时间方可引起疾病,因此心身疾病应尽早开展预防,具体预防措施应包括个人和家庭、社会两个层面:

1. 个人和家庭预防

1)主动学习和了解心理健康知识,科学认识心理健康与身体健康之间的相互影响,培养健全的人格,学会从不同角度观察和分析问题,提高辨识能力。

2)积极建立和谐的人际关系,积极寻求人际支持,适当倾诉与求助,对改善个人认知能力、宣泄负性情绪有重要意义。

3)保持乐观、开朗、豁达的生活态度,学会科学有益的心理调适方法,提高个人抗挫折能力,及时消除生活中的强应激下个人的情绪变化,尽早恢复内心平静。

4)正确认识抑郁、焦虑等常见情绪问题,出现心理行为问题要及时求助,一过性的或短期的情绪变化可以通过自我调适和心理咨询予以缓解,出现情绪障碍也可以通过药物、心理干预两者相结合的方式治疗。

5)家庭成员之间要互相关注心理状况。在与家庭成员发生矛盾时,不采用过激的言语或伤害行为,要积极沟通加以解决,营造相互理解、相互关爱的家庭氛围。

2. 社会预防

1)通过社会力量,为个体创造良好的工作环境,提高个体的社会认同感,从而形成良好的社会氛围,减少社会应激因素的产生。

2)充分应用线上线下宣传平台,广泛开展心理健康教育,传播自尊自信、乐观向上的现代文明理念和心理健康知识。

3) 学校、用人单位、老年活动中心、妇女之家等分别针对学生、职工、老年人、妇女等群体开展心理咨询、心理辅导和心理援助等工作,对明显存在心理素质弱点、持续处于应激状态、出现情绪危机的个体以及存在心身疾病遗传倾向的个体,加强心理预防工作。

知 识 拓 展

▲全球公共健康:对静坐生活方式说"不"

长期静坐的生活方式(physical inactivity)是人类身体健康的重要杀手,同时也已经成为全球范围内致人死亡的第四大危险因素。早在 20 世纪 50 年代,就已经有证据表明体能运动(physical activity)对身体健康具有积极意义,但尽管如此,旨在改善人类身体素质的实质性努力却迟迟未能跟进。已有数据显示,目前,全球约有 31% 的人口无法达到身体活动推荐量的最低值,2009 年,已经有 17% 的人口处于机体"欠活动"状态。尽管在部分国家,人们业余时间的身体活动量呈现上升趋势,但是受到交通方式和工作情况的影响,人们的整体运动量在不断下降。由于缺乏身体活动出现的疾病可能影响生活质量,造成直接或者间接的经济负担,这些无疑会给社会和卫生系统造成极大负担。静坐生活方式对人体健康危害如此之大,但目前对抗静坐生活方式的公共卫生行动却进展相当迟缓,特别是与其他健康问题的控制和预防相比,该问题得到的重视明显不足。其重要原因之一在于此项工作的中心被放在了个体健康的改善方面,而并未作为一个整体性问题得到公共卫生层面的重视,因此问题久久不能攻克,只有在多领域、多环节共同努力,才能实现最终目标。

▲推动全民健身和全民健康深度融合

每年的 8 月 8 日是我国"全民健身日"。习近平总书记始终高度重视体育运动的发展,将体育与国家发展、民族振兴紧密地联系在一起,多次强调体育"是实现中国梦的重要内容","体育强则中国强,国运兴则体育兴"。体育承载着国家强盛、民族振兴的梦想。加快建设体育强国,就要坚持以人民为中心的思想,把人民作为发展体育事业的主体,把满足人民健身需求、促进人的全面发展作为体育工作的出发点和落脚点,落实全民健身国家战略,不断提高人民健康水平。要倡导健康文明的生活方式,树立大卫生、大健康的观念,把以治病为中心转变为以人民健康为中心,建立健全健康教育体系,提升全民健康素养,推动全民健身和全民健康深度融合。

【章节概要】

人是一个有机整体,具有生物性和社会性。随着社会的发展、生活节奏的加快、竞争的日益剧烈,人们越来越重视社会-心理-行为生活方式对健康的影响,采取积极有效的措施,对许多疾病的防控都有重大意义。社会、心理、行为因素对健康的影响既有积极作用,也有消极作用,引导学生充分熟悉和认识到社会因素、心理以及行为生活方式对健康的重要性,在临床工作中从关注疾病本身到关注患者所处的社会,树立科学的疾病观和健康观。

【复习思考题】

1. 当前危害人类健康的不良行为生活方式有哪些? 如何降低和避免它们造成的危害?
2. 如何评判某一社会因素是否与当地人群健康有关?
3. 如何权衡社会经济发展和人民身体健康之间的关系?
4. 结合实际,谈谈如何应对学习和生活压力。

第9章 分析性研究

　　学习目的：掌握病例对照研究与队列研究的基本原理、特点、用途及各自优缺点；熟悉两种研究的设计与实施要点以及数据资料的收集、整理与分析方法；了解两种研究中常见偏倚及其控制。
　　知识要点：病例对照研究与队列研究的定义、特点、用途；暴露、匹配、累积发病率及发病密度的概念；OR 值、RR 值、AR 值的计算与意义；病例对照研究与队列研究的优缺点。

　　分析性研究（analytical study），又称分析性流行病学（analytical epidemiology），是分析因素与疾病之间是否有关联以及关联强度大小的一类研究方法，包括病例对照研究与队列研究，其中，病例对照研究是一种回顾性研究，而队列研究是一种前瞻性研究。相对于队列研究，病例对照研究因其具有简便、易行、花费小等优点，应用较为广泛。中医药研究中，常被用来研究某些疾病与中医证候、症状、体质分布等的关系，如气郁质与失眠的相关性研究，胃肠积热与 2 型糖尿病的关联性研究，中医体质（阳虚质、阴虚质、血瘀质等）与腰椎间盘突出症的相关性研究等。

9.1 病例对照研究

　　病例对照研究（case-control study）是最常用的分析性流行病学方法，主要用于探索疾病的病因或危险因素以及检验病因假设。

9.1.1 概述

1. 概念

　　病例对照研究是指选择患有某特定研究疾病的一组人群作为病例组，并选择未患有该病但与病例组具有可比性的一组人群作为对照组，回顾性调查两组既往暴露于某个或某些危险因素的情况，并对两组暴露比例进行统计分析，以判断疾病与因素之间有无关联及关联强度大小的一种观察性研究。若病例组的暴露比例显著高于对照组，则可认为这种暴露与该疾病间存在统计学关联。基本原理如图 9.1 所示。

　　其中，暴露（exposure）是流行病学的一个术语，它可以是研究对象接触某种与结局有关的因素(如药物、香烟烟雾、重金属等),也可以是研究对象具备某种状态或特征(如肥胖、遗传特征、受过高等教育等)。如研究吸烟与肺癌的关系,研究对象有吸烟行为即判为有暴露;研究肥胖与冠心病的关系,研究对象处于肥胖状态即判为有暴露。

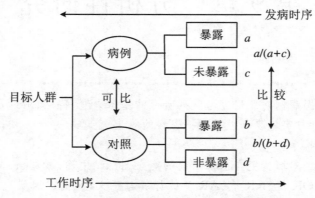

图 9.1 病例对照研究基本原理示意图

2. 基本特点

1)属于观察法。研究对象的暴露情况是自然而客观存在的,并没有进行任何人为的控制和干预,所以病例对照研究属于观察性研究方法。

2)平行设立对照组。研究一开始就平行设立一个与病例组具有可比性的对照组,目的是与病例组的暴露比例做比较,从而判断暴露与疾病间有无关联。

3)观察方向由"果"至"因"。该研究是在疾病或健康相关事件已经发生之后追溯其既往的暴露史,研究疾病或健康相关事件(果)与过去暴露(因)之间的关联,以寻找病因线索或检验病因假设。

4)论证因果关系的能力较弱。"因"前"果"后是病因推断必须要满足的一个条件(详见流行病学教材的病因推断章节),而病例对照研究的研究方向是回顾性的,即由"果"至"因",一般只能初步检验病因假设而难以证实因果关系。

3. 用途

1)广泛探索疾病的病因线索。病例对照研究常被应用于某些疾病病因或危险因素的探索,特别是某些罕见病的病因探索。海豹儿(短肢畸形儿)的病因危险因素探索就是该法的典型应用。

2)初步检验病因假设。经过描述性研究或探索性病例对照研究,结合专业知识确定病因假设后,可以通过设计精良的病例对照研究,初步检验该病因假说是否成立。

3)评价预防和控制策略与措施效果。调查病例组与对照组接受某预防措施的情况,若病例组中接受某预防措施者明显少于对照组,或根本没有接受该措施者,则可提示该预防措施效果明显。

9.1.2　研究设计与实施

1. 确定研究目的

研究设计围绕研究目的展开,确定研究目的是整个研究计划的首要步骤。在研究开展之前需充分查阅相关文献资料,了解本课题的国内外研究现状,根据疾病的特点、结合既往研究结果或临床工作中需要解决的实际问题,提出明确的研究目的。

2. 明确研究类型

病例对照研究有多种不同类型,基本类型有成组病例对照研究和匹配病例对照研究。

（1）成组病例对照研究

该类型的病例对照研究设计较简单,在合格的病例和对照人群中,分别抽取一定数量的人作为研究对象进行调查与数据分析。对两组研究对象之间的特征没有特殊的规定,只要求对照组的人数不少于病例组,但该法本身控制混杂因素的能力较弱。

（2）匹配病例对照研究

匹配（matching）又称作配比,是指在研究过程中,以对研究结果有干扰作用的某些因素（变量）为匹配因素,使匹配因素在对照组与病例组的分布上保持一致的一种限制性方法。采用匹配方法选择研究对象的病例对照研究即为匹配病例对照研究。在流行病学研究中,通常把对研究结果有干扰作用的外部变量称为混杂因素,这种因素往往既与研究的因素有关,又与研究的疾病有关。如果存在重要的混杂因素,此时采用成组病例对照研究,则很可能会错误估计疾病与暴露因素间的关联。如研究吸烟与肺癌的关系,年龄就是一个重要的混杂因素。随着年龄增加,人群吸烟率与吸烟量是增加的,同时随着年龄增加,肺癌在人群中发病水平也是增加的;这种情况下若不将年龄作为匹配因素,研究结果很可能会过高估计吸烟与肺癌的关系。可见,匹配的目的是使混杂因素在病例组和对照组之间的分布均衡,从而抵消混杂因素对研究结果的影响,更准确地反映暴露与疾病之间的关联。

根据匹配方式的不同,匹配可分为频数匹配和个体匹配。

1）频数匹配（frequency matching）。要求病例组与对照组在匹配变量的构成比例上保持相同或相近,例如,病例组男性占 30%,则对照组中男性比例也应占 30% 左右。

2）个体匹配（individual matching）。是以个体为单位使病例和对照在某种或某些因素或特征方面相同或接近。1 个病例可以匹配 1 个对照,此时称作配对（pair matching）;如果对照易得而病例罕见,也可以 1 个病例匹配多个对照,如 $1:2, 1:3, \cdots\cdots 1:R$。随着 R 值的增大,研究效率增加,但工作量也明显增加,所以 R 通常不超过 4。

注意,如果某个因素做了配比因素,就不能分析该因素与疾病的关系,也不能分析它与其他因素对疾病的交互作用。此外,匹配也会增加选择对照的难度,如果把不必要的因素列入配比因素,不但增加工作难度,而且可能会丢失重要信息,降低工作效率,此种情况称为匹配过度（over-matching）,研究中应注意避免。

3. 选择研究对象

病例对照研究中需要选择病例与对照两类研究对象。

(1) 病例的选择

病例是指患有特定研究疾病且符合研究相关规定的人。所有病例都应符合严格的诊断标准，最好使用国际或者国内统一的诊断标准，优先选用金标准，如癌症病例应采用病理诊断作为诊断标准，而且，选择的病例应足以代表产生病例源人群中的全体病例。

1）病例的来源。主要包括医院来源与社区来源，两种来源各有优缺点。医院来源，一般不需另行诊断，花费少，病例的合作性较好，容易获得资料；但不同医院接收的病人可能具有不同的特征，如果仅从一所医院选择病例，代表性较差，易产生选择偏倚。社区来源，病例的代表性较好，选择偏倚小；但社区病例往往来自各个不同等级医院，诊断标准可能不一样，需要另行诊断，人力、物力、财力花费大。

2）病例类型。病例对照研究中首选的病例类型是新发病例，其优点在于新发病例确诊不久，患病时间较短，对有关暴露的回忆较可靠，且新发病例往往尚未接受相关干预措施，行为习惯也尚未发生改变，对其进行调查可以获得更全面而真实的信息。其次是现患病例，现患病例更容易获得，依从性也好；但可能因患病后接受某些干预措施，生活习惯及机体指标已发生改变，也可能因患病时间过长而对既往暴露情况有所遗忘，因此，从该类病例中获得的信息往往存在信息偏倚。死亡病例的暴露信息主要是由亲属或其他人提供，或者是通过查阅历史资料和记录获得，资料的准确性更差。

(2) 对照的选择

对照的选择难度通常比病例大，对照不能患有所研究的疾病，且应具有代表性，能代表产生病例的源人群。

1）对照的来源。① 与病例同一医院或多个医疗机构中患其他疾病（非研究疾病）的患者。这种对照易于获取、合作度高，但此种对照的暴露分布常与病例的源人群不同，代表性不高，容易产生偏倚。② 社区人口或团体人群中非研究病例人群。这种对照的代表性强，但合作度较低，实施难度大，费用相对高。③ 病例的同胞、配偶、同学或同事。同胞对照可以均衡遗传因素的干扰，配偶对照可以排除生活环境的影响，同学或同事对照则可以排除学习或工作环境的影响。④ 病例的邻居或住在同一住宅区内的非研究病例人群。此种对照有助于控制社会经济地位、居住环境等因素的影响。

2）注意事项。① 除了研究因素以外，所有非研究因素在对照人群的分布应与病例人群相似。② 对照不应患有与研究因素有关的疾病。例如，研究吸烟与肺癌的关联时慢性支气管炎患者就不宜作为对照，否则会低估吸烟与肺癌的关联。③ 根据研究目的可以选择多个对照，比如同时选择社区和医院对照，以弥补各自的不足。

4. 估计样本量

估计样本量时，首先要明确哪些因素会影响样本量的大小，并通过查文献或预试验等方法确定这些影响因素的大小，然后利用公式计算或直接查表获得样本量大小。

(1) 病例对照研究样本量的影响因素

暴露因素在对照人群中的暴露率（P_0）；暴露因素与疾病的关联强度，即比值比（OR）；期望达到的统计学假设检验显著性水平（α）；期望达到的统计学假设检验的把握度（$1-\beta$）。

不同类型的病例对照研究,样本量的估计方法不同。

(2) 成组病例对照研究的样本量估计

1) 病例数与对照数相等时,可用以下公式估计样本量:

$$n = 2\overline{pq} \cdot (U_\alpha + U_\beta)^2 / (P_1 - P_0)^2 \tag{9.1}$$

式中,n 为病例组或对照组人数;U_α 与 U_β 分别为 α 与 β 对应的标准正态分布变量;P_0 与 P_1 分别为对照组与病例组估计的某因素暴露率;$q_0 = 1 - p_0$,$q_1 = 1 - p_1$,$\overline{p} = (p_0 + p_1)/2$,$\overline{q} = 1 - \overline{p}$。$P_1$ 可用下式计算:

$$P_1 = (OR \times P_0)/(1 - P_0 + OR \times P_0) \tag{9.2}$$

2) 病例数与对照数不等时,设病例组人数∶对照组人数 = 1∶c,所需的病例数可通过下式计算:

$$n = (1 + 1/c)\overline{pq}\,(U_\alpha + U_\beta)^2 / (P_1 - P_0)^2 \tag{9.3}$$

式中,$\overline{p} = (p_1 + cp_0)/(1 + c)$,$\overline{q} = 1 - \overline{p}$,$P_1$ 的计算同前,对照组人数为 cn。

(3) 个体匹配病例对照研究的样本量估计

1∶1 匹配设计时,常采用 Schlesselman 推荐的计算公式:

$$m = \left[U_\alpha/2 + U_\beta\sqrt{P(1 - P)}\right]^2 / (P - 0.5)^2 \tag{9.4}$$

式中,m 为病例与对照暴露情况不一致的对子数,$P = OR/(1 + OR)$。

研究需要的总对子数 M 为:

$$M \approx m/(p_0q_1 + p_1q_0) \tag{9.5}$$

式中,P_0 与 P_1 分别为目标人群中对照组和病例组某因素的估计暴露率,P_1 的计算方法同式(9.2),$q_0 = 1 - p_0$,$q_1 = 1 - p_1$。

除了利用公式计算外,还可通过相关书籍直接查表获得不同设计类型所需的样本量。

9.1.3　资料收集、整理与分析

1. 资料收集

病例对照研究的资料收集,主要是通过专门设计的调查表对研究对象进行调查,包括面访、信访、电话访问、网络调查等多种方式;也可查阅医疗记录、报告登记资料、职业史档案等材料,作为问卷调查的补充;根据研究的需要有时还要进行现场观察或者采集个人标本(如血液)或环境样品(如空气、土壤)等进行实验室检测。收集资料要确保信息准确可靠,应全程实施质量控制,培训调查员,对调查工作做好监督和检查;应以同样的方式收集病例与对照的资料,如用相同的调查表、相同的态度、相同的提问方式、相同的调查环境等,以避免出现信息偏倚。研究中还可通过抽取一定比例的研究对象进行重复调查,通过更新两次调查结果的一致性评价调查结果的可靠性。

2. 资料整理

对收集到的原始资料进行全面检查与核实,以保证资料的完整性和准确性。核查无误后,将原始资料进行分组、编码并录入计算机,建立数据库。一般采用双轨录入,录入后进行机器比对分析,以发现人为录入错误。

3. 资料分析

(1) 统计描述

旨在呈现研究对象的一般特征及组间的均衡性情况。

1) 一般特征描述。描述研究对象的性别、年龄、职业、居住地以及病例的临床分型等的分布情况,一般以均数和(或)构成比表示;匹配资料还应描述匹配情况。

2) 均衡性检验。对病例组和对照组的某些基本特征分布是否相似进行检验,以评价两组的可比性,常采用 t 检验、χ^2 检验等方法。若某个或某些因素组间分布不均衡,则在后续的统计推断中考虑其对结果的影响,并采用适宜的方法进行校正。

(2) 统计推断

旨在判断病例组与对照组间暴露比例的差别有无统计学意义,分析暴露与疾病有无关联以及关联程度(strength of association)。本节主要介绍单因素分析方法,借此阐明病例对照研究资料分析的基本思路。实际工作中,若分析的暴露不止一个时,可采用多因素分析方法。

(3) 成组病例对照研究资料的推断性分析

1) 暴露比例的比较。将研究资料整理成如下四格表(表 9.1)形式。分别计算两组某因素的暴露率或暴露比例,并检验组间暴露率或暴露比例的差异有无统计学意义。两组暴露比例比较的统计分析一般采用四格表资料的 χ^2 检验,见公式(9.6)。

表 9.1 非匹配或成组匹配病例对照研究资料分析表

暴露因素	病例组	对照组	合计
有	a	b	$a+b=n_1$
无	c	d	$c+d=n_0$
合计	$a+c=m_1$	$b+d=m_0$	$N=a+b+c+d$

$$\chi^2 = \frac{(ad-bc)^2 \cdot N}{m_1 m_0 n_1 n_0} \tag{9.6}$$

当四格表中有理论数大于等于 1 但小于 5 的格子,且总例数 $\geq$40 时,使用校正 χ^2 检验:

$$\chi^2 = \frac{(|ad-bc| - N/2)^2 \times N}{m_1 m_0 n_1 n_0} \tag{9.7}$$

2) 关联强度分析。若两组暴露比例差异有统计学意义,说明该暴露与疾病存在统计学关联,此时应进一步做关联强度分析,以推断暴露因素与疾病关联的密切程度。病例对照研究中关联强度常用比值比(odds ratio, OR)表示,OR 值是病例组某因素的暴露比值与对照组该因素的暴露比值之比,反映了病例组某因素的暴露比例为对照组的若干倍。

对于表 9.1,病例组暴露与无暴露的比值(odds) $= a/c$,对照组暴露与无暴露的比值 $= b/d$,OR 的计算公式为:

$$OR = \frac{a/c}{b/d} = \frac{ad}{bc} \tag{9.8}$$

当 $OR=1$ 时,表明暴露因素与疾病之间无统计学联系;$OR>1$,表明暴露因素与疾病呈

"正"关联,提示该因素为危险因素,其数值越大,二者间的失联程度越高;$OR < 1$,表明暴露因素与研究的疾病呈"负"关联,提示该因素为保护因素,其值愈小,二者间的管理程度越高。

3) 计算 OR 值的 95% 可信区间。上面的 OR 值是利用一次病例对照研究数据计算得来的,属于样本信息。由于存在抽样误差,此时应对总体人群或源人群的 OR 值范围进行估计,即 OR 值的可信区间(confidence interval,CI)。常利用计算的 χ^2 值估计 OR 值的 95% CI(Miettinen 法),公式如下:

$$(OR_L, OR_U) = OR_{MH}^{(1 \pm 1.96/\sqrt{\chi^2})} \tag{9.9}$$

【例 9.1】 某研究采用病例对照研究设计探讨中医体质类型(阳虚质)与腰椎间盘突出症的相关性,研究结果见表 9.2,资料分析如下:

表 9.2 腰椎间盘突出症与阳虚质相关性的病例对照研究结果

阳虚质	病例组	对照组	合计
有	42	17	59
无	100	124	224
合计	142	141	283

首先,判断病例与对照组的暴露比例差异有无统计学意义:

$$\chi^2 = \frac{(42 \times 124 - 17 \times 100)^2 \times 283}{142 \times 141 \times 59 \times 224} = 13.161$$

自由度为 1,$P < 0.05$,表明组间差异有统计学意义,即阳虚质与腰椎间盘突出症有关联。

然后,计算关联强度:

$$OR = \frac{42 \times 124}{100 \times 17} = 3.06$$

最后,计算 OR 值的 95% CI:利用式(9.9)计算得(1.67,5.60),表明阳虚质者发生腰椎间盘突出症 OR 的 95% CI 在 1.67 至 5.60 之间。

(4) 1∶1 个体匹配病例对照研究的资料分析

根据每一个病例与其对照构成的每个对子的暴露情况,将资料整理为表 9.3 形式,表内的 a、b、c、d 均为对子数。

表 9.3 1∶1 配对病例对照研究资料整理模式

对照	病例		合计
	有暴露史	无暴露史	
有暴露史	a	b	$a+b$
无暴露史	c	d	$c+d$
合计	$a+c$	$b+d$	$N = a+b+c+d$

1) 暴露率的比较:可用 McNemar χ^2 检验公式计算:

$$\chi^2 = \frac{(b-c)^2}{(b+c)} \tag{9.10}$$

当 $b+c<40$ 时,用连续性校正公式计算:

$$\chi^2 = \frac{(\mid b - c \mid - 1)^2}{b + c}$$
（9.11）

2) 关联强度分析:

$$OR = \frac{c}{b}$$
（9.12）

3) OR 值的 95% CI:用 Miettinen 法计算 OR 值的可信区间,参见式(9.9)。

【例 9.2】 某研究采用性别配对的病例对照研究,探索胃肠积热与小儿多发性抽动症的相关性,结果见表 9.4,请分析。

表 9.4 胃肠积热与小儿多发性抽动症相关性的配对病例对照研究

对照	病例		合计
	有胃肠积热	无胃肠积热	
有胃肠积热	45	12	57
无胃肠积热	30	50	80
合计	75	62	137

首先,比较两组的暴露率,作 χ^2 检验:

$$\chi^2 = \frac{(30 - 12)^2}{(30 + 12)} = 7.71$$

自由度为 1,$P<0.05$,表明组间暴露率差异有统计学意义,即胃肠积热与小儿多发性抽动症之间有关联。

然后,计算关联强度:

$$OR = \frac{30}{12} = 2.5$$

最后,计算 OR 值的 95% CI:利用式(9.9)计算得(1.30,4.79),表明有胃肠积热的小儿发生多发性抽动症 OR 的 95% CI 在 1.30 至 4.79 之间。

9.1.4 常见偏倚及其控制

病例对照研究在设计、实施、资料分析乃至推论的过程中,均可能出现偏倚,但在不同的阶段发生的主要偏倚不尽相同。

1. 选择偏倚

由于病例对照研究所选择的研究对象只是源人群的一个样本,所以,若选入的研究对象与源人群在某些特征上存在差异,即代表性不够,此时所引起的系统误差称为选择偏倚。病例对照研究中常见的偏倚有以下几种:

(1) 入院率偏倚

入院率偏倚(admission rate bias)也叫伯克森偏倚(Berkson's bias),此类偏倚常发生于以医院为基础的病例对照研究中。由于病人对医院以及医院对病人都具有一定的选择性，当选取医院病人作为病例和对照时，病例组的病例往往不是全体病人的随机样本，而只是该医院或某些医院的特定病例，所选的对照也不是目标人群的随机样本。这样选择的研究对象代表性不够，易产生选择偏倚。因此，以医院为基础的病例对照研究尽量遵循随机化原则，争取在不同级别、不同种类的多个医院选取一定时间内连续观察的病例；同时，在与病例相同的多个医院的不同科室、多病种的病人中选择对照。

（2）现患病例-新发病例偏倚

现患病例-新发病例偏倚（prevalence-incidence bias）也称奈曼偏倚（Neyman bias），是指在病例对照研究中如果调查对象选自现患病例，即存活病例，所得到的信息中，很多信息可能只与存活有关，而未必与该病的发病有关，若某病的幸存者改变了生活习惯，降低了某个危险因素的水平，或他们因患病接受了一些干预措施，这些均可导致因素与疾病间的错误关联。这种由选择现患病例而带来的系统误差即为现患病例-新发病例偏倚。病例对照研究中尽量选取新发病例作为研究对象可控制此类偏倚。

（3）检出征候偏倚

检出征候偏倚（detection signal bias）是指某因素 E 与某疾病 D 无关，但可引发疾病 D 的某些症状或体征，使得研究对象常因为这些与致病无关的体征或症状频繁就医，从而使患该病的病人提早确诊，提高了待研究疾病早期病例的检出率。若病例对照研究中选择的病例多为早期病例，则可过高地估计因素 E 与疾病 D 的关系。因此，在研究过程中，延长收集病例时间，尽量选取早、中、晚期不同时期的病例，则可避免此类偏倚的发生。

2. 信息偏倚

信息偏倚是指在资料的收集与整理过程中，由于获取暴露与结局等信息的方法有缺陷而造成的系统误差。病例对照研究中常见的信息偏倚包括回忆偏倚、调查偏倚等。

（1）回忆偏倚

由于研究对象对暴露史或既往史回忆的准确性或完整性不够所带来的系统误差称为回忆偏倚（recall bias）。病例对照研究主要调查研究对象既往的暴露史，因此，回忆偏倚是此类研究中最常见的信息偏倚之一。回忆偏倚的产生与调查时间、暴露事件发生的时间、暴露事件的重要性、被调查者的构成以及调查者的询问技术有关。为减少回忆偏倚，调查时需要严格定义暴露，客观记录资料，重视问卷调查的提问方式，选择不易被人们忘记的重要指标或事件来帮助研究对象联想回忆等。

（2）调查偏倚

调查偏倚（investigation bias）可来自于调查者或调查对象。由于病例与对照的调查环境、被调查的方式不同，或者暴露的测量方法、采用的仪器设备和试剂等不一致而产生系统误差，即为调查偏倚。为避免调查偏倚，调查时要严格培训调查员，开展盲法调查，统一病例和对照的调查环境和调查方式，尽量采用量化的客观指标获取信息，调查问卷条目设计合理，指标统一，使用的仪器设备和试剂统一，并做到使用前校准。

3. 混杂偏倚

研究因素与疾病相关联时，由于受到某个既与疾病 D 有关联，又与所研究的暴露 E 有关联的外部因素 F 的影响,从而掩盖或夸大了所研究的暴露因素 E 与疾病 D 的关联,此类由 F 因素造成的系统误差称之为混杂偏倚(confounding bias)。该因素 F 为混杂因素(confounding factor)。在研究设计阶段,可采取限制、匹配等方法控制混杂偏倚的产生;在资料分析阶段,可采取分层分析、标准化及多因素分析的方法控制混杂偏倚的产生。

9.1.5　优点与局限性

1. 病例对照研究的优点

1) 特别适用于罕见病和长潜伏期疾病的病因研究。

2) 可以同时研究多个因素和某种疾病的联系,特别适应于探索性病因研究。

3) 相对更节省人力、物力、财力和时间,易于组织实施。

4) 对于慢性病,可以较快地获得对于危险因素的估计。

2. 病例对照研究的局限性

1) 不适用于研究人群中暴露比例很低的因素。

2) 回忆偏倚往往难以避免,选择偏倚、混杂偏倚较难控制。

3) 研究方向由"果"至"因",因果关系的论证能力较弱。

4) 不能计算发病率,不能直接分析 *RR* 值,只能用 *OR* 值估计 *RR* 值。

9.2　队列研究

9.2.1　概述

1. 概念

队列研究(cohort study),又称定群研究(longitudinal study)、发病率研究(incidence study)、随访研究(follow-up study)或前瞻性研究(prospective study)。该研究先将人群按暴露状况的不同分组(暴露与否或不同暴露水平),然后同时追踪各组结局的发生情况(如疾病、死亡或其他健康事件),最后比较不同组间结局频率的差异,判定暴露因素与结局间有无关联以及关联程度大小。其基本原理如图 9.2 所示。

队列(cohort)是流行病学中的一个术语,表示具有共同经历或特征的一群人。队列研究中常根据研究对象的暴露情况分为暴露队列和非暴露队列,例如,研究接触 X 射线与白血病发病关系的队列研究中,包括接触 X 放射线组(暴露队列)和未接触 X 放射线组(非暴露队列)。

队列亦有固定队列(fixed cohort)和动态队列(dynamic cohort)之分。在随访过程中,研究对象没有因研究结局以外的其他因素退出队列,也没有新研究对象加入,即整个观察期内研究对象是相对固定的,此种队列称为固定队列。若在随访过程中,原有的队列成员可以退出,新研究对象也可以随时加入,即整个随访期研究对象不是固定的,此种队列称为动态队列。一般情况下,若研究观察时间较短,如研究孕期妇女接触某有害物质与新生儿出生缺陷的关系,常采用固定队列;反之,若研究随访期较长、人数较多,如研究吸烟与肺癌发病之间的关系,采用动态队列的可行性高。固定队列和动态队列在计算结局频率指标时方法不尽相同(详见本章节后续内容)。

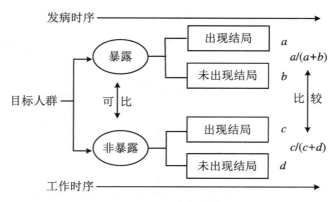

图 9.2 队列研究原理示意图

2. 基本特点

1)属于观察法。研究开始时,暴露与否以及暴露程度大小在研究人群中是自然存在的,随访过程中结局的发生与否也无任何人为干预,因此队列研究属于观察法。

2)前瞻性研究。队列研究是根据暴露与否选择研究对象,然后随访观察将来的结局情况,因此该研究的性质是前瞻性的,即研究过程由“因”至“果”,前瞻性是队列研究区别于病例对照研究的主要特征。

3)设立对照组。队列研究中,相对于暴露组而言,非暴露组即为对照组,此对照组一般在研究一开始设立,也可在资料分析时设立,目的是为了和暴露组作比较。

4)检验因果关联效能高。队列研究是一个从接触暴露因素开始追踪到随访结局发生的过程,符合因果出现的时间顺序(详见流行病学教材病因推断相关内容),论证因果关系的能力较强。

3. 用途

1)检验病因假设。队列研究最重要的用途是检验病因假设,由于其研究过程是由“因”至“果”的,故可以检验暴露因素与结局的因果关联。

2)评价自发的预防效果。队列研究随访过程中,由于认识到暴露对自身的危害性,有些研究对象会自发改变其自身的暴露状况,对这些人继续随访,可分析评价这种自发行为对疾病的预防效果。由于这种暴露行为的改变是人群自发的,不是人为干预的,因此又称之为“人群自然实验”。

3)描述疾病的自然史。疾病的自然史是有关疾病发生、发展和转归的规律,认识疾病的自然史对疾病的预防、治疗和康复具有重要意义。队列研究在随访过程中,可以观察人群中不同个体暴露于相同因素后,疾病发生、发展到结局的全过程,这可以弥补临床观察的不足,对疾病的自然史进行描述。

4. 研究类型

队列研究分为前瞻性队列研究、历史性队列研究和双向性队列研究三种类型。如图9.3所示。

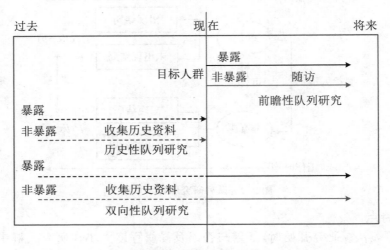

图 9.3　队列研究不同类型示意图

(1) 前瞻性队列研究

前瞻性队列研究(prospective cohort study)是基本意义上的队列研究。其特征是研究开始时确定研究对象并分组,然后追踪观察一段时间获得结局(发病或死亡等健康相关事件)。其优点是获得的结局资料是第一手资料,准确性较高;缺点是从现在追踪未来的结局情况,往往需要较长时间,且所需样本量较大。

(2) 历史性队列研究

历史性队列研究(historical cohort study)也称为回顾性队列研究(retrospective cohort study)。其特征是研究对象的确定和分组是研究者在研究开始时根据已掌握的有关研究对象暴露状况的历史资料作出的,研究结局也是从历史资料中获得。历史性队列研究虽然只是对历史资料进行收集与分析的过程,但其性质仍然是前瞻性的。历史性队列研究的优点是省时、省力,但需要具备详细准确的历史资料,且往往缺乏有关混杂因素的资料,可能会出现偏倚。

(3) 双向性队列研究

双向性队列研究(ambispective cohort study)又称混合型队列研究。其研究对象的确定和分组也是根据历史资料作出的,但从暴露到现在的观察时间还不能满足研究的要求,需要对队列继续进行随访,才能获得研究结局的确切资料,即将历史性队列研究和前瞻性队列研究结合起来考虑的一种研究设计方法,具备两个研究的优点,也弥补了各自的不足。

9.2.2　研究设计与实施

1. 确定暴露因素

暴露因素,也称暴露变量,即队列研究中的研究因素,通常是在描述性研究和(或)病例对照研究的基础上确定的,需要进一步验证该因素的致病或保护效应。

确定暴露因素时,需要明确暴露因素的性质、强度和时间,以便于明确划分暴露组和非暴露组人群的界限及分级标准。确定暴露因素方法,通常是通过查阅文献或请教有关行业专家,并结合研究目的和课题组条件,从定性和定量两个角度综合考虑。如研究吸烟与肺癌的关系,不仅要考虑是否吸烟,还要考虑吸烟的频次、每日吸烟量以及吸烟的年限等,必要时可根据吸烟频次和每日吸烟量将暴露水平分级,以分析不同暴露水平与肺癌发生的关系。

2. 确定研究结局

研究结局也称结局变量(outcome variable),是指随访观察中将出现的预期结果事件,也是研究者希望追踪观察的事件。结局是队列研究观察的自然终点,若研究对象出现了结局即停止对其随访。队列研究结局不局限于疾病的发生或死亡,它可以是所有与健康状况及生命质量相关的中间变量,定性或定量均可,如血清胆固醇和血糖水平(定量),或病原血清抗体阳性(定性)等。结局变量的测量一定要遵循统一标准,并在整个研究过程严格遵守。如果结局是疾病发生,需遵循国内或国际统一的诊断标准,在统一的诊断标准下,还需要有明确的诊断说明。

3. 选择研究对象

研究对象包括暴露人群和非暴露人群,研究开始时,要求所有研究对象均未出现所研究的结局,但都有可能在将来出现结局。根据不同的研究目的和条件,研究对象选择方法不同。

(1) 暴露人群选择

暴露人群即暴露于某因素的人群,也称为暴露队列,一般有以下四种选择方式。

1) 职业人群。由于职业原因,使得一部分人暴露于某种特殊因素,若研究该特殊因素的致病作用时,可以选择职业人群为研究对象。比如可以选择染料厂工人研究联苯胺与膀胱癌的关系,选择蓄电池厂工人研究铅与贫血的关系,选择矿工工人研究粉尘与矽肺的关系。

2) 特殊暴露人群。是指具有特殊暴露经历的人群,如核事故中的高暴露者或接受放射治疗的患者人群,在研究放射线暴露与白血病的关系时,可选他们作为暴露人群。开展历史性队列研究时常以该方式选择暴露人群。

3) 一般人群。有些暴露因素是一般人群经常接触的,例如生活嗜好、饮食习惯、遗传特征等,在研究这些暴露因素与疾病的关系时,暴露人群可从一般人群中选择。一般在某区域全部人群中选择暴露于某因素者为暴露组。

4) 有组织的人群团体。机关工作人员、医学会会员、工会会员、学校或部队成员等均属于有组织的人群,选择这些人中的暴露者进入暴露组。可以利用团体的组织系统,有效收集随访资料,同时他们的经历相似,可增加其可比性。

(2) 对照人群的选择

设立对照是分析性流行病学的基本特征之一。在队列研究中,对照组选择合适与否会影响研究结果的真实性。对照人群除未暴露外,其他各种可能影响研究结局的因素或人群特征(年龄、性别等人口学特征)都应尽可能地与暴露队列相同或接近,以保证两者间的可比性。对照人群的常用形式有以下四种。

1) 内对照(internal control)。在同一范围人群中,将其中暴露于所研究因素的对象作为暴露组,将没有暴露或暴露水平最低的人员作为对照人群,即为内对照。暴露在一般人群中常见时(如血清胆固醇与心血管疾病的关系)可以采用这种对照形式。由于对照组与暴露组来自同一个人群总体,组间可比性较好。

2) 外对照(external control)。也称特殊对照和平行对照。当选择职业人群或特殊暴露人群作为暴露组时,往往不能从这些人群中选出对照,需在该人群之外寻找对照组,称为外对照。例如研究联苯胺和膀胱癌关系时,选择染料厂有联苯胺接触史工人作为暴露组,选择附近其他工厂无联苯胺接触史工人作为对照组。

3) 总人口对照(total population control)。也称一般人群对照,它以该地区全人群的发病或死亡资料与暴露组相比较。总人口对照虽有容易得到,可以节省研究经费和时间等优点,但因它实际上并未与暴露组平行设立,因此资料比较粗糙,组间可比性较差。

4) 多重对照(multiple controls)。也称多种对照,即设置上述两种或两种以上形式的对照,以增加结果的可靠性,减少只用一种对照所带来的偏倚,但要注意暴露组与不同形式对照组间的可比性。

4. 估计样本量

队列研究的结局指标以结局的发生率为主,因此常用发生率来估计样本量。

(1) 样本量大小的影响因素

1) 一般人群中所观察结局发生率的估计值(P_0)。

2) 暴露人群中所观察结局发生率的估计值(P_1)。

3) 显著性水平(α):一般由研究者根据实际情况确定的,通常取 0.05 或 0.01。

4) 把握度($1-\beta$):也称统计学效力,为发现统计学差异的能力或避免假阴性的能力。β 为检验假设时 II 类错误概率,通常取 0.10,有时取 0.20。

一般人群估计的疾病发生率(P_0)可根据经验或通过查阅文献获得,暴露人群结局发生率的估计值(P_1),可通过式 $P_1 = RR \times P_0$ 计算,其中,RR 为暴露人群与非暴露人群的某病发病率或死亡率之比,同样可通过查阅文献获得。

(2) 样本量的计算

在暴露组与对照组样本量相等的情况下,可用公式(9.13)计算出各组所需的样本量。

$$n = \frac{\left(z_\alpha \sqrt{2\overline{pq}} + z_\beta \sqrt{p_1 q_1 + p_0 q_0}\right)^2}{(p_1 - p_0)^2} \tag{9.13}$$

式中,$\overline{p}$ 为两组结局发生率的平均值,$q=1-p$,Z_α 和 Z_β 为 α 和 β 水平时所对应的正态变量

Z 界值,可查表获得。

确定样本量的另一种便捷方法是查表法。只要已知 α、β、p_0 和 RR 四个基本数据,即可从某些参考书中相应附表上查出所需样本量。

需要注意的是队列研究通常需要追踪观察较长一段时间,在这期间内人员失访几乎难免,因此需根据预估的失访率(如 10%)来扩大样本量,防止在研究的最后阶段因失访导致样本量不足而影响结果的分析。

9.2.3 资料收集与随访

1. 收集基线资料

基线资料也称本底资料,即有关研究对象和暴露因素在研究开始时的资料。在确定研究对象之后,需要详细收集每个研究对象在研究开始时的基本情况,包括研究对象的暴露资料、与研究疾病或结局判断有关的资料、人口学资料(年龄、性别、职业、文化、婚姻等)以及一些可能产生混杂作用的因素(如既往病史、现病史、家庭成员疾病史等)。这些资料既可作为判定暴露组与非暴露组可比性的依据,也可为今后仔细分析影响研究结局因素提供保证。

获取基线资料的方式一般有下列四种:① 查阅常规记录,包括医院病案、工厂、单位及个人健康记录或档案;② 询问调查,访问研究对象或其他能够提供信息的人;③ 医学检查,对研究对象进行相关的体格检查、实验室检查和特殊项目检查;④ 环境因素测量,若研究疾病与环境或职业因素有关,倘若缺乏相关记录资料,需进行环境因素监测。

2. 随访

随访是队列研究中的重要环节,无论暴露组还是非暴露组都应采用相同方法、相同态度,同时进行随访,并坚持追踪到观察终止期。

(1) 随访内容

与基线调查内容基本一致,重点是结局变量,即研究对象是否发生了预期的结局事件,对初步检查可疑者应进一步确诊。此外,还要确认研究对象的暴露情况是否存在变化,队列人口变动情况(失访、退出或新进入成员)等方面的资料。

(2) 随访方法

包括面对面访问、电话访问、自填问卷、定期体检等,有时还需要定期对环境进行监测,如对水质化验、环境污染测定等。随访的方法一经确定,整个随访过程中应保持不变。

(3) 观察终点和观察终止时间

随访中若研究对象出现了预期的结局事件,即到达了观察终点(end-point),就不再对其继续观察。观察终止时间是指整个研究工作结束的时间,即此时整个研究工作已达到终点。观察终止时间取决于观察期的长短,而观察期的长短则以潜伏期为依据;观察终止时间过短和过长都会影响研究结果的准确性。

3. 质量控制

队列研究需花费大量的人力、物力和财力,实施过程中,特别是资料收集过程中质量控制特别重要。应建立资料收集人员的严密组织系统,认真选择和培训调查员(诚实可靠、作风严谨,具备科学态度、调查技巧与技术),制定调查员手册,严格遵守既定规章制度,对调查过程和结果进行监督,包括抽样重复调查、数据核查和逻辑检错、定期观察每个调查员的工作等。

9.2.4 资料整理与分析

资料分析前,应对所有已收集的资料进行审查,了解资料的准确性与完整性。对有明显错误的资料要核实、修正或剔除,对缺项应设法补齐。然后,将资料数量化,运用相关软件将原始资料录入计算机,建立数据库;并再次进行逻辑纠错、变量变换等分析前处理。队列研究的资料分析思路同病例对照研究:先进行统计描述,即描述研究对象的人口学特征、随访时间、结局发生情况及失访情况等,分析资料的可靠性,比较组间均衡性;然后进行统计推断,推断各组结局发生率的差异有无统计学意义,估计暴露与疾病的关联程度,同时探索混杂因素对暴露效应的影响。

1. 率的计算

结局事件的发生率计算是队列研究资料分析的关键,根据资料特点,选择不同的指标。

(1) 累积发病率

若研究队列为固定队列或研究人群数量大且比较稳定,可计算累积发病率(cumulative incidence,CI),或累积死亡率。以观察开始时的人口数作为分母,以观察期间内总的发病(或死亡)人数作为分子,计算某病的累积发病(或死亡)率。资料可整理成表9.5的形式,累积发病率计算见公式(9.14)。

表 9.5 队列研究资料整理表(累积发病率)

组别	发病	未发病	合计	发病率
暴露组	a	b	$a+b=n_1$	$a/n_1(I_e)$
非暴露组	c	d	$c+d=n_0$	$c/n_0(I_0)$
合计	$a+c=m_1$	$b+d=m_0$	$a+b+c+d=t$	m_1/t

$$累积发病率(CI) = \frac{观察期内发病总例数}{观察开始时人数} \tag{9.14}$$

(2) 发病密度

如果研究队列是动态的或研究人群不够稳定,如研究对象进入队列的时间先后不一,或存在各种原因造成的失访等,造成不同观察对象的观察时间不一样,此时再以观察开始时的总人数作为分母来计算发病率或死亡率则不合理,而应将观察时间考虑进来,计算发病密度(incidence density,ID)。发病密度是以观察期间内总的发病例数为分子,以观察人时(观察人数与观察时间的乘积)数代替人数为分母计算的发病率,可以表示在一定时间内某病新病例发生的频率。

$$发病密度(ID) = \frac{观察期内发病例数}{观察总人时数} \tag{9.15}$$

最常用的人时单位是人年(person year),大小为人数与观察年数相乘。例如,1 个研究对象被观察 10 年,人年数为 10 人年;如果 5 个人被观察 3 年,则人年数为 15 人年。根据人年求得的发病密度为人年发病率,如果研究是以死亡事件为结局,则可计算人年死亡率。

2. 率的显著性检验

队列研究也属于抽样研究,故发现组间的结局指标值有差别时,应考虑抽样误差的影响,需进行统计学显著性检验。常用的检验方法为卡方检验,但当研究样本量(n)较大,发生率(p)和 $1-p$ 都不太小,如 np 和 $n(1-p)$ 均大于 5 时,可认为样本率的频数分布近似正态分布,此时也可应用 z 检验进行组间差异性分析;而当样本量较小,发病率或死亡率比较低时,应改用直接概率法、二项分布检验或泊松分布检验等。

3. 关联强度的估计

若暴露组与对照组的发病率(或死亡率)差异有统计学意义,提示暴露与疾病间有关联,可进一步估计二者的关联强度,即评价暴露的效应。

(1) 相对危险度

相对危险度(relative risk,RR)也称作率比(rate ratio,RR)或危险比(risk ratio,RR),是暴露组和非暴露组的发病(或死亡)率之比,反映暴露与疾病(或死亡)之间关联强度的大小。

$$RR = \frac{I_e}{I_0} = \frac{a/n_1}{c/n_0} \tag{9.16}$$

式中,I_e 和 I_0 分别代表暴露组和非暴露组的发病(或死亡)率。当 $RR=1$,表明暴露因素与疾病之间无统计学联系;$RR>1$,表明二者间呈"正"关联,提示暴露可增加发病(或死亡)的危险性,暴露因素为危险因素;$RR<1$,表明二者间呈"负"关联,提示暴露可减少发病(或死亡)的危险性,暴露因素为保护因素。一般来说,RR 值离 1 越远,说明暴露的效应越大。

根据式(9.16)算得的危险比是 RR 的一个点估计值,考虑到抽样误差的影响,还需进一步计算其可信区间,通常计算 95% CI,可采用 Miettinen 法:

$$RR\ 95\%\ CI = RR^{(1 \pm z_\alpha / \sqrt{\chi^2})} \tag{9.17}$$

RR 95% CI 不包括 1 时,说明暴露与疾病的关联有统计学意义。

(2) 归因危险度

归因危险度(attributable risk,AR)也称作特异危险度、超额危险度或率差(rate difference,RD),是暴露组发病(或死亡)率与对照组发病(或死亡)率的差值,说明发病(或死亡)危险特异地归因于暴露因素的程度,即由于暴露因素的存在使暴露人群发病(或死亡)率增加或减少的程度。

$$AR = I_e - I_0 = \frac{a}{n_1} - \frac{c}{n_0} \tag{9.18}$$

同样,AR 值也存在抽样误差,也应计算其 95% CI。

RR 与 AR 都是表示关联强度的重要指标,但其流行病学意义不同。RR 说明暴露者与非暴露者比较发生相应疾病危险的倍数,具有病因学的意义;AR 则是指暴露人群与非暴露人群比较,所增加的疾病发生率,如果暴露因素消除,就可减少相应比例的疾病发生,具有疾病预防和公共卫生学上的意义。

以表9.6为例说明两者间的区别,可见,吸烟者与非吸烟者相比,死于肺癌的危险性($RR=10.8$)比死于心血管疾病的危险性($RR=1.7$)大得多;然而,吸烟导致的超额心血管死亡率[$AR=125.13/(10$万人年)]高于肺癌[$AR=43.84/(10$万人年)],说明控烟对预防心血管疾病的意义更大。

表9.6 吸烟与肺癌和心血管疾病的 *RR* 与 *AR*

疾病	吸烟者 [1/(10万人年)]	非吸烟者 [1/(10万人年)]	*RR*	*AR* [1/(10万人年)]
肺癌	48.33	4.49	10.8	43.84
心血管疾病	294.67	169.54	1.7	125.13

注:引自:Lee,1982.

(3) 归因危险度百分比

归因危险度百分比(attributable risk percent,AR%)又称为病因分值(etiologic fraction,EF),是指暴露人群中归因于暴露的那部分发病(或死亡)占全部发病(或死亡)的百分比。

$$AR\% = \frac{I_e - I_0}{I_e} \times 100\% \tag{9.19}$$

或

$$AR\% = \frac{RR - 1}{RR} \times 100\% \tag{9.20}$$

(4) 人群归因危险度

人群归因危险度(population attributable risk,PAR)是指总人群发病(或死亡)率中归因于暴露的部分。PAR 的计算见公式(9.21)。

$$PAR = I_t - I_0 \tag{9.21}$$

式中,I_t 代表全人群的发病(或死亡)率,I_0 为非暴露组的发病(或死亡)率。倘若人群中暴露于所研究因素比例较低,尽管暴露者发生该病的归因危险度较高,但从整个人群来考虑,去除该因素后得到的预防作用也有限。

(5) 人群归因危险度百分比

人群归因危险度百分比(population attributable risk percent,PARP,PAR%)也称人群病因分值(population etiologic fraction,PEF),是指总人群发病(或死亡)率中归因于暴露的部分占总人群全部发病(或死亡)率的百分比。

$$PAR\% = \frac{I_t - I_0}{I_t} \times 100\% \tag{9.22}$$

或

$$PAR\% = \frac{P_e(RR - 1)}{P_e(RR - 1) + 1} \times 100\% \tag{9.23}$$

式中,P_e 表示人群中某种暴露者所占的比例,从式中可以看出 $PAR\%$ 既与 RR 有关,也与 P_e 有关。如果该暴露是某疾病的一个重要病因,即使 RR 较大,但因 P_e 很小,$PAR\%$ 也会很小,此时暴露对全人群的危害程度较小。

4. 剂量反应关系的分析

暴露因素若是数值变量资料,可按照实际暴露水平(剂量)将研究对象分为不同亚组,观察不同亚组的发病或死亡等情况,并以非暴露组或最低水平暴露组为对照,分别计算各暴露水平组的 RR 和(或)AR 值。如果 RR 和(或)AR 值随着暴露剂量的增加而增大,表示暴露与效应之间存在剂量反应关系,说明该暴露为病因的可能性更大。必要时,应对 RR 和(或)AR 值的变化作趋势性检验。

9.2.5 常见偏倚及其控制

与其他类型流行病学研究一样,队列研究也会发生偏倚。在设计、实施和资料分析等各个环节中应注意控制,以保证研究结果的真实性。

1. 选择偏倚

因研究对象的选择方法不当,导致样本代表性不佳或组间均衡性低,或历史性队列研究中部分档案丢失、记录不全等,都会导致选择偏倚的产生。随访过程中,若出现研究对象迁移、外出、不愿意再合作而退出或死于非终点疾病,会破坏原有样本的代表性,导致失访偏倚(lost to follow-up bias)。失访偏倚是队列研究中较难避免的选择偏倚。由于选择偏倚的程度难以估计,也不便有效处理,所以控制的重点是预防:严格按规定的标准选择研究人群,尽可能提高研究对象的依从性,尽可能利用记录完整的历史资料等。

2. 信息偏倚

队列研究中信息偏倚是在获取暴露资料、结局资料或其他资料过程中发生的系统误差。使用的仪器不够精确、询问技巧不佳、检查技术不够熟练、诊断标准不明确、医生诊断水平不高、记录错误或造假等原因均可导致信息偏倚的产生。与选择偏倚相似,信息偏倚的程度也难以估计,且不便有效处理,所以控制的重点是预防:在研究过程中就应该认真做好调查员培训,编制调查员手册,统一标准;选择精确稳定的测量方法、测量仪器、严格实验操作规程;提高临床诊断技术,严格执行各项诊断标准等。

3. 混杂偏倚

由于与所研究因素和结果均有联系的第三因素,在暴露组与对照组中的分布不均衡,混淆了研究因素和结果间的真实联系,所造成的偏差即为混杂偏倚。对于混杂因素,可在设计和资料分析阶段加以控制:比如设置研究对象的纳入条件,以便获得同质的研究样本;采用匹配的办法选择对照,以保证一些重要变量在组间分布上均衡可比;采用标准化率分析、分层分析和多变量分析方法等。

9.2.6 优点与局限性

1. 队列研究的优点

1) 观察过程由因及果,符合因果关系的时间顺序,论证因果关系的能力强。

2）可以计算暴露组和对照组人群的发病率，直接估计暴露与疾病的关联强度。

3）结局资料通常由研究者亲自观察，暴露资料在结局发生前收集，不存在回忆偏倚。

4）有助于了解人群的疾病自然史。

5）可以同时调查一种暴露因素与多种结局的关系。

6）暴露因素可分级，便于计算"剂量-反应关系"。

2. 队列研究的局限性

1）不适于发病率很低的疾病的病因研究。

2）设计要求高，实施复杂。

3）随访时间一般较长，容易产生失访偏倚。

4）随访过程中容易引入未知变量，已知变量也易发生变化，使资料收集和分析复杂化。

5）耗费的人力、物力、财力较多。

▌知 识 拓 展▐

▲巢式病例对照研究（nested case-control study）

又称队列内病例对照研究（case-control study nested in a cohort），是一种以队列研究随访到的病例和非病例为研究对象进行的特殊病例对照研究（主要是匹配病例对照研究）。最早在 1973 年由美国流行病学家 Mantel 提出，并称之为综合式病例对照研究，1982 年被正式命名为巢式病例对照研究。该研究先开展队列研究，随访观察一段时间后，把随访期内发生的全部病例选择来组成病例组，并从队列中未发生该疾病者选择一个样本作为对照组，收集两组成员的相关信息和生物标本做必要的化验，并结合已收集到相关资料做统计分析，获得研究结果并做出结论。

与传统的病例对照研究相比，巢式病例对照研究具有以下优点：① 研究中的病例与对照来自于同一队列，因此降低了效应估计时的选择偏倚且组间均衡性好；② 暴露资料是在疾病诊断前收集的，如果研究结果显示暴露与疾病存在关联，那么该关联与因果推断的时间顺序相符合，而且回忆偏倚小或可以避免，因果联系的推断能力强；③ 巢式病例对照研究的统计效率和检验效率高于病例对照研究，而且可以计算疾病频率。

▲病例-队列研究（case-cohort study）

又称病例参比式研究（case-base reference study），由 Prentice RL 在 1986 年提出，是将队列研究设计和病例对照研究设计相互交叉，融合两者的优点后而形成的一种设计方法。这种设计在队列研究开始时，在全部研究对象中（全队列）随机抽取一个有代表性的样本（子队列，subcohort）作为对照组，队列研究结束时，再把随访观察到的全部病例（不论是否在子队列内）作为病例组，再对这两组的暴露信息进行统计分析，以判断暴露与疾病间的关系。这种研究的研究效率较高，而且吸取了病例对照研究与队列研究的许多优点，因此，目前被广泛应用于医学研究中。

【章节概要】

　　分析性研究包括病例对照研究和队列研究,都是常用的流行病学研究方法,但二者在设计和应用上各有特点。病例对照研究是一种由果及因的研究,即先选择病例和对照两组人群,再进行回顾性调查分析,以广泛探索某病的危险因素或初步检验某因素与某病的关联。此类研究实施简单,不需要花费大量的人力、物力与财力,能较快获得研究结果,但是检验效能通常不高。队列研究是一种由因及果的研究,即先选择暴露人群和非暴露人群,再前瞻性随访这两组研究对象的结局,并统计分析两组结局发生率的差异,从而判断暴露与疾病间有无关联以及关联强度的大小。此类研究实施相对复杂,人力、物力及财力花费较大,出结果时间也较慢;但其可以直接计算发病率,且论证因果关系的能力强。

【复习思考题】

1. 病例对照研究与队列研究的设计有何异同点?

2. 表 9.7 是关于某因素与胃癌关系研究的调查结果,请根据此表回答:

(1) 该研究属于何种类型的病例对照研究?

(2) 对该数据进行分析,确定该因素和胃癌间是否存在统计学关联。

(3) 计算该因素和胃癌之间的关联强度。

表 9.7　某因素与胃癌关系的病例对照研究结果

对照	病例	
	有暴露史	无暴露史
有暴露史	30	75
无暴露史	120	80

(4) 该项研究可能存在哪些偏倚? 如何控制?

第 10 章 实验流行病学

学习目的:掌握实验流行病学的概念、特点、分类和优缺点,临床试验的定义、设计原则;熟悉临床试验实施步骤;了解现场试验和社区干预试验。

知识要点:实验流行病学的概念、特点分类及优缺点,随机对照试验、对照、随机、盲法,现场试验和社区干预试验。

实验流行病学(experimental epidemiology)是流行病学的主要研究方法之一,其与观察性研究的本质区别在于是否主动向研究对象施加干预。实验性流行病学有研究者主动施加于研究对象的干预措施,并评价干预措施对结局的影响;观察性研究则没有研究者主动施加的干预,而是在自然状态下观察研究对象的特征,描述现象,分析规律。除了人为干预,实验流行病学还具有随机、对照和前瞻性观察的特点,因此,实验流行病学检验因果关联假设的能力强于观察性研究,可作为确定因果关系的手段。

10.1 概　　述

10.1.1 概念

实验流行病学又称流行病学实验(epidemiological experiment)、干预试验(interventional trial)等,是指研究者根据研究目的,按照事先确定的研究方案将来自同一总体的研究对象随机分为试验组和对照组,试验组给予干预措施,对照组给予对照措施(非干预措施),随访观察并比较两组人群的结局,从而判断干预措施效果的一种前瞻性研究方法。实验流行病学原理如图 10.1 所示。

10.1.2 基本特点与用途

实验流行病学属于实验法,有人为给予的干预措施,并强调随机分组,其基本特点有:

1) 主动施加干预措施。这是实验流行病学与观察性研究的根本区别点,干预措施可以是预防某病的疫苗、治疗某病的药物或方案等。

2) 属于前瞻性研究。实验流行病学先有干预,再随访结局,是由"因"及"果"的研究。

3) 随机分组。实验流行病学将来自同一总体的研究对象随机分配到试验组和对照组,旨在使组间的基本特征(如年龄、性别、病情严重程度等)均衡可比,以控制研究中已知或未知的混杂。

4)平行对照。即对照组与试验组同期设立。一个严格的实验流行病学研究必须具备人为干预、前瞻观察、随机分组、平行对照四个基本特征,如果缺少其中一个或几个特征,则称为类实验(quasi-experiment),或自然实验(natural experiment)。比如,通过自身前后对照比较(未设平行对照组),或研究对象无法随机分组者,均属于类实验。

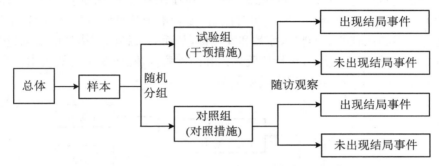

图 10.1　实验流行病学原理示意图

由于实验流行病学具有良好的设计,能够较好地排除混杂因素的干扰作用,便于清晰明了地解释结局,所以其检验因果关系假设的能力强于分析性研究。在实践过程中,主要用于评价干预措施防治疾病的效果,比如评价疫苗预防传染病的效果,健康教育预防慢性病的效果,或者评价某个(些)药物或手术治疗某病的疗效等。须注意,出于伦理学方面考虑,不能故意让人群暴露于某种危险因素,因此很少采用实验流行病学设计来确证危险因素的病因作用。

10.1.3　主要类型

在人群中开展实验性研究,由于种种原因对实验条件的控制不能像动物实验那么严格,所以将其称为试验(trial),而不是实验(experiment)。根据研究目的和研究对象的不同,实验流行病学研究分为临床试验、现场试验和社区试验三种。

1)临床试验(clinical trial)。是以病人为研究对象,强调以病人个体为单位进行试验分组和施加干预,常用于对某种药物或治疗方法的效果进行检验和评价。

2)现场试验(field trial)。是以尚未患病的人作为研究对象,与临床试验一样,接受干预措施的基本单位是个体,常用于评价疾病预防措施的效果。

3)社区试验(community trial)。又称社区干预项目(community intervention program,CIP),是以人群整体作为干预单位开展的试验研究,常用于某些不便于落实到个体的干预措施效果的评价。

10.2 临床试验

10.2.1 概念与分期

临床试验分为随机对照试验（randomized controlled trial 或 randomized clinical trial，RCT）和非随机对照试验（non-randomized controlled trial）。临床试验通常是指随机对照试验（RCT），是将病人随机分为试验组和对照组，前者给予某种治疗措施，后者不给予该治疗措施，通过观察和比较两组的临床疗效和安全性，从而对某种治疗措施的效果进行评价的一种前瞻性研究。概念中的病人包括住院病人和门诊病人，随访观察的效应指标为有效率、治愈率、病死率、存活率等。其原理模式见图 10.2。

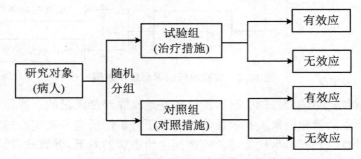

图 10.2　临床试验研究原理示意图

一种新药在投放市场之前必须经过临床试验的检验，新药的临床试验可分为四期：

Ⅰ期：是指新药第一次用于人体的试验，目的是初步评价临床药理学及人体安全性，主要观察人体对新药的耐受程度和药物在人体内的吸收、代谢和排出规律，确定药物的安全有效剂量范围。通常在 20～80 个健康志愿者身上进行。

Ⅱ期：是对治疗作用进行初步评价，旨在初步评价药物对目标适应证患者的治疗作用和安全性，也包括为Ⅲ期临床试验研究设计和给药剂量方案的确定提供依据。此阶段的研究对象数量一般控制在 200 例以内。

Ⅲ期：是治疗作用的确证阶段，目的是进一步验证药物对目标适应证患者治疗作用的有效性、安全性和最佳剂量，评价利益与风险关系，为药物注册申请的审查提供充分的依据。本阶段的研究一般为大样本、多中心，样本量一般需要几百或几千。

Ⅳ期：也称上市后临床试验（post marketing clinical trial），是新药上市后的应用研究阶段，目的是考察药物在广泛使用条件下的药物疗效和不良反应。

前三期临床试验于上市前进行，故又统称为上市前临床试验（premarketing clinical trial）。上市前临床试验存在一些局限性，例如样本量有限，病种单一，观察时间短，多数情况下排除老人、孕妇和儿童等；故一些罕见不良反应、迟发反应和发生在某些特殊人群的不良反应难以被发现。此外，药物在临床实际使用时的效果也需要进一步研究，即Ⅳ期临床试验。

10.2.2　设计与实施

　　临床试验的研究对象是人且有研究者主动施加的干预措施,因此必须考虑伦理学问题,必须制定详细的设计方案,提交医学伦理委员会批准后方可执行。设计与实施通常要考虑以下要素:

1. 确定研究的问题和目的

　　首先要根据临床需要系统阅读文献,并提出明确具体的研究问题。研究问题应根据 PICO 框架进行构建,即对实际临床或公共卫生决策中所涉及的病人(patient)或人群(population)、干预(intervention)、对照(control)、结局(outcome)四个方面分别进行明确的定义。比如,历史上第一个 RCT 即 1948 年 Geoffrey Marshall 等在英国医学会会刊上发表的应用链霉素治疗肺结核的 RCT,其研究对象是肺结核患者,干预措施是链霉素,对照措施是卧床休息,结局是 6 个月后生存率和肺部明显改善率。

　　在构建问题以后,还要对问题框架的四个方面进行非常详细的定义。病人的定义不仅包括疾病的诊断标准,而且还要明确规定分型分期,此外还应考虑年龄、性别、病程、既往史、治疗史等方面的信息。干预和对照应考虑治疗的强度、途径、疗程等。结局要定义测量的方法和时间。详细的定义不仅可以使研究问题变得清晰,而且有助于决策者评价研究结果的外推性。

　　医学的干预措施是多样的,包括药物、疗法(如外科手术)、服务管理模式、卫生政策以及医疗卫生系统等。研究目的主要有两种,一是对干预措施本身的有效性和安全性进行评估;二是与其他同类措施进行比较,决定它们的相对价值。例如链霉素治疗肺结核 RCT 的目的就是评价链霉素治疗肺结核的疗效和安全性,普拉格雷与氯吡格雷治疗急性冠脉综合征多中心 RCT 的目的是评价"普拉格雷 + 阿司匹林"的长期治疗效果是否优于"氯吡格雷 + 阿司匹林"。

2. 选择研究对象

　　研究对象也称为受试者或受试对象(study subject),是指参与临床试验并接受干预的个体。为了保证研究对象的同质性,必须要有严格的纳入标准和排除标准。通常选择研究对象有以下几点原则:

　　1) 选择对干预措施有效的人群。临床试验要选择对干预措施有效的病例作为研究对象。病例的选择要有统一的、公认的诊断标准,避免把未患病者选入而影响临床试验的真实效果。

　　2) 选择代表性较好的病例。同时要注意病例的代表性,样本的某些基本特征,如性别、年龄、疾病类型、病情轻重及有无合并症等,其比例要能与该病患者总体保持一致。

　　3) 选择对干预措施敏感的病例。如止咳药物的疗效试验,最好选择近期频繁发过咳嗽的病人作为研究对象。

　　4) 选择干预对其无害的病例。若干预对其有害,不应选作研究对象。在新药的临床试验中,一般将老年人、儿童、孕妇排除出去,因为这些人对药物易产生不良反应。例如,含铁药物治疗缺铁性贫血时,对铁剂过敏者不可选为研究对象。

5) 选择依从性好的病例。所谓依从性是指病例能服从试验设计安排并能坚持合作。如果不依从的数量大,会影响临床试验结果的准确性,导致试验结果出现偏倚。

3. 确定结局及其测量方法

临床试验中干预措施产生的效应需要通过具体的观察指标进行衡量,所选用的观察指标就是结局变量,简称结局。由于任何外界因素的施加都可能带来正、反两方面的作用(如治疗作用和副作用),所以结局应有反映疗效的,也应有反映副作用的。如果只考虑某一种结局,则可能会导致偏颇甚至错误的结论。

临床试验设计时需要明确 1~2 个主要结局以及适量的次要结局,评价副作用的指标可以放在次要结局里面。主要结局要结合临床试验经费、观察手段、随访时间等具体条件,确定可行性的观察结局。例如,观察频繁注射胰岛素治疗糖尿病的疗效,结局可以是某个时点血糖值、糖化血红蛋白、生存率、生存质量或心脑血管事件的发生率等。由于一般糖尿病患者至少在发病 10 年以后才出现死亡或生存质量问题,如果直接以生存率或生存质量为结局来进行临床试验,则需要随访很久,可行性较差。对于可以危及生命的糖尿病来说,生存率和生存质量是十分重要的,视网膜病变可以预示生存率和生存质量这两个重要的研究终点,故研究者可以选择视网膜病变作为判断疗效的结局事件。

4. 确定样本量

为了保证研究结果有一定的可靠性,需要在研究设计阶段确定研究所需的最少样本量,即满足实验研究设计的重复性原则。样本量过小,假设检验的检验效能低,无法发现组间的差别;样本量过大会导致人力、物力、财力和时间的浪费。样本量的计算以主要结局指标为主。

(1) 影响样本量大小的因素

影响样本量大小的因素包括以下几方面:

1) 总体间的差异。组间差异的大小是决定样本量大小的主要因素。两组总体参数差异(即率差或均数差)越大,所需样本量越小;反之,两组总体参数差异越小,所需样本量就越大。总体间的差异可通过查阅文献或预实验估计。

2) 检验水准。假设检验Ⅰ型错误概率 α 越小,所需样本量就越大。一般情况下,α 取 0.05。

3) 检验效能。假设检验的检验效能 $1-\beta$ 越大(或Ⅱ型错误 β 越少),所需样本量就越大。一般要求检验效能 $1-\beta \geqslant 0.8$(β 取 0.1 或 0.2)。

4) 单侧检验还是双侧检验。单侧检验所需样本量较小,双侧检验所需样本量大。

(2) 样本量计算公式

样本量的计算方法有多种,实际工作中可根据资料类型、设计类型等选择使用。可通过 SAS、Stata、SPSS 等统计软件及 PASS、nQuery 等样本量计算专用软件进行计算,也有一些网站提供样本量计算服务,比如 http://www.sample-size.net/sample-size-proportions/。

下面以两样本均数和两样本率比较为例介绍样本量的计算公式。

当结局是定量资料,如血糖、血压、血脂等指标的组间比较,可按下面公式计算样本量:

$$N = \frac{2 (Z_{\alpha/2} + Z_{\beta})^2 \sigma^2}{d^2}(Q_1^{-1} + Q_2^{-1}) \tag{10.1}$$

式中,N 为样本量;$Z_{\alpha/2}$ 为标准正态分布双侧界值(若是单侧检验则选单侧界值 Z_{α});Z_{β} 为标准正态分布单侧界值,可以查表获得;σ 为总体标准差,一般用样本标准差估计,d 为两个均数之间差值;Q_1 和 Q_2 分别是两组样本比例,即 $Q_1 = N_1/N$,$Q_2 = N_2/N$。

当结局是定性资料,如有效率、治愈率、死亡率等指标时,可按下面公式计算样本量:

$$N = \frac{(Z_{\alpha/2} \sqrt{2\bar{p}\bar{q}(Q_1^{-1} + Q_2^{-1})} + Z_{\beta} \sqrt{p_0 q_0/Q_1^{-1} + p_1 q_1/Q_2^{-1}})^2}{(p_1 - p_0)^2} \tag{10.2}$$

式中,p_0、p_1 分别是两组的率,$q_0 = 1 - p_0$,$q_1 = 1 - p_1$,$\bar{p} = (p_0 + p_1)/2$,$\bar{q} = 1 - \bar{p}$,N、$Z_{\alpha/2}$、Z_{β}、Q_1 和 Q_2 与(10.1)式相同。

(3) 样本量计算后需要注意的事项

试验组和对照组的样本量可以不同,但在总样本量一定的情况下,两组样本量相等时检验效能最高;试验中 α 和 β 值一般由研究者自行决定,如果希望样本量小些,可以在可行的范围内选择数值大的 α 和 β 值;临床试验需要随访,不可避免会发生失访,为了保证研究结果的可靠性,确定样本量时,通常按 10% 左右的失访率进行调整。

5. 设立严格的对照

临床试验中,研究干预措施效果时,直接观察到的往往是实验因素(即干预措施)产生的效应和非实验因素产生的效应交织在一起的综合效应,设立对照的目的就是消除"非实验因素"产生的效应,从而衬托出"实验因素"的作用。因此设置对照的作用在于科学地评定干预措施的效应,包括疗效和不良反应。常见的对照形式有:

1) 标准对照(standard control)。或称阳性对照(positive control),是临床上最常用的一种对照方法。对照组采用目前疗效明确的标准疗法(药物或手术),用以判断试验组的新药或新疗法是否优于或者非劣于标准疗法。

2) 实验对照(experimental control)。是指对照组不施加处理因素,但施加某些有关的实验因素。实验对照常用于有刺激、有损伤的动物实验,如灌胃、注射、针灸等,其目的是使两组受试对象所受到的刺激、损伤相同,以避免施加处理的方式可能对其产生的影响。如研究中医针灸的效果,实验组受试对象接受标准的中医针灸,而对照组受试对象接受"假针灸"治疗,即医生并非像中医针灸那样将针插入正确的穴位,达到规定的深度,也不用手旋转或移动针。

3) 安慰剂对照(placebo control)。是指对照组使用没有任何药理作用的淀粉、乳糖、生理盐水等制成的"伪药物",即安慰剂。安慰剂的剂型、气味、外观尽量与试验药物相同,以利于盲法试验,从而克服研究者、受试者、疗效和安全性评价人员等由于心理因素导致的信息偏倚。

4) 交叉对照(crossover control)。是将研究对象随机分为 A、B 两组,第一阶段,A 组先用试验药,B 组先用对照药,一个疗程结束后,经过一段时间的洗脱期,A、B 两组交换干预措施,治疗一个疗程,最后分析和比较疗效。这样既能自身前后对比,又可分析用药顺序对疗效的影响。

5)互相对照(mutual control)。是指不设专门的对照,分析结果时,各组之间互为对照,从中选出疗效最好的药物或疗法。例如,比较不同药物治疗糖尿病的疗效或同一种药物不同剂量对糖尿病的疗效。

6)自身对照(self-control)。是指实验和对照在同一研究对象身上进行,如干预前后体内某个生理、生化或解剖指标变化情况的比较,或同一研究对象不同部位用药后的比较。

6. 随机化分组与分组隐匿

在实验性研究中,随机化是一个非常重要的原则,即将所有的对象随机分配到试验组或对照组中,而不受研究者或受试者主观愿望或客观因素的影响。随机化是为了提高组间可比性,即使已知的或未知的混杂因素在对照组与试验组之间分布均衡,减少偏倚。

(1) 临床疗效试验中常用的随机分组方法

临床疗效试验中常用的随机分组方法有三种:

1)简单随机分组(simple randomization)。利用随机数字、抽签或抛硬币等方法,以个体为单位,将研究对象分组。如将 10 个病例随机分成 2 组:先编号,依次给每位患者编号(1~10 号);再产生 10 个随机数字,每位研究对象对应一个随机数字;最后随机分组,可以根据随机数字的奇偶性分成 2 组,也可以根据随机数字大小分成 2 组。如表 10.1 所示,奇数随机数字对应的患者在甲组,偶数对应的患者在乙组。

表 10.1 10 例患者简单随机分组表

病例编号	1	2	3	4	5	6	7	8	9	10
随机数字	04	05	07	01	08	02	03	06	10	09
分组	乙	甲	甲	甲	乙	乙	甲	乙	乙	甲

2)区组随机分组(block randomization)。当研究对象人数较少,而影响实验结果的因素又较多时,选用简单随机分组的组间可比性通常不佳,可改用区组随机化法进行分组。其基本方法是将特征(如年龄、性别、病情、入院时间等)相近的一组受试对象作为一个区组,每个区组研究对象(通常 4~6 例,必须是组数的倍数)数量相等,然后应用单纯随机分配方法将每个区组内的研究对象进行随机化分组。该法的优点是在分组过程中,任何时刻治疗组与对照组病例数保持相对一致,并可根据试验要求设计不同的区组。这是目前临床试验中最常见的一种随机分组方法。

3)分层随机化分组(stratified randomization)。简单随机分组有时无法保证对预后有重大影响的因素组间均衡,此时就可考虑先将研究对象按照重要因素分层,然后在每一层再进行随机分组。例如,某种疾病病程对预后影响较大,若采用简单随机分组,可能会导致病程长的病人在 2 组中的占比不同,在这种情况下,即使试验结束时两组结局有差异,也无法完全归因于干预措施的作用。此时,先按病程分层,然后在各层内随机分组,即可保证两组在病程长短分布上完全一致。

（2）分组隐匿

虽然制定了完善的随机分组方案,但若研究者预先知道下一个病人的治疗方案时,研究者可能会根据下一个病人的特征和自己对不同治疗方案的好恶,人为地决定纳入或排除该病人;病人若知道自己入组情况（治疗方案）,也会因个人原因决定是否参与研究,因此会带来选择偏倚。

为了防止研究者和病人在分组前知道随机分组的方案,可采用分组隐匿（allocation concealment）的方法进行随机分组,即隐匿随机分组（concealed random allocation）。简单的分组隐匿,就是事先对药物进行编盲,待对象进入研究后,研究者按研究对象的入组顺序依次发药。由于试验组和对照组药物的外形一致,故此时研究者和研究对象都不知道分组情况。每个分组方案装入一个不透光的信封,信封外写上药物编号,密封好交给研究者,非紧急情况不得打开。当然,也可采用中央随机系统实现分组隐匿。

7. 应用盲法

为了防止观察者（医生）、研究对象（病人）和数据分析者的主观心理因素干扰临床试验结果,临床试验中观察结果时最好使用盲法,让观察者、研究对象和数据分析者不知道分组情况。根据不知道分组情况人员类别,盲法可分为单盲、双盲和三盲。

1）单盲（single blind）。即只有研究对象（病人）不知道自己的分组和所接受处理情况。单盲方法简便,容易进行,但单盲只可以减少来自研究对象的偏倚。若观察者知道分组情况,由于期待试验组的治疗方案优于对照组,就可能下意识地对试验组的研究对象更加关心,观察更加仔细,甚至引导他们按照观察者的意图回答,或是有目的地增加某些辅助处理以得到阳性或阴性结果,因此会影响结果的正确性。

2）双盲（double blind）。即研究对象和观察者都不知道研究对象的分组情况和接受的处理措施。目前临床试验最常用的是双盲。病人与医生只知道研究对象的序号,待试验结束和资料分析后才知道分组情况。双盲试验应注意:① 试验药和安慰剂两种制剂的颜色、气味、大小、外形要相同,甚至容器、外包装也要一样,一般常用胶囊制剂。② 当医生发现病人病情危急或出现了严重的不良反应时,需要紧急揭盲,以便进行有效的抢救或治疗措施,因此,在盲法临床试验开始之前,研究者应该制定揭盲的条件,以便于观察者执行,避免给病人带来不良影响或严重后果。③ 不宜用于危重病人。此外,有特殊副作用的药物容易破密。

3）三盲（triple blind）。即研究对象、观察者和数据分析者均不知道研究对象的分组和处理情况,只有研究的组织者知道。三盲在理论上可减少主观偏倚,使研究结果更符合客观情况;但该法减弱了对整个科研工作的监督作用,科研的安全性得不到保证,应用较少。

8. 确定观察期限

根据研究目的和结局事件出现的周期等规定研究对象开始观察、终止观察的日期。对肿瘤、肥胖、心脑血管疾病等慢性病的干预效果可能观察几年甚至数十年的时间;但原则上观察期限不宜太长,一般以能出结果的最短时间为限。

9. 收集资料

先根据研究目的设计不同的病例报告表(case report form，CRF)，内容一般包括纳入标准、排除标准、研究对象基线、随访和结局资料，然后在实施过程中按照 CRF 收集资料。CRF 中的数据不得随意更改，若确实填写错误，观察者需更正并签名，所有信息修改需要在 CRF 表上留下痕迹。除采用纸质版 CRF 表收集资料外，还可以通过远程电子数据采集系统(electric data capture，EDC)收集数据。EDC 能缩短临床试验的周期，已在欧美国家临床试验中广泛使用，我国临床试验使用 EDC 的项目也在逐步增多。

10.2.3 资料整理与分析

在分析之前，首先要对研究资料的完整性、规范性和真实性进行核实，并进行编码、录入、归类等整理工作。分析内容主要包括研究对象入组情况及依从性评价、组间基线均衡性分析、疗效分析及安全性分析。

1. 意向治疗分析

意向治疗分析(intention-to-treat analysis，ITT)是指所有病人被随机分入 RCT 中的任意一组，不管他们是否完成试验，或者是否真正接受了该组治疗，都保留在原组进行结果分析。ITT 旨在避免选择偏倚，并维持各组之间的可比性。

2. 分析数据集

基于 ITT 和依从性原则，临床试验分析数据可形成 FAS(full analysis set)、PPS(per-protocol set)、SAS(safety analysis set)三种数据集。

1) FAS 集。即全分析集，包括所有随机化入组的病例，是从所有随机化的受试者中，以合理的方法剔除最少的受试者后得出的。

2) PPS 集。即符合方案集，是 FAS 的子集合，所有符合试验方案、依从性好、试验期间未用禁止用药、完成 CRF 的病例。对 PPS 集的统计分析结果，被认为可以尽可能接近按药品说明书使用的病人能取得的疗效。

3) SAS 集。即安全性分析集，包括使用过试验药品并至少有一次安全性评价记录的病例。

临床试验中，基线资料的分析、有效性分析采用 FAS 集。主要疗效指标的分析，还要需对 PPS 集进行分析，但以 FAS 集的结论为主。当 FAS 和 PPS 集所得结论一致时，可以增加结论的可信度。对实验室检查资料及不良事件和不良反应资料采用 SAS 集。

3. 评价指标

1) 有效率(effective rate)：

$$有效率 = (治疗有效人数 / 治疗人数) \times 100\%$$

2) 治愈率(cure rate)：

$$治愈率 = (治愈人数 / 治疗人数) \times 100\%$$

3) 病死率(case fatality rate)：

$$病死率 = (病死人数 / 治疗人数) \times 100\%$$

4）N 年生存率（survival rate）：

$$N \text{ 年生存率} = (N \text{ 年存活病例数} / \text{随访满 } N \text{ 年的病例数}) \times 100\%$$

5）不良事件发生率（adverse event rate）：

$$\text{不良事件发生率} = (\text{发生不良事件病例数} / \text{接受治疗病例数}) \times 100\%$$

10.2.4　偏倚及控制

1. 常见偏倚

1）失访偏倚。由于种种原因无法获得研究对象的结局时所带来的系统误差称为失访偏倚，失访偏倚会降低样本的代表性。常见的失访原因有疗效不佳，转去其他医院或死于其他疾病等。

2）干扰。是指试验组在接受干预措施外还接受了与试验组干预措施效应一致的其他处理措施，从而造成人为夸大试验组干预措施疗效的现象。如在保肝药复方甘草酸苷片的临床试验中，若试验组的研究对象除了服用复方甘草酸苷片外，还违背方案私自服用了其他保肝药，就会夸大复方甘草酸苷片的保肝效果。

3）沾染。是指对照组患者接受了与试验组干预措施效应一致的处理措施，造成人为夸大对照组疗效，从而低估试验组干预措施效应的现象。如在保肝药复方甘草酸苷片的临床试验中，若对照组研究对象违背方案服用了其他保肝药，就会提高对照组的疗效，低估复方甘草酸苷片的保肝效果。

2. 偏倚的控制

为了保证达到研究的预期目的，在研究过程中要注意防止偏倚的产生。

1）排除（exclusion）。在选择研究对象时，签署知情同意书之前，按照入选标准和排除标准严格筛选研究对象，凡是有治疗或干预措施禁忌证者、可能失访者、不好沟通者或参与临床试验意愿不强者，均应予以排除。为了观察并筛选出真正符合纳入标准的研究对象，研究者可在研究设计中加入试运行期（run-in period），即在随机分组之前，通过短期试验，了解研究对象的合作程度、依从性、不良反应耐受情况等，从而排除不符合标准或可能无法坚持试验的研究对象。

2）提高研究对象的依从性（compliance）。依从性是指研究对象在临床试验中执行医嘱的程度。研究对象的依从性好，其结果就比较真实可靠，代表性就好，便于获得有价值的科学结论。为提高研究对象的依从性，宜在试验开始前对研究对象进行宣传教育，讲解试验的目的、意义及研究对象遵守试验规程的重要性，指出完成试验后研究对象能从中获取的益处；同时要注意设计的合理性，试验期限不要太长，要充分考虑治疗或干预措施的可操作性和研究对象的易接受性等；此外，尽可能选择住院病人作为研究对象。

3）降低试验对象的失访率。一般要求失访率不超过 10%。为了降低失访率，试验开始时应与研究对象沟通好，对研究对象的务工费、交通费等进行适当补偿。试验中出现失访时，应尽量采取措施加以弥补，如通过电话、微信或专门访视等进行调查。发生失访时，应在 CRF 表上记录清楚失访原因和时间，便于后期组间失访原因的比较分析。在统计分析计划中应事先确定缺失数据、截尾数据的处理方法。

10.2.5　中医药临床试验实例

2009年3月底,墨西哥、美国等地接连暴发甲型流感(H1N1)疫情。这是一种新型流感病毒,通过人-人传播迅速在全球范围内蔓延,并导致21世纪的首次流感大流行。当时治疗流感公认的有效药物是达菲(奥司他韦),中国科学家也积极研发治疗流感的有效药物。2011年,段钟平等在 *Chinese Medical Journal* 上发表了一篇关于莲花清瘟胶囊治疗 H1N1 流感的 RCT 研究成果:与达菲相比,中药莲花清瘟胶囊有类似的治疗效果,其对甲型 H1N1 流感病毒具有明确的拮抗作用,患者平均退热时间短于达菲,且治疗费用仅为达菲的1/8,充分体现了中医药在抗流感方面的独特优势。

其实,中医药在很多疾病领域均有预防和治疗优势,如青蒿素的诞生治愈了多少深受疟疾之苦的百姓,传统中药中的砷剂与西药结合治疗急性早幼粒细胞白血病使许多家庭重燃生命的希望,中医药在 2019 新冠肺炎疫情防控上所做的贡献更是举世瞩目。下面以《天然草本药莲花清瘟胶囊抗甲型流感(H1N1)试验:随机、双盲、阳性药平行对照临床试验》(Natural herbal medicine Lianhuaqingwen capsule anti-influenza A (H1N1) trial:A randomized,double blind,positive controlled clinical trial [J]. Chin Med J:Engl,2011,124 (18):2925-2933.)为例,简单介绍中医药临床试验,更详细的内容请阅读原文。

1) 背景。H1N1 病毒感染合并严重并发症具有很高的危险性,2009 年在世界各地蔓延的速度较其他季节性流感更快。

2) 目的。评估天然草本药物莲花清瘟胶囊(LHC)治疗 H1N1 患者的疗效和安全性。

3) 方法。共有 244 例患者通过实时 RT-PCR 确诊甲型流感病毒感染,年龄 16～65 岁,随机分为 2 组,每组 122 例,2 组分别接受 LHC 或奥司他韦治疗 5 天并观察 7 天。全部患者发病 36 h 内入组,腋下体温≥37.4 ℃,并且至少有 1 种下列症状:鼻塞、流涕、咳嗽、咽痛、乏力、头痛、肌肉痛、发冷和出汗。

4) 主要结局指标:病程结束。

5) 结果。2009 年 10 月 24 日至 11 月 23 日,244 例患者中共有 240 例(98.36%)患者完成研究,中位年龄 21 岁,LHC 治疗组和奥司他韦治疗组患者的中位病程(LHC 组为 69 h,奥司他韦组为 80 h,$P > 0.05$)和病毒清除时间(LHC 组为 103 h,奥司他韦组为 96 h,$P > 0.05$)均无统计学差异。但 LHC 显著降低了疾病的严重程度和症状持续时间,包括发热、咳嗽、咽痛、乏力等($P < 0.05$)。2 种研究药物的耐受性均良好,研究期间未出现与药物相关的严重不良反应。

6) 结论。与奥司他韦相比,LHC 获得了类似的治疗效果,因此,LHC 可能是甲型流感病毒感染的一种替代治疗措施。

10.3　现场试验和社区试验

10.3.1　概述

1. 定义

现场试验和社区试验的研究对象都是人群,实施干预的地点都是现场;但两者实施干预和收集资料的基本单位不同,前者是个人,后者是某个社区、学校或工厂等。

2. 目的

开展现场试验和社区试验的主要目的相似,主要有:

1) 评价干预措施预防疾病的效果。比如脊髓灰质炎疫苗现场试验,其目的就是评估脊髓灰质炎疫苗预防小儿麻痹症的效果。

2) 评估病因和危险因素。主要通过干预危险因素的暴露、观察干预对预防疾病和促进健康的效果,评估病因或危险因素。例如,通过评估戒烟对预防肺癌的效果,分析吸烟与肺癌的因果关系。

3) 评价卫生服务措施的质量。

4) 评价公共卫生策略的效果。

3. 设计类型

1) 随机对照试验。是指以个体为干预单位、随机分组的现场试验。例如,重组人干扰素 $\alpha 2b$ 喷雾剂预防军人呼吸道病毒感染的现场试验,就是采用随机对照试验设计。现场随机对照试验设计的基本原则同 RCT。

2) 群组随机对照试验(cluster randomized trial)。以群组为单位、随机分组的试验研究,称为群组随机对照试验。对于一些行为或环境暴露的干预研究,适宜采用群组随机对照试验;因为在同一个小环境中,成员之间的行为会相互影响或受到同样环境因素的影响。例如,让糖尿病住院患者观看视频开展健康教育活动,以病房为干预单位进行群组随机对照试验较为适宜。与个体随机对照试验相比,群组随机对照试验的设计更复杂,需要的样本量更多,分析也更复杂。

3) 类实验。是指不能做到随机分组或没有平行对照的实验。由于社区试验中干预措施分配的单位是群体,而且研究对象多、范围广,较难做到随机分配,常属于类实验。类实验的设计与实施原则和标准的现场试验相比,除研究对象的分组一项外,其他基本相同。类实验无法随机设立对照组,但通常会设非随机对照组。对照组也需要按可比的原则进行选择,必要时对一些特征进行匹配。类实验也可不另设对照组,而以试验组自身为对照,即干预试验前和干预试验后作比较。例如,在某地区医院糖尿病患者中开展广泛的宣传教育活动,让病人学会糖尿病的自我管理,然后比较干预前后该地区糖尿病患者并发症的发生率,或与未开展该宣传教育活动的地区作比较。

10.3.2 研究实例

50岁以上人群带状疱疹减毒活疫苗免疫原性和安全性的随机、双盲、安慰剂对照Ⅱ期临床试验(来源:郑东旖,等.中国疫苗和免疫,2022,28(1):78-82)。

1)背景与目的:目前中国暂无国产带状疱疹(Herpes zoster,HZ)减毒活疫苗上市应用,本研究HZ减毒活疫苗为国内创新疫苗,通过Ⅱ期临床试验评价不同病毒含量HZ减毒活疫苗在≥50岁人群中的免疫原性和安全性,并确定未来Ⅲ期临床试验的最佳使用剂量。本研究已经获得中国国家药品监督管理局和研究地点的地方机构审查委员会的批准(批件号2014L01 146)。

2)研究现场:现场设在北京市朝阳区双桥医院、朝阳区六里屯社区卫生服务中心和朝阳区十八里店社区卫生服务中心三个地方。

3)研究对象:年龄≥50岁、无免疫缺陷、遵守研究方案并签署书面知情同意书的人。

4)分组:采用随机双盲安慰剂对照的试验方法,将400名研究对象随机分为高、中、低剂量HZ疫苗接种组和安慰剂组(即A、B、C和D组),分别是0.5 mL水痘-带状疱疹病毒(Varicella-zoster virus,VZV)活病毒含量(gPFU)为4.91、4.71、4.31的HZ减毒活疫苗和不含VZV活病毒的安慰剂。HZ减毒活疫苗和不含VZV活病毒的安慰剂均由长春百克生物科技股份公司生产。

5)用药方法:每个研究对象皮下注射1剂次。

6)标本采集和VZV抗体检测:受试者免疫前和免疫后42 d各采集3 mL静脉血,分离血清,采用膜免疫荧光法检测血清VZV抗体滴度,采用酶联免疫吸附试验(ELISA)检测血清VZV特异性IFNγ浓度。

7)不良事件随访:安全性观察内容包括现场试验观察期间受试者发生的所有医疗事件,包括预期和非预期事件、与疫苗接种有关或无关事件。根据《预防用疫苗临床试验不良反应分级标准指导原则》(国食药监注〔2005〕493号)判断不良事件类型,将不良反应分为1级(轻度)、2级(中度)、3级(重度)和4级(潜在的生命威胁)。

8)统计分析:采用SAS 9.1软件对数据进行整理,统计分析A、B、C、D各组VZV抗体阳性率、阳转率、几何平均滴度(GMT)、IFNγ几何平均浓度(GMC)和免疫后不良事件发生率。VZV抗体阳转率或不良事件发生率的组间比较采用χ^2检验或Fisher精确概率法;VZV抗体GMT或IFNγGMC的组间比较采用单因素方差分析。

9)结果:A、B、C、D组各纳入100名受试者,免疫后血清VZV抗体阳转率分别为77.0%、63.0%、74.0%、55.0%,免疫后与免疫前抗体GMT比值分别为6.77、4.96、7.26、3.81,免疫后与免疫前IFNγ GMC比值分别为5.24、4.22、3.50、1.94,差异均有统计学意义;免疫后总不良事件/反应发生率分别为21.0%、12.0%、16.0%、10.0%(差异无统计学意义),无疫苗接种相关严重不良事件报告。

10)结论:HZ减毒活疫苗在≥50岁人群中Ⅱ期临床试验显示出良好的免疫原性和安全性;Ⅲ期临床试验HZ减毒活疫苗剂量应不低于4.31 gPFU。

10.3.3　设计与实施注意事项

1. 结局变量的确定

现场试验和社区试验的主要结局变量通常为发病率或死亡率,但也包括中间结局变量,如疫苗抗体的阳转率、危险行为的改变率等。在社区试验中,一般需要考虑结局是否具有公共卫生意义,能否达到满意程度。在健康危险行为的干预试验中,还要注意健康效应的滞后性,因此评价行为改变这个直接效应也是非常重要的。

2. 资料收集

由于现场试验和社区试验样本量大,且需要专门设计调查表随访收集资料,工作量大,往往需要社区协助,如建立社区登记系统进行结局资料的收集。

3. 减少失访

因为样本量大,现场范围广,现场试验比临床试验更容易发生失访。为减少失访,选择现场时要注意:现场是否有足够数量符合条件的研究对象,研究是否得到领导的重视,群众是否乐意接受,研究对象是否稳定等。

4. 避免组间"沾染"(串组)

现场试验和社区试验的现场情况很复杂,研究者的行为受很多因素影响,因而容易发生"串组",即对照组也采用了与试验措施相同的措施,如此会减弱试验措施的效果。例如,戒烟对预防肺癌发病效果的研究中,对照组个体还可以通过其他各种途径(亲人劝阻、大众传媒或社会网络等)得到有关吸烟有害健康的信息,从而自发改变吸烟行为,如此则会低估戒烟对预防肺癌发病的效应。

5. 注意控制混杂因素

现场试验如果不是随机分组,那么在纳入研究对象时尽可能平衡两组人群的基本特征,在后期统计分析阶段采用分层分析、标准化或多因素分析方法等,以控制混杂因素的干扰。对自身前后对照的类实验研究,要注意可能存在时间效应偏倚。

10.4　优　缺　点

1. 实验流行病学的优点

1) 便于根据试验目的,严格筛选研究对象,能控制干预因素,可以对结果进行标准化评价。

2) 将研究对象随机分为试验组和对照组,两组间除干预措施外,其他基本特征相似,不但组间可比性高,且可降低混杂偏倚。

3) 试验为前瞻性研究,在整个试验过程中,通过随访亲自获得每个研究对象的反应和结局,试验组和对照组同步进行比较,外部因素对结果影响较小,能得到可靠的结论。

2. 实验流行病学的缺点

1) 试验设计和实施条件要求高、控制严、难度较大,在实际工作中有时难以做到。

2）试验研究对象有严格的纳入标准和排除标准，所选择的研究对象代表性不够，试验结果很难推论到整个总体。

3）试验有时需要随访较长的时间，且试验实施要求严格，因此依从性不易做得很好，可能影响试验效应的评价。

知 识 拓 展

▲**优效性试验与非劣效性试验**

优效性试验是检验一种药物是否优于另一种药物的试验。优效性试验的原假设为试验药（T）总体疗效等于对照药（C）的总体疗效，或试验药劣于对照药；而备择假设为试验药总体疗效优于对照药。拒绝了原假设即可得出试验药比对照药优效的结论。非劣效性试验是检验一种药物是否不劣于另一种药物的试验。非劣效性试验的原假设为试验药（T）总体疗效比对照药（C）总体疗效要差，且差值小于等于负非劣效性界值；而备择假设为试验药总体疗效要比对照药好，或者虽然比对照药差，但其差值大于负非劣效性界值。拒绝了原假设即可得出试验药比对照药非劣效的结论。

▲**临床试验注册**

大多数重要医学杂志都要求临床试验进行注册，如《美国医学协会杂志》《新英格兰医学杂志》《内科学年鉴》等13个重要世界医学杂志。通过临床试验注册可以掌握各领域研究现状，避免重复研究。目前已有几百个注册库，如世界卫生组织国际临床试验注册平台、中国临床试验注册中心、美国临床试验注册中心、印度临床试验注册中心、日本临床试验注册中心等，其中，国际常用的是美国临床试验注册中心。

【章节概要】

实验流行病学是流行病学的主要研究方法之一，其最大特点是研究过程中人为施加干预措施，然后评价该干预的效果。实验流行病学分为临床试验、现场试验和社区试验，其中临床试验最为常用。RCT是临床试验的一个主要类型，也是目前评价一种干预措施是否有效的金标准。RCT应遵循随机、对照、重复的原则。为了避免临床试验过程的信息偏倚，$\bar{q}$ 采用盲法，根据盲法的程度可分为单盲、双盲和三盲。根据意向治疗分析和依从者分析原则，统计分析数据有 FAS 集、PPS 集和 SAS 集之分。

【复习思考题】

1. 简述实验流行病学研究的基本特征。
2. 思考临床试验中为什么设立对照组。
3. 临床试验中要求重复原则，要求此原则的目的是什么？
4. 临床试验中，为了避免信息偏倚一般会采用盲法；请思考如何才能做到真正意义上的盲？

第11章 健 康 管 理

　　学习目的:掌握健康管理的定义、性质与特点,健康管理的环节以及行为和生活方式管理的基本方法;熟悉健康管理基本策略中的需求管理和疾病管理;了解健康管理产生的背景,我国健康管理的兴起与发展,以及健康管理基本策略中的灾难性病伤管理、残疾管理。

　　知识要点:健康管理的定义;健康信息收集的内容;健康风险评估的定义;健康干预计划设计的基本程序;行为和生活方式管理的基本方法。

11.1 概　　述

11.1.1 健康管理的定义

　　目前,国内外对健康管理的概念尚未形成共识,但普遍认为,健康管理(health management)是以现代健康理念,即以生物、心理及社会适应能力为基础,在现代医学模式及中医思想指导下,应用医学和管理学知识,对个体或群体的健康进行监测分析、评估,对健康危险因素进行干预、管理,提供连续服务的行为活动及过程,达到以最小的成本预防与控制疾病,提高人群生存质量。

　　通俗而言,健康管理是以人的健康为中心,长期连续、周而复始、螺旋上升的全人、全程、全方位的健康服务。健康管理有三部曲:① 了解和掌握你的健康,即健康状况的检测和信息收集;② 关心和评价你的健康,即健康风险评估和健康评价;③ 改善和促进你的健康,即健康危险因素干预和健康促进。健康管理以最优化的资源投入获取最大的健康效益。落实到健康管理的操作流程,健康体检是前提,健康评估是手段,健康干预是关键,健康促进则是目的。

11.1.2 健康管理的产生背景

　　健康管理的思路和实践最初出现在美国,随后英国、德国和日本等发达国家也积极效仿和实施。美国的商业医疗保险是以商业保险为主。保险公司出于经济目的,希望加入保险的人尽量保持较好的健康状况,尽可能少看病,看小病,于是主动对其客户开展一些健康教育、健康管理服务。1929 年,美国蓝十字和蓝盾保险公司通过对教师和工人提供基本的医疗服务,开始管理式医疗的早期探索。同时,在会员加入保险时,公司需要确定对其征收的保险费用,于是需要开展健康风险的预测和评估,这促进了健康风险技术的发展。1940 年,Lewis Robbins 医生首次提出健康风险评估的概念,之后的几十年内健康风险评估系统的完善也为现代健康管理的形成奠定了基础。此外,人口老龄化和慢性病的疾病负担不断增长导致医疗费用的持续上升,构成了对经济和发展的威胁和挑战,这促进了美国政府开展健康管理的积极性。1969 年,美国政府将健康维护组织纳入国家医疗保障计划体系,并于 1971 年为其提供立法支持,由此美国步入管理式医疗的时代。

所谓"管理式医疗",是一种既提供医疗服务,又负责管理经费的医疗保险模式,医保机构、医疗机构和患者之间形成了一系列用于控制医疗费用、提高医疗服务质量的契约安排和管理手段。最初管理式医疗的目的在于提高医疗服务的质量和可持续性,并提供预防保健服务,后来成为以控制医疗费用过度膨胀、保障劳动者的医疗保险待遇的医疗保险模式。美国密歇根大学 Edingtond 博士于 1978 年提出健康管理(health management)一词,并成立健康管理研究中心,这标志着现代健康管理的起步。目前,美国健康管理服务队伍已形成较大的规模,包括医疗集团、医疗机构、健康促进中心、大中型企业、社区服务组织等,为大众提供各种形式、内容的健康管理项目及其相关服务,以便提高健康生活质量、延长健康寿命、消除健康差距。欧盟国家和日本的健康保险主要是政府和社会主导的保险,近些年来,随着人口的老龄化和慢性病的疾病负担增加,医疗费用不断上涨,使这些国家的经济不堪重负,因此纷纷开始推动健康促进和健康管理,以期遏制不断增长的庞大医疗费用。

在学术方面,近几十年来公共卫生和流行病学关于健康风险、循证医学及健康干预的大量研究、管理科学和健康教育学的发展,为健康管理的起步提供了理论和实践基础;此外,互联网的出现和信息产业的迅猛发展,为健康管理的起飞安上了翅膀。健康管理这个学科和行业正是在上述背景下,逐渐发展和壮大起来的。

11.1.3 健康管理的性质和特点

1. 健康管理的性质

本书第一章就介绍了 WHO 给健康的定义:"健康是一种身体、精神与社会适应的完好状态,而不仅仅是没有疾病或不虚弱。"具体来说,健康包括三个层次:第一,躯体健康,指躯体的结构完好、功能正常,躯体与环境之间保持相对的平衡;第二,心理健康,又称精神健康,指人的心理处于完好状态,包括正确认识自我、正确认识环境、及时适应环境;第三,社会适应能力良好,指个人的能力在社会系统内得到充分的发挥,个体能够有效地扮演与其身份相适应的角色,个人的行为与社会规范一致,和谐融合。WHO 的定义体现了积极的和多维的健康观,是健康的最高目标。然而,根据这个定义,全世界完美的健康人寥寥无几,这也是开展健康管理的意义所在。

健康管理就是将管理学的理念应用于健康维护、疾病预防、临床治疗及康复领域,是管理学、预防医学以及临床医学结合与提炼后形成的一门交叉学科;是把主要由公共卫生与预防医学工作者提倡的、由政府支持的群体性的健康教育、健康促进活动与临床医学结合,开展健康危险因素的管理、疾病风险预测、疾病管理,形成兼顾个体性、具有操作性以及可持续的慢性病综合防治机制。

2. 健康管理的特点

健康管理运用临床医学、预防医学、管理学的理论和方法,前瞻性和综合性地干预危险因素、亚健康和疾病。对于被管理对象,健康管理具有全程性与普适性。

(1) 前瞻性

即对引起疾病的风险进行准确预测、评估及干预,从而防止或延缓疾病的发生和发展,在提高人群生活质量的同时有效地降低社会的医疗成本。前瞻性是实现健康管理价值的前提。

(2) 综合性

即综合运用已有的医学、管理学知识对疾病及其危险因素进行分析,并充分调动一切社会医疗资源,制定安全高效的干预措施,建立切实可行的健康管理方案、确保资源利用的最大化,最终达到准确、有效的健康干预目的。综合性是落实健康管理的保证。

(3) 全程性

即对个体的健康实现全程关注,做到未病先防、欲病救萌、既病防变、瘥后防复,实现健康维护的全过程。

(4) 普适性

健康是人类永恒的话题,且健康管理的服务对象几乎涵盖所有人群,由此决定了健康管理相对其他学科而言有更加广泛的群众基础,其学科具有明显的普适性。

11.1.4 我国健康管理的兴起与发展

"健康管理"一词在我国传播最早可追溯到 20 世纪 90 年代末,主要体现为对特定职业(如煤矿、放射等)健康管理模式的探索及健康保险产业的尝试。1997 年卫生部发布了《放射工作人员健康管理规定》;2003 年 12 月 25 日,卫生部、劳动和社会保障部、中国保险监督管理委员会在北京举办了"健康管理与医疗保障(险)高层论坛",促使健康保险产业蓬勃发展;2005 年 4 月,我国首家专业健康保险公司——中国人民健康保险股份有限公司面市,随后中国保监会相继批准成立平安、昆仑、瑞福德等专业健康保险公司;2006 年,全国已有 42家寿险保险公司、35 家财产保险公司开展健康保险业务;2005 年,部分地区(如青岛、镇江、上海市长宁区等)的社会医疗保险开始试点,将健康管理纳入并加以应用。

自 2005 年我国将健康管理师纳入新职业后,我国健康管理学科建设在国家及社会机构等多方面的共同努力下,逐步健全和规范,迎来发展的新活力。2005 年 10 月 25 日,劳动和社会保障部正式发布了第四批新职业,其中包括健康管理师。2006 年,卫生部职业技能鉴定指导中心出版首套培训教材《健康管理师》。2007 年《健康管理师国家职业标准》颁布,中华医学会健康管理学分会的成立大会也在北京召开,同年,由中国科协主管、中华医学会主办并编辑出版的国内健康管理学领域的学术期刊《中华健康管理学杂志》创刊,标志着我国健康管理学科的学术理论研究、学科全面建设的起步。2011 年 6 月"国家健康管理人才培养专项基金管理委员会"在北京成立,促使健康管理向规范化发展。2012 年出版的卫生部"十二五"规划教材《健康管理》,2015 年、2017 年先后出版的国家卫生计生委"十二五""十三五"规划教材《健康管理学》,为学科体系发展及高校奠定专业建设基础。2016 年教育部首次批准我国五所高校招收"健康服务与管理"本科专业学生,至今已有百余所高校招收该专业本科学生,标志着我国健康管理学的学科发展逐步趋于成熟。

11.2 健康管理的环节

11.2.1 收集健康信息

健康信息收集是进行健康管理的第一步,通过问卷调查或者健康体检等方式采集健康信息,找出危险因素,从而为下一步制订健康管理计划、实施有效的健康管理做准备。健康信息收集的方法主要包括问卷调查法、访谈法和实地观察法。

问卷调查法是最常用的一种健康信息收集方法。问卷(questionnaire)是指为了调查和统计用的一种问题表格,是常用的一种收集资料的工具。健康问卷又称健康危险因素调查问卷,是进行健康信息收集的常用工具。问卷的主要用途是收集个体健康危险因素的信息,进行评价,确定健康影响因素,了解服务对象的需求等。调查项目包括一般资料、目前健康状况、主要提问信息等。一般资料包括姓名、性别、民族、血型、文化程度、宗教、婚姻状况、职业、收入、居住地址、联系方式等;目前健康状况包括自主健康状况、现病史、家族史、婚育史等;主要提问信息包括与生活方式相关的情况(如饮食结构、体育锻炼、不良嗜好、睡眠)、既往健康状况、心理健康状况、体检指标(身高、体重)等。

访谈法是以谈话为主要形式了解某人、某事、某种行为或态度的调查方法,即访问者通过入户、信件或现代通信工具直接与被调查者进行口头交谈,从而获得信息的方式。这种形式可以是访谈者单独访问被调查者,也可以与多个调查对象进行集体访谈。

实地观察法是由调查员到现场对观察对象进行直接观察、检查、测量或计数而取得资料的一种形式。观察者基本上是单方面进行观察获得,如在全身体检中,通过观察者的视、听、触、叩、嗅等,对被观察者进行体格检查、实验室检查、器械检查等;在生长发育调查中,调查员直接对儿童进行身高、体重等的测量。本方法取得的资料较为真实可靠,但所需人力、物力、财力较多。在实际调查中,访谈法与实地观察法常常结合使用,互相补充。

11.2.2 评估健康风险

健康风险评估是结合生物医学、心理学、社会学和管理学等学科的研究成果,通过采用统计学、数学模型、现代信息技术等手段,对个体的健康信息(包括个体健康史、既往史、家族史、生活方式、心理情况及各项身体检查指标)进行综合的数据分析处理,根据所收集的个体健康信息,为服务对象的健康状况进行评估,同时对疾病发生或死亡的危险性用数学模型进行量化预测的过程。健康风险评估报告包括个人健康体检报告、个人总体健康评估报告和精神压力评估报告等。风险评估目的是帮助个体全面综合了解自身健康状况,强化健康意识,制订个性化的健康干预措施并对其效果进行评价。

在健康管理的学科发展过程中,涌现出许多健康风险的评估方法。传统的健康风险评估一般以死亡为结果,多用来估计死亡概率或死亡率。近年来随着循证医学、流行病学、生物统计学和信息技术的发展,对海量信息的处理成为可能,使更精确的健康风险评估成为现实,健康风险评估技术的研究重点指向发病或患病可能性的预测方面,因而使其本身的前瞻性更为突出。

患病危险性评估也称为疾病预测,是根据个体的主要危险因素,对个体未来患某疾病的风险进行评估或预测,其主要用特定的科学方法对个人在一定时间内的健康状况发生改变或出现疾病的可能性进行估算,是慢性病健康管理的技术核心。患病危险性评估的突出特点是其结果规范而可量化,具有可重复性和可比较性,由此可根据评估的结果将服务对象分为高危、中危和低危人群,分别制订不同的健康改善方案,并对其效果进行评估。

11.2.3　制订和实施干预计划

如前所述,健康管理是对个体或群体的健康进行全面监测、分析、评估,提供健康咨询与指导以及对健康危险因素进行干预的全过程。由此可见,健康管理的实质,是一个确定健康状况,发现存在的健康问题,然后有针对性地应对、解决存在问题,维护和促进健康的过程。在这个过程中,需要有系统地分析和判别,需要以问题为基础制订有针对性的干预方案,也需要适时评估干预成效,进而发现新问题,修订干预方案使其更符合个体、群体的需要。因此,计划设计,即制订健康干预计划,就成为健康管理中必不可少的重要环节。健康干预计划设计需要遵循以下基本程序:健康干预需求评估、确定干预目标、制订干预策略和活动、制订干预计划执行和评价方案、编制健康干预计划的预算五个步骤。

1. 健康干预需求评估

在制订健康管理干预计划时,首先要考虑的是目标人群的需求,即了解他们存在哪些健康问题,其中哪些问题最为迫切、需要优先解决;这些需要优先解决的健康问题中有哪些是可以通过健康管理得到改善的;以往是否开展过健康管理干预,存在什么需要改进的问题;开展健康管理的资源有哪些;目标人群适宜的干预措施有哪些;等等。进行充分的信息收集与分析,可以为设计科学、合理的健康管理计划奠定基础,只有这样,才能使健康管理项目有可能取得最为理想的效果。

2. 确定干预目标

明确的干预目标是健康管理计划实施和进行效果评价的根据,包括总体目标和具体目标。健康干预计划的总体目标是指计划理想的最终结果,它是宏观的,只是给计划提供一个总体上的努力方向。例如,糖尿病健康管理计划,其总目标是"控制血糖,减少糖尿病并发症,提高糖尿病患者的生活质量"。健康干预计划的具体目标是对总体目标进行的具体化、量化的表述,包含明确、具体、量化的指标;其要求可归纳为"SMART"原则,即 S:special 具体的,M:measurable 可测量的,A:achievable 可完成的,R:reliable 可信的,T:time bound

有时间性的。

3. 制订干预策略和活动

健康管理项目干预策略的制订,需要综合考虑目标人群需求、健康管理机构资源与能力、目标人群所在场所的重视程度与能力,以及区域卫生服务机制与能力等因素。社区卫生服务机构在制订城乡居民健康管理干预策略时,应依据《国家基本公共卫生服务规范》并在规范的基础上,结合本地特点确定干预策略;健康管理机构在制订健康干预策略时,不能仅仅流于健康知识传播,还应该纳入行为指导、服务提供等。常用的健康干预策略包括目标人群或个体的能力建设,如随诊指导、举办专题讲座和培训、小组讨论、推送健康教育材料和视频等;通过建立制度、改善环境等方式形成支持健康干预的环境。

4. 制订干预计划执行和评价方案

健康干预计划中还应该包括各项干预活动何时实施、如何实施,需要的费用如何,以及如何评价干预效果的有关内容和安排,这样才能构成完整的健康干预计划。

1) 制订干预计划执行方案。首先需要确定教育活动日程,健康管理计划的活动日程通常按照工作进程的顺序合理安排,遵循活动发生的先后顺序、节省时间等原则,将每一项活动列入日程表。此外,每一项活动所需时间的设定,要有一定弹性和缓冲空间,避免太过僵硬,难以落实。安排好的详细工作日程,通常以图或表的形式表示。其次是确定组织网络与执行人员,通常而言,健康干预计划的执行者为健康管理机构专业人员、社区卫生服务机构专业人员、基层 CDC 专业人员等。在干预项目计划中,要根据每一项活动的内容和要求,确定由相关专业的科室或人员负责执行。此外,还应确定在健康干预现场,如社区、机关、学校是哪个部门、谁负责、哪些人参与。明确任务分工,责任到科室、到人,以提高健康干预计划的执行力,确保各项活动的有效落实。

2) 制订干预计划实施的评价方案。监测与评价是保证健康干预项目顺利进行并最终实现项目目标的重要手段。在健康干预计划中,通常需要明确监测指标、监测方法,以及效果评价指标和评价方法。例如,一项干预活动是向社区居民家庭发放健康教育材料,那么监测指标就应设定为"健康教育材料以户为单位的覆盖率";糖尿病患者健康管理项目的主要任务是每月为糖尿病患者免费测一次血糖,那么监测指标应为"参与血糖测量的糖尿病患者人数、比例"。监测方法主要包括活动记录,定期核查活动的实际执行情况与计划是否一致,是否按时并保质、保量地完成各项活动。效果评价是在健康干预各项活动实施结束后,旨在衡量项目效果的活动。大多数健康干预项目会采用干预前后比较的方法,确定干预效果,即在实施干预活动前进行一次测量,内容可以包括群体或个体的健康指标、行为生活方式、就医与用药情况、健康认知、个人基本信息等,重点是健康干预活动能够影响到的内容,在干预活动结束后,再次对上述指标进行测量,比较两次测量的结果,从而判断健康干预项目的效果,看看项目是否达到了预期目标。所以,健康干预计划的效果评价指标一般来源于项目的具体目标。例如,糖尿病患者健康管理项目中,目标之一是"某社区糖尿病患者健康管理项目实施一年后,65%的糖尿病患者能有效地控制血糖",那么相应的效果指标就是糖尿病患者血糖控制率。

5. 编制健康干预计划的预算

预算的制订依据是干预活动,首先要将每一项活动进行细分,确定活动中涉及哪些费用,费用标准以及活动要求达到的数量,进而计算出每一项活动的费用。然后再将每一项活动的费用累加在一起,形成健康干预项目的总预算。例如,假定设计制作一份小折页的平均费用为 2 元,在社区内以户为单位发放,社区有 1000 户居民,计划覆盖 80% 的家庭,则至少需要制作印刷 800 份,2 元/份×800 份＝1600 元。以此类推,这样可以得到总预算。

11.3　健康管理的策略

11.3.1　行为和生活方式管理

生活方式与人们的健康和疾病密切相关。根据 WHO 的研究数据,在影响健康的主要因素中,60% 属于生活方式因素,生活方式因素在人类死因中也占到 45% 左右。改变不良的生活方式可影响或改变人们的健康状况,且改变生活方式永远不会晚,即使到中年或是晚年开始健康的生活方式,也能从中受益。生活方式管理使用对健康有益的行为塑造方法,促进个体建立健康的行为方式和生活习惯,以减少或避免健康风险因素。在实践中,四种主要方法常用于促进人们改变生活方式。

1. 教育

教育是一种有目的、有组织、有计划地系统传授知识和技术规范等的社会活动。通过传递知识,使人们确立正确的健康态度,自觉地采纳有益于健康的行为和生活方式,消除或减轻影响健康的危险因素,预防疾病,促进健康。教育的核心是教育人们树立健康意识,促使人们改变不健康的行为生活习惯,养成良好的行为生活习惯,以减少或消除影响健康的危险因素。将生活方式管理策略通过教育的手段实施是干预技术中最直观的方式。教育要具有明确的目的性,要将确立个体正确的健康态度作为目的,不断加强对个体的教育,改变其不健康的行为方式,最直观地体现生活方式管理的过程。因此,教育是生活管理干预技术的直观体现和基础。

2. 激励

激励是通过设计适当的外部奖酬形式和工作环境,以一定的行为规范和惩罚性措施,借助信息沟通,来激发、引导、保持和规范组织成员的行为,以有效地实现组织及其个人目标的过程。在行为干预过程中,通过正面强化、反面强化、反馈促进、惩罚等措施来进行行为矫正,达到改变不良行为的作用。个体在激励的作用下,不断产生改变生活方式的动力,从而达到干预的最终目的。因此,激励在干预技术中起着至关重要的内驱力作用。激励有助于挖掘个体的潜能,提升干预的效果。通过激励,个体不断提升自身内驱力,从内心渴望自我的突破和改变。

3. 训练

训练是通过一系列的参与式训练与体验,培训个体掌握行为矫正的技术。通过训练,使个体有计划、有步骤地学习和掌握健康生活方式的管理技术,不断提升个体的生活方式管理能力,这是生活方式管理干预技术中最高效的技术。训练在于不断增强个体采取新生活方式的频率,从而使个体对新的生活方式快速适应,最终获得习惯性。高强度的训练可以使个体在短时间内习得健康的生活方式。

4. 营销

营销是利用社会营销技术推广健康行为,营造健康的大环境,促进个体改变不健康行为的手段,是生活方式管理干预技术中最具社会性的方法。营销的前提是明确社会群体中不同人群的不同需求,抓住不同人群的不同需求。一般来说,营销可以通过社会营销和健康交流,帮助建立健康方案的知名度、增加健康管理方案的需求和帮助直接改变行为。

在实际应用中,生活方式管理可以以多种不同的形式出现,也可以融入到健康管理的其他活动中去,目的在于帮助个体做出最佳的健康行为选择,调动个体对自己健康的责任心,并通过采取行动来降低健康风险,促进健康行为,预防疾病和伤害的发生。生活方式管理的效果取决于如何使用生活行为干预技术来激励个体和群体的健康行为,可以是其他健康管理策略的基本组成部分。

11.3.2 需求管理

需求管理以个体或群体为基础,通过帮助健康消费者维护健康以及寻求适当的医疗保健方式来控制健康消费支出,改善对医疗和健康服务的利用。需求管理的目的是试图减少医疗和卫生保健资源的浪费、提高其服务质量。常见的健康需求管理,主要通过为人们提供各种可能的信息和决策支持、行为支持以及其他方面的支持,帮助其在正确的时间、正确的地点,寻求恰当的卫生服务,指导个人恰当地选择医疗保健服务。其实质是通过帮助消费者维护自身健康以及寻求恰当的医疗保健,控制健康消费的支出和改善对医疗保健的利用。健康需求管理并非不让人们利用卫生服务,而是要人们减少不合理和非必需的医疗保健服务利用,帮助人们维护自身健康和更合理地利用医疗卫生服务资源。

11.3.3 疾病管理

疾病管理主要是为患有特定慢性疾病的个体和群体提供需要的医疗与健康服务。疾病管理着眼于某种特定的疾病,如糖尿病、冠心病等,为患者个人或患者群体提供合适的医疗与健康服务,其目标是建立一个协调医疗保健干预和与患者沟通的系统。该系统可以通过实施良好的医患关系和医疗保健计划,达到满足管理对象医疗保健需求的目的。疾病管理强调利用循证医学指导和增强个人能力来预防疾病恶化或出现并发症,以改变患者健康为基本标准评价临床、社会和经济效果。

11.3.4 灾难性病伤管理

灾难性病伤管理是为患灾难性疾病或重大损伤的患者及家庭提供各种医疗服务,关注的是对健康危害十分严重、医疗卫生花费巨大的"灾难性"疾病,是疾病管理策略中一种特殊类型的管理方式。灾难性病伤是十分严重的病伤,需要特别复杂的管理,经常需要多种服务和转移治疗地点,其管理的重点是通过帮助协调"灾难性"疾病医疗活动和管理多维化的治疗方案,综合利用患者和家属的健康教育,患者自我保健的选择和多学科小组的管理,使医疗需求复杂的患者在临床、经济和心理上获得最优结果。

11.3.5　残疾管理

残疾管理是一个长期、棘手和复杂的问题,涉及医疗、康复、支付、赔偿、就业、收入、心理等多方面的问题。管理的主要目的是尽量减少因残疾所造成的个体劳动能力和生活能力的下降。其具体目标包括:防止残疾恶化,注重残疾人功能性能力的恢复而不仅仅是疼痛的缓解,设定残疾人实际康复和返工的期望值,详细说明残疾人今后行动的限制事项和可行事项,评估医学和社会心理学因素对残疾人的影响,鼓励康复,建立信心和康复后生活重建,实行有效的健康循环管理。

11.3.6　综合健康管理

综合的群体健康管理是通过协调以上五种不同的健康管理策略,以群体健康状况改善为核心,提供个体化、全面、有效的健康管理。这些策略的综合应用,是在分析人群的健康状况的基础上,以人群的主要疾病和主要健康危险因素为重点,针对性实施有效的保健措施,提高群体的健康水平,常用于以工作单位为主体的健康管理实践。

▎知 识 拓 展 ▎

▲美国的管理型医疗

美国实行的是以商业保险为主的医保体系,与普通商业保险不同,其医疗保险已发展成为一体化的管理型医疗保险。其最大特点是将保险公司与医院的职能有效联合,保险组织直接参与医疗服务体系的管理。为追求更高的利益,保险组织期望降低医疗费用赔付。为此它一方面严格监督医患双方行为,防止不合理费用的产生,另一方面对参保人进行健康管理,减少赔付发生的可能。管理型医疗改变了医疗服务费用的支付方式,通过强化管理,规范医患双方的行为,在保证医疗质量的同时也控制了卫生费用,实现了医、患、保三方的相互联系和相互制约。

采用管理型医疗模式的保险机构和公司很多,如健康维护组织、优先选择提供者组织、独有提供者组织等,它们承担着美国公民的健康管理服务。在这些组织的大力推动下,如今在美国,每10人中就有7人享受健康管理服务。在市场机制的作用下,健康管理主要形成了以下三种模式:以专业公司为依托的健康管理、以医疗机构为平台的健康管理以及社区医疗机构进行的健康管理。不同模式的目标服务群体不同,它们主要分别面向高端人群、中层人群和普通人群提供服务。因此,不同收入水平的美国人,能够享受到健康管理的水平也不同。

【章节概要】

健康管理以人的健康为中心，将管理学的理念应用于健康维护、疾病预防、临床治疗及康复领域，是管理学、预防医学以及临床医学结合与提炼后形成的一门交叉学科；是把主要由公共卫生与预防医学工作者提倡、由政府支持的群体性的健康教育、健康促进活动与临床医学结合，开展健康危险因素的管理、疾病风险预测、疾病管理，形成兼顾个体性、具有操作性以及可持续的慢性病综合防治机制。健康管理的基本策略包括生活方式管理、需求管理、疾病管理、灾难性病伤管理、残疾管理和综合健康管理。在全球受非传染性疾病威胁日益严重的情况下，健康管理为其不断攀升的发病率造成的威胁提供了有效的解决路径。实践证明，其收益率明显高于传统患病后再治疗的模式。伴随健康管理理念在国内的普及、中医特色化发展、科学研究的力度及热度不断提升、高校人才培养体系和社会健康管理职业培训体系的同步健全、国家监管的完善及行业共识的达成，健康管理学科及相关产业必然迎来稳定蓬勃的发展形势。

【复习思考题】

1. 什么是健康管理？其意义是什么？
2. 如何给大学生制订一项有关良好行为生活方式的健康干预计划？

第 12 章 社区卫生服务

学习目的:掌握社区及社区卫生服务的概念、社区卫生服务及社区中医药服务的基本内容;熟悉社区卫生服务的人员配备、服务对象与服务方式;了解中医药在社区卫生服务中的基本原则和优势。

知识要点:社区卫生服务的定义与特点;社区卫生服务的服务方式;社区中医药服务的基本内容。

社区卫生服务是医疗卫生服务体系的基础性环节。发展社区卫生服务,对优化卫生资源配置、深化"三医联动"改革,解决群众关心的就医问题,具有十分重要的意义。大力发展社区卫生服务,构建以社区卫生服务为基础、社区卫生服务机构与医院和预防保健机构分工合理、协作密切的新型卫生服务体系,对于坚持预防为主、防治结合的方针,优化卫生服务结构,方便群众就医,减轻费用负担,建立和谐医患关系,具有重要意义。加强社区中医药和民族医药服务能力建设,合理配备中医药或民族医药专业技术人员,积极开展对社区卫生服务从业人员的中医药基本知识和技能培训,推广和应用适宜的中医药和民族医药技术。在预防、医疗、康复、健康教育等方面,充分利用中医药和民族医药资源,充分发挥中医药和民族医药的特色和优势。

12.1 概 述

12.1.1 社区的定义

功能上,社区(community)是指共同生活在一个区域的一群人所形成的一个生活上相互关联的大集体,这群人关系亲密、守望相助、防御疾病,富有人情味。结构上,社区是一个以地理和行政管理为依据明确划分的局部区域,如市(县)、街道(乡镇)、居委会(村)等,社区是自然形成的,不完全等同于"行政区域"。同一社区可被划分为不同的行政区,而同一行政区也可包含不同的社区。在我国,城市社区一般是指街道,农村社区一般是指乡镇。

社区是宏观社会的缩影,家庭是社区的基本单位。一般认为社区必须具备一定的人群、地域、生活服务设施、特有的文化背景、相应的组织机构和一定程度的归属感与社区认同等一系列最基本的社区构成要素。社区人群之间建立政治、经济、职业、教育、卫生、文体、环保、生活方式等社区关系。

12.1.2 社区卫生服务的定义

社区卫生服务(community health services,CHS)也称之为社区健康服务,是指在政府领导、社区参与、上级卫生机构指导下,以基层卫生机构为主体,全科医生为骨干,合理使用社区资源和适宜技术,以人的健康为中心、家庭为单位、社区为范围、需求为导向,以人的生命为全过程,以妇女、儿童、老年人、慢性病患者、残疾人、低收入人群等为重点服务对象,以解决社区主要卫生问题、满足基本健康服务需求为目标,为社区居民和家庭提供集预防、医疗、保健、康复、健康教育、生育指导服务和一般常见病、多发病的诊疗服务等为一体的有效、经济、方便、综合、连续的基层卫生服务。

12.1.3 社区卫生服务的特点

在促进社区全体居民健康的实践中,社区卫生服务有以下特点:

1)以健康为中心。社区卫生服务提倡以人为本,以健康需求为中心。社区工作的重点不仅仅是识别、筛检和治疗疾病,还应关注到影响健康的各种危险因素。社区卫生服务要走进社区和家庭,动员全体社区居民主动选择健康的行为生活方式,认识和规避健康风险,预防疾病,促进健康。

2)以人群为对象。社区卫生服务应以维护社区内所有人群的健康为基本准则。例如,以提高社区人群的健康意识、改变居住环境和不健康的行为生活方式为特点的社区健康教育;以针对预防接种和系统保健而制定的个体和群体健康干预计划;以孕产妇、老年人和慢性病患者为主要服务对象而开展的针对性的健康管理服务等,都是从全社区人群的健康和利益出发的。

3)以家庭为单位。这是社区卫生服务区别于其他形式健康服务的重要特点。家庭是个体生活的基本环境,与个体健康密切相关。家庭可通过遗传、环境、饮食和情感反应等途径影响个人健康,个体健康问题也可以影响家庭其他成员乃至整个家庭的结构和功能。同时,家庭又是诊治患者的重要场所和可利用的有效资源,比如,家庭的合作和监督是糖尿病患者控制饮食的关键。

4)以需求为导向。一切从实际出发,以需求为导向,整合社区卫生服务的各项工作,更好地为社区服务。每个社区都有自己独特的地域文化,社区卫生服务应针对社区本身的实际情况和客观需要,确定居民所关心的健康问题,确定优先解决的问题,寻找解决问题的方法;并根据居民的经济水平及社区自己拥有的资源,发展和应用适宜技术为居民提供经济有效的卫生服务。另外,通过社区诊断,制定适合于自己社区特点的卫生项目。例如,建立老年护理站、家庭病床等。

5)数字化健康管理。以社区为核心,以家庭为单位,以老人、妇女、儿童和慢性病人为重点服务对象,利用现代的云计算、物联网、大数据等新一代信息技术和一些医疗设备终端,将医疗服务、医疗延伸服务及健康教育引入家庭,最大程度地体现这些服务的及时性、实时性、随时性、交互性和多媒体化。让居民不受时间、地域的限制,全方位地享受一站式的健康干预、健康管理和医疗保障服务。比如,智慧养老、智能医疗、智能慢性病管理系统等。

6) 协调多部门合作枢纽。与健康有关的工作涉及多个部门,解决社区内的任何一个健康问题都需要多部门合作,社区卫生服务提供者成为社区居民个体和群体的健康资源协调枢纽。以全科医生和社区护士为主体,将与社区卫生服务工作有关的机构联合在一起,实现健康产业资源整合,明确职责,优势互补,共同促进社区卫生和健康服务工作。比如,双向转诊、会诊和会谈等措施。

7) 提供综合性服务。社区卫生服务是集预防、医疗、保健、康复、健康教育、生育技术服务等为一体的综合性服务,服务对象不分性别、年龄、种族、文化背景、社会经济状况和是否患病;服务内容包括健康教育、健康促进、疾病预防、治疗和康复,涉及生理、心理和社会、文化等各个方面;服务范围覆盖个人、家庭和社区。

8) 提供全方位连续性服务。社区卫生服务对社区居民提供从出生到临终所面临的各种健康问题的连续性服务,从个体的生理、心理和社会适应等各个方面实施人性化诊疗措施。比如对人的生命周期提供分娩、婴幼儿生长发育、儿童青少年保健、中老年慢性病管理及临终关怀;对疾病周期提供连续的三级预防措施和疾病早、中、晚各个时期的预防、诊疗和康复管理等。

9) 提供可及性服务。社区卫生服务提供者和社区居民均作为社区的一员生活在社区中,彼此熟悉和信任。因此,社区卫生服务是可及的、方便的卫生保健服务,主要体现在地理上接近、使用上方便、关系上密切、心理上信任及价格上合理等。

10) 提供首诊服务。社区卫生服务机构提供首诊服务,采取首诊负责制,承担大中型医院的一般门诊、康复和护理等服务。社区卫生服务机构的全科医生扮演首诊医生的角色。作为社区居民的第一健康保护站和群众健康的"守门人",社区卫生服务机构能解决居民80%以上的健康问题,并能提供方便、经济、有效的服务。对于社区卫生服务机构不能解决的问题,可通过转诊或会诊到上一级医院进行救治。

12.2　社区卫生服务的内容

社区卫生服务以满足群众需求,保护和促进健康为出发点。社区卫生服务机构是具有公益性质,不以营利为目的的国家卫生服务体系基层机构。社区卫生服务机构的内容包括基本公共卫生服务和基本医疗服务两个部分。

12.2.1　基本公共卫生服务

为了我国人民的基础健康,针对对居民健康影响大、具有普遍性和严重性的主要公共卫生问题,由疾病预防控制机构、社区卫生服务中心、乡镇卫生院、村卫生室等城乡基本医疗卫生机构实施,面向全体居民免费提供最基本的公共卫生服务。凡是中华人民共和国的公民,无论是城市还是农村、户籍或非户籍的常住人口,均能享受国家基本公共卫生服务。其基本内容如下：

1）建立居民健康档案。根据国家规定收集、报告辖区有关卫生信息，由当地社区卫生服务中心（乡镇卫生院）、卫生服务站（村卫生室）对辖区内常住居民（包括居住半年以上的非本地户籍居民）免费建立居民健康档案，并进行相应的维护管理。

2）健康教育。通过对辖区内居民免费提供健康教育资料、设置健康教育宣传栏、开展公众健康咨询服务、举办健康知识讲座、开展个性化健康教育等方式，帮助居民树立健康意识，改变不健康的行为生活方式，防病促健康。

3）预防接种。针对辖区内居住的 0～6 岁儿童和其他重点人群提供预防接种管理、预防接种和疑似预防接种异常反应的处置。

4）儿童健康管理。针对辖区内居住的 0～6 岁儿童，开展新生儿家庭访视、新生儿满月健康管理、婴幼儿健康管理和学龄前儿童健康管理。

5）孕产妇健康管理。为辖区内居住的孕产妇提供孕早期、中期、晚期的健康管理、产后访视和产后 42 天健康检查。

6）老年人健康管理。为辖区内居住的 65 岁及以上的常住居民提供行为生活方式和健康状况评估、体格检查、辅助检查和健康指导。

7）慢性病患者健康管理。为辖区内 35 岁及以上常住居民中的原发性高血压患者和 2 型糖尿病患者免费进行筛查、随访评估和分类干预，开展健康体检。

8）严重精神障碍患者管理。为辖区内诊断明确、在家居住的重性精神疾病（严重精神障碍）患者免费提供信息管理、随访评估和分类干预，开展健康体检。

9）肺结核患者健康管理。为辖区内诊断明确、在家居住的结核病患者免费提供筛查及推介转诊、第一次入户随访、督导服药和随访管理、结案评估。

10）中医药健康管理。为辖区内 65 岁及以上常住居民和 0～36 个月常住儿童开展老年人中医体质辨识、老年人中医药保健指导和儿童中医药健康指导服务项目。

11）传染病和突发公共卫生事件报告和处理。传染病疫情和突发公共卫生事件风险管理、传染病和突发公共卫生事件的发现和登记、传染病和突发公共卫生事件相关信息报告、传染病和突发公共卫生事件的处理。

12）卫生监督协管。食源性疾病信息报告、饮用水卫生安全巡查、学校卫生服务、非法行医和非法采供血信息报告。

13）生育技术咨询指导，免费提供避孕药具。

14）健康素养促进。对辖区内居民提供健康科普、健康促进医院和戒烟门诊建设、健康素养和烟草流行监测、12320 热线咨询服务、重点疾病、重点领域和重点人群的健康教育。

12.2.2　基本医疗服务

1）一般常见病、多发病诊疗、护理和诊断明确的慢性病治疗。

2）社区现场应急救护。

3）家庭出诊、家庭护理、家庭病床等家庭医疗服务。

4）转诊服务。

5）康复医疗服务。

6）定期的体检和疾病筛检服务。

7）中医药（民族医药）服务。

8）政府卫生行政部门批准的其他适宜医疗服务。

12.3 社区卫生服务的实施

我国坚持政府主导，鼓励社会力量参与，多渠道发展社区卫生服务的原则，由地方政府按计划、分步骤地建立健全以社区卫生服务中心和社区卫生服务站为主体，以诊所、医务所（室）、护理院等其他基层医疗机构为补充的社区卫生服务网络。社会卫生服务的实施与机构设置及执业登记、人员配备、诊疗项目的设置、服务对象、服务方式、绩效评价等要素密切相关。

12.3.1 机构设置与执业登记

1）社区卫生服务中心原则上按街道办事处范围设置，以政府举办为主。在人口较多、服务半径较大、社区卫生服务中心难以覆盖的地区，可适当设置社区卫生服务站。

2）规划设置社区卫生服务机构，应立足于调整卫生资源配置，加强社区卫生服务机构建设，完善社区卫生服务机构布局。设置社区卫生服务机构，须按照社区卫生服务机构设置规划，由区（市、县）级政府卫生行政部门根据《医疗机构管理条例》《医疗机构管理条例实施细则》《社区卫生服务中心基本标准》《社区卫生服务站基本标准》进行设置审批和执业登记，同时报上一级政府卫生行政部门备案。

3）社区卫生服务中心为独立法人机构，实行独立核算，社区卫生服务中心对其下设的社区卫生服务站实行一体化管理。其他社区卫生服务站接受社区卫生服务中心的业务管理。

12.3.2 社区卫生服务的人员配备

社区卫生服务机构应根据服务功能、服务人口、居民的服务需要，按照精干、效能的原则设置卫生专业技术岗位，配备适宜学历与职称层次的从事全科医学、公共卫生、中医（含中西医结合、民族医学）等专业的执业医师和护士，药剂、检验等其他有关卫生技术人员根据需要合理设置。卫生部要求社区卫生服务的人员均需分别接受全科医学、社区护理及其他社区卫生服务岗位培训，并取得合格证书，持证上岗。

12.3.3 社区卫生服务的诊疗科目

社区卫生服务中心登记的诊疗科目应为预防保健科、全科医疗科、中医科（含民族医学）、康复医学科、医学检验科、医学影像科，有条件的可登记口腔医学科、临终关怀科，原则上不登记其他诊疗科目,确需登记的,须经区(市、县)级政府卫生行政部门审核批准,同时报上一级政府卫生行政部门备案。社区卫生服务站登记的诊疗科目应为预防保健科、全科医疗科,有条件的可登记中医科(含民族医学),不登记其他医疗科目。

12.3.4 社区卫生服务的对象

社区卫生服务的对象为社区内的全体居民,包括辖区内的常住居民、暂住居民及其他有关人员。具体的服务对象包括:

1)健康人群。健康人群是指身体、精神和社会适应能力等方面均处于良好状态的人群。

2)亚健康人群。亚健康是处于健康和疾病之间的临界状态。处于亚健康状态的人,虽然没有明确的疾病,但却容易出现精神活力和适应能力下降。若得不到及时纠正,易引起器质性病变。目前我国70%以上的人口处于亚健康状态。亚健康人群应成为社区健康服务的重点关注对象。

3)高危人群。高危人群是指存在明显健康危害因素的人群,包括:① 高危家庭。凡是具有以下任何一种或更多标志的家庭即为高危家庭:单亲家庭;吸毒、酗酒者家庭;精神病患者、残疾者、长期重病者家庭;功能失调濒于崩溃的家庭;受社会歧视的家庭。② 具有明显危害因素的人群。危险因素是指与疾病发生、发展及死亡有关的诱发因素,比如,不良的行为生活方式、职业危险因素、社会和家庭危险因素等。

4)患病人群。患病人群是由患有各种疾病的病人组成,包括常见病、多发病病人和慢性病病人、需急救的病人等。

5)重点保健人群。重点保健人群是指由于各种原因需要特殊保健的人群,主要包括妇女、儿童、老年人、慢性病病人、疾病康复期人群、残疾人及精神障碍的患者等。

12.3.5 社区卫生服务的方式

依据不同的地理环境、工作地点、服务需求、人口特征等,社区卫生服务的基本服务方式需灵活、多样化。社区卫生服务的方式主要有:

1)提供门诊服务。门诊服务是最主要的社区卫生服务方式,一般包括门诊、留诊观察、急诊等。

2)提供出诊服务。最具特色的社区卫生服务形式,多针对社区居民行动不便、病情危急等情况。

3)提供急救服务。

4)提供会诊与转诊服务。比较常见的社区卫生服务形式,体现社区卫生服务和全科医疗协调性的特点。

5)提供家庭出诊、家庭护理、家庭病床等家庭卫生保健服务。多针对行动不便者、慢性病人或需要上门服务者。

6)提供精神卫生服务和心理卫生咨询服务。

7）提供妇女、儿童、老年人、慢性病人、残疾人等重点人群的保健服务。

8）提供康复服务。

9）提供电话（网络）咨询服务。

10）提供临终关怀和姑息医学照顾服务。

11）医疗器具租赁服务与便民服务。

12）提供个人与家庭连续性的健康管理服务。

13）开展健康教育与健康促进工作。

14）有针对性地开展慢性病、地方病与寄生虫病的健康指导、行为干预和筛查。

15）负责辖区内免疫接种和传染病预防与控制工作。

16）开展生育咨询、宣传并提供适宜技术服务。

17）社区卫生信息管理。根据国家规定收集、报告辖区有关卫生信息，建立和管理居民健康档案。

18）在社区建设中，协助社区管理部门不断拓展社区服务，繁荣社区文化，美化社区环境，共同营造健康向上、文明和谐的社区氛围。

19）提供其他适宜的基层卫生服务。

12.3.6　社区卫生服务绩效评价

社区卫生服务绩效评价是提高社区卫生服务水平，实现健康可持续发展的有效途径。以社区卫生服务机构责任主体、社区卫生服务机构、社区卫生服务机构工作人员为评价对象，通过专家咨询法和统计学方法筛选并建立评价指标体系，对社区卫生服务的现状、社区卫生状况的改善和人群健康水平的提高等作出评价。

12.4　中医药在社区卫生服务中的意义和应用

12.4.1　基本原则

以新形势下党的卫生与健康工作方针为指引，坚持以人民为中心的发展思想，坚持新发展理念，努力提高中医药服务能力和水平，不断满足人民群众中医药服务新需求，为实施健康中国战略、促进中医药传承和创新发展创造有利条件。

1）坚持中西医并重，突出中医药特色，充分发挥中医药的优势与作用。

2）坚持以社会需求为导向，不断拓宽中医药服务领域，提高中医药服务能力。

3）坚持在城市社区卫生服务网络建设中，合理配置和充分利用中医药资源，完善社区中医药服务功能。

4）坚持因地制宜，分类指导，点面结合，稳步发展。

12.4.2 基本内容

1. 预防服务

以"治未病"理念为核心,针对当地的气候条件、地理环境、风俗习惯,结合人群体质状况、行为生活方式和多发疾病谱等,制定适合本社区实际情况的中医干预方案和突发公共卫生事件应急预案。实现"未病先防、欲病救萌、既病防变、瘥后防复"的目标。比如,依托社区居民健康档案信息系统,构建中医药特色的动态全程的社区居民健康状态信息平台。又如,在社区开展中医"治未病"服务,应用《中医基本体质分类量表》《中医体质分类判定标准》开展中医体质辨识,对不同体质类型的人制定个性化调护方案,指导居民的起居调养、药膳食疗、情志调摄、动静养生和经络腧穴按摩保健等。再如,在社区开展中医药养生保健科普活动,包括饮食起居、健康运动、心理调适等,推广普及扇舞、五禽戏、八段锦、太极拳等运动;定期开展中医药预防常见病、慢性病和传染病防治知识健康教育讲座,针对季节易感性疾病和传染病的易感人群,在流感高发期发放艾叶燃熏,板蓝根等中药煎水服用等。

2. 诊疗服务

中医诊疗强调的是辨证论治及整体观念,注重亲临患者,辨证论治,分型调理,主张灵活运用"同病异治"和"异病同治"的原则和方法。辨证论治是中医学认识疾病和治疗疾病的基本原则。所谓辨证,就是将四诊(望、闻、问、切)所收集的资料(症状、体征)通过分析综合,对疾病进行诊断。论治是根据辨证的结果,确定相应的治疗方法。辨证是确定治疗方法的前提和依据,论治是治疗疾病的手段和方法。中医治疗疾病的整体性原则,具体主要体现在诊断、药方和剂量三个方面。在社区常见病、慢性病和老年疾病等的诊疗过程中,中医突出以人为本,注重与人的沟通,注重个体差异,诊疗成本低,所需设备较少,副作用小,可有效提高社区卫生服务的能力。

3. 保健

中医养生来自古代精华医学,是中医学独特的保健方法。《素闻上古天真论》中有云:"上古之人,其知道者,法于阴阳,和于术数,食饮有节,起居有常,不妄作劳,故能形与神俱,而尽终其天年,度百岁乃去"。《灵枢·本神》中说:"智者之养生也,必顺四时而适寒暑,和喜怒而安居处,节阴阳而调刚柔,如是则僻邪不至,长生久视。"中医养生的理念是顺应自然、阴阳平衡、因人而异。情志、饮食、起居、运动是中医养生的四大基石。社区开展具有中医特色的养生保健、膳食食疗、起居调养、情志调节、养生功法、保健技术等中医药保健服务,可为社区老年人、妇女、儿童等重点人群及亚健康人群量身打造一整套个性化的调养方案。

4. 康复

在中医药理论指导下,应用针灸、按摩、拔罐、刮痧、药浴、熏洗、气功、运动等中医药康复手段,结合现代技术和方法,对残疾者、慢性病及老年病等有各种功能障碍者进行康复治疗,帮助其逐步恢复躯体、心理、精神和社会适应的功能,提高生活质量。

5. 健康教育

中医药健康教育是治未病的基础,以社区卫生服务中心为纽带和基地,通过多种形式的健康教育活动,向社区居民普及中医药基本知识、中医养生保健的理念和方法、常见疾病的中医药预防和保健、重点人群的中医药养生保健及中医药常识等,充分发挥中医药在提高机体内在的防病、抗病能力的优势作用。

12.4.3 独特优势

中医药社区卫生服务具有以下独特的优势:

1) 中医药具有传统文化底蕴优势和深厚的群众基础。中医药学是我国各族人民在长期生产、生活实践中和与疾病作斗争的过程中,逐步形成并不断丰富发展的医学科学,凝聚着深邃的哲学智慧和中华民族几千年的健康养生理念及其实践经验。中医学天人合一、形神一体的整体观,以人为本的医德观,阴阳协调、动静互涵的恒动观,未病先防、既病防变的防治观,与社区卫生服务提倡的注重预防、保健、康复的理论吻合。

2) 中医学融入社区健康服务具有简、便、廉、验的优势。目前,我国城市普遍存在着"看病难、看病贵"的现象,而解决这个医疗问题的基本出路在于发展社区健康服务。中医采用望、闻、问、切的诊断方法,所需仪器设备较少、医疗费用低廉、操作方便,合理应用能为社区居民提供方便、优质、价廉、可及性强的基本卫生服务,适合社区医疗的特点,能有效提高人群健康水平。

3) 中医药擅治慢病的特点与现代疾病谱相适应。当前,我国居民疾病谱正在发生变化,慢性非传染性疾病已成为影响我国居民健康的主要疾病。中医养生保健的方法技术非常适合慢性病人。中草药与西药相比,多来自天然植物、动物和矿物,更加自然绿色,毒副作用小,适合慢性病病人长期服用。

4) 中医药抗疫防病治病效果显著。从历史上看,中华民族屡经天灾、战乱和瘟疫,却能一次次转危为安,人口不断增加,文明得以传承,中医药作出了重大贡献。特别是在与疫病斗争中产生《伤寒杂病论》《温病条辨》《瘟疫论》等经典著作,形成系统的、独特的防病治病的理、法、方、药。中国中医研究院终身研究员屠呦呦从葛洪《肘后备急方》中汲取灵感,发现了一种用于治疗疟疾的药物——青蒿素,挽救了数百万人的生命,并因此获得诺贝尔奖。近年来,中医药在治疗严重急性呼吸道综合征(severe acute respiratory syndrome,SARS)、甲型H1N1流感、新型冠状病毒肺炎(corona virus disease 2019,COVID-19)等方面也取得明显成效,为应对新发突发传染病积累了丰富的经验、独特的理论、技术体系和经典方药。

❘ 知 识 拓 展 ❘

▲传承精华　守正创新　为建设健康中国贡献力量

中共中央总书记、国家主席、中央军委主席习近平近日对中医药工作作出重要指示指出,中医药学包含着中华民族几千年的健康养生理念及其实践经验,是中华文明的一个瑰宝,凝聚着中国人民和中华民族的博大智慧。新中国成立以来,我国中医药事业取得显著成就,为增进人民健康作出了重要贡献。

习近平强调,要遵循中医药发展规律,传承精华,守正创新,加快推进中医药现代化、产业化,坚持中西医并重,推动中医药和西医药相互补充、协调发展,推动中医药事业和产业高质量发展,推动中医药走向世界,充分发挥中医药防病治病的独特优势和作用,为建设健康中国、实现中华民族伟大复兴的中国梦贡献力量。

中共中央政治局常委、国务院总理李克强作出批示指出,中医药学是中华民族的伟大创造。在推进建设健康中国的进程中,要坚持以习近平新时代中国特色社会主义思想为指导,深入贯彻党中央、国务院决策部署,大力推动中医药人才培养、科技创新和药品研发,充分发挥中医药在疾病预防、治疗、康复中的独特优势,坚持中西医并重,推动中医药在传承创新中高质量发展,让这一中华文明瑰宝焕发新的光彩,为增进人民健康福祉作出新贡献!

【章节概要】

社区卫生服务是实现人人享有初级卫生保健目标的基础环节。社区卫生服务机构是公益性医疗卫生服务机构,提供公共卫生服务和基本医疗服务,不以营利为目的,不向医院模式发展。社区卫生服务机构以社区、家庭和居民为服务对象,以妇女、儿童、老年人、慢性病人、残疾人、贫困居民等为服务重点,以主动服务、上门服务为主,开展健康教育、预防、保健、康复、生育技术服务和一般常见病、多发病的诊疗服务。坚持中西医并重,充分发挥中医药在社区卫生服务中的特色和优势,鼓励社区卫生服务机构采用中医药、中西医结合的适宜技术开展服务,满足社区居民的不同需求。

【复习思考题】

1. 何为社区健康服务?其基本内容和特点有哪些?
2. 如何利用中医药的优势开展中医药社区卫生服务?

第 13 章　临床预防服务

　　学习目的：掌握临床预防服务的定义与特点；熟悉临床预防服务的内容与原则；了解临床预防服务的具体实施。

　　知识要点：临床预防服务的定义、特点、内容、原则及具体措施。

　　医学模式的转变使得预防的重点从由预防工作者开展的单纯预防转向为由临床工作者主导的临床治疗与预防相结合的综合预防，即临床预防。疾病的发生、发展与人们的行为生活方式密切相关，医务工作者需要在处理患者目前所患疾病的同时，着眼于患者将来的健康问题，帮助患者纠正不良行为和不良生活习惯，将预防保健与医疗工作相结合，推行临床与预防一体化的卫生服务。

13.1　概　　述

　　本节简要介绍临床预防服务的概念、原则、特点与优势等。

13.1.1　临床预防服务的概念

　　临床预防服务(clinical preventive service)主要针对健康者和无症状"患者"，医务人员在临床场所对服务对象的健康危险因素进行评估，依据评估结果实施个体化干预措施，从而达到预防疾病和促进健康的目的。"无症状(asymptomatic)"和"健康"并非指服务对象没有任何主诉，而是相对于某些严重威胁生命的特定疾病而言，目前没有相应的症状和体征。这就要求医务人员在处理服务对象现有疾病的同时，更应着眼于其将来的健康问题。

　　可见，临床预防服务的基本内涵是在临床环境下，将第一级预防与第二级预防相结合，强调纠正人们的不良行为和不良生活方式，连接预防医学和临床医学，推行有效的临床与预防一体化的卫生服务。

13.1.2　临床预防服务的原则

1. 重视危险因素的收集

　　全面、准确地收集个人健康相关资料，比如个人信息、体检和实验室检验资料等，进行危险因素以及危险度评估，这是开展临床预防服务工作的基础。

2. 医患双方共同决策

医务人员将发现的不利于健康的危险因素及后果告知"患者"，鼓励患者改变不良行为和不良生活方式，同时尊重患者意见，使得医患双方共同参与决策，做出最佳选择。

3. 以健康咨询与教育为先导

通过健康咨询与教育指导人们改变不良行为和不良生活方式，往往比筛检的预防干预效果更佳。譬如，预防高血压可采取教育"患者"低盐饮食、劳逸结合、控制情绪、适当运动、保持理想体重等第一级预防措施；也可采取教育患者定期监测血压以早期发现高血压，及早治疗，遵从医嘱，坚持非药物和药物治疗并举等第二级预防措施。

4. 注重连续性

临床预防服务供需双方需建立长期、连续的服务关系，这种关系有利于医务人员对就医者个体进行全程的系统管理。另外，健康资料收集也应保持连续性，以有利于提高临床预防服务的效果。

5. 合理选择健康筛检的内容

临床预防服务通常根据个体的性别、年龄及危险因素等，制定个体化的疾病筛检策略，选择合理的健康筛检内容。如此的健康筛检优于常规的套餐式身体检查。

6. 分阶段开展针对性临床预防服务

"健康生命全程路径"将人生划分为四个明确阶段，即围生期和婴幼儿期、青少年期、成年工作期和老年期，根据不同年龄阶段生理特点和主要健康问题实施个性化临床预防服务。

13.1.3 临床预防服务的特点与工作要点

临床预防服务的特点主要包括：① 针对健康人、无症状"患者"，在临床上提供预防服务；② 针对个体的预防服务；③ 医疗与预防结合的服务方式；④ 第一级预防与第二级预防相结合的策略；⑤ 与公共卫生相比，临床预防服务的对象更具个体化，也较少使用群众运动和法律手段来达到目的；⑥ 与临床医学相比，临床预防服务更积极地关注疾病的预防，对患者、亚健康人群和健康人群均提供预防服务，而不只是关心患者的治疗。

临床预防服务的工作要点有：① 以临床医务工作者为主体；② 是临床环境下防治结合的综合性医疗卫生服务；③ 主要针对慢性病的临床个体化预防服务；④ 强调社会、家庭、患者共同参与，个体与群体相结合的预防服务；⑤ 注重第一级预防和第二级预防的结合；⑥ 以个人主动负责为主的预防服务。

13.1.4 临床预防服务的优势

临床预防服务具有下列优势：

1) 临床医务工作者便于接触、随访患者并了解其健康状况和行为改变情况，及时提出针对性建议。

2) 患者对医务人员的建议有较好的依从性，其改善行为与生活方式的积极性和主动性易于调动。例如，患者戒烟和进行甲状腺、乳腺检查的决定常是在医务工作者鼓励下做出的。

3）许多预防服务，如宫颈脱落细胞涂片、乙状结肠镜检查、雌激素替代疗法、预防接种等只有医务工作者才能进行。

4）医务工作者从事个体化预防工作最适宜。

13.2　临床预防服务的内容

医务人员与患者直接接触，易于对服务对象的健康危险因素进行全面、系统、科学地动态或静态量化评估，制定控制疾病危险因素的健康干预策略，及时抑制疾病进展及并发症的发生；能有效调动服务对象改变不良行为和不良生活方式的积极性，降低患者接触疾病危险因素的水平；增强服务对象对医务人员的信任，提高患者的医嘱依从性；有利于管理个人的健康资料，早发现、早诊断、早治疗疾病，改善患者生活质量及延长寿命。

13.2.1　健康咨询

健康咨询（health counseling）指医务人员在临床场所（尤其是在初级卫生保健场所）收集求医者的健康危险因素，与求医者共同制订健康行为计划，随访求医者执行计划的情况，促使其改变既往不良的行为与生活方式，消除或减轻影响健康的危险因素，预防疾病、促进健康、提高生命质量。

建议开展的健康咨询内容包括：① 劝阻吸烟和酗酒；② 坚持有规律的体育活动；③ 保持良好的心理状态；④ 增进健康饮食（保持膳食平衡）；⑤ 保持正常体质；⑥ 维护心理健康；⑦ 预防意外伤害和事故；⑧ 预防传染病流行等。

健康咨询的原则有：① 建立友好关系；② 鉴定需求；③ 移情；④ 调动参与；⑤ 保守秘密；⑥ 尽量提供健康信息和资源。

13.2.2　健康筛检

筛检（screening）亦称周期性健康检查（periodic health examination），是指运用快速、简便且灵敏度和特异度较高的体格检查、实验室检查以及危险因素监测与评估等手段，在表面健康人群中发现未被识别的患者或有健康缺陷的人。筛检不是临床诊断，仅是一个初步检查，筛检试验阳性和可疑阳性者并不表示一定就是患者，但需要做进一步的疾病诊断，对确诊后的患者进行治疗。

1. 健康筛检的适用范围

健康筛检要筛检的疾病和健康问题应属于当地重大的公共卫生问题。对所要筛检的疾病应有进一步明确诊断的方法和有效治疗方法，通过早期发现、早期诊断和早期治疗可以改善疾病预后。

2. 健康筛检的主要项目

1）监测血压。18 岁以上成年人应定期进行血压测量，既往舒张压在 85 mmHg 以下者，每 2 年检查一次血压,舒张压在 85～89 mmHg,每年检查一次;舒张压＞90 mmHg 者检查需频繁监测。对于大于 35 岁人群因其他原因就诊时都应该进行常规血压检查。

2) 身高、体重、头围、腰围测量。0～2 岁的婴幼儿至少每三个月进行一次身高、体重、头围检查,2 岁后可每年检查一次,成年人至少每 2 年测量一次身高、体重和腰围。

3) 皮肤检查。主要针对具有高危因素人群,比如,有皮肤癌家族史、有发育异常的痣等预兆性皮肤损害者及职业性过多照射阳光者。20～40 岁人群应每 3 年进行一次皮肤检查,随后每年检查一次。

4) 口腔检查。针对有吸烟、饮酒、饮食槟榔等口腔癌危险因素者,21～40 岁人群应每 3 年检查一次,之后每年一次。对于普通人群,每年做 1 次牙科检查,清除牙齿表面浮渣及牙结石,可以有效减少牙病的发生。

5) 测定胆固醇。总胆固醇、高密度脂蛋白胆固醇、三酰甘油和低密度脂蛋白胆固醇作为首选检查项目。正常成年人至少每 5 年测定一次血胆固醇,有吸烟、高血压、家族心脏病史等危险因素的人群应适当缩短检查间隔周期,对于超重肥胖人群每 2 年做 1 次胆固醇检查。

6) 视敏度检查。视敏度通称为视力,早期的视敏度检查可以尽早发现儿童视力损害和预防弱视的发生,也可早期发现老年人视力损害,减少意外事故的发生,并且改善功能状态。对 3～4 岁幼儿至少进行 1 次弱视和斜视检查,对于 65 岁以上老年人定期进行青光眼筛检。

7) 听力测试。在婴幼儿期发现听力损失,有利于改善其语言表达能力。在幼儿期(最好 3 岁以前)至少进行 1 次听力检查,对长期暴露在噪声环境中的人群和中老年人应定期进行听力筛选检查,如果发现自己的听力减退或父母、老师发现小孩的听力和语言能力较差,那么应立即就医。

8) 宫颈癌筛检。定期的细胞涂片检查可以早期发现宫颈癌,降低宫颈癌的死亡率,有性生活(和)或 20 岁以上妇女每 1～3 年进行 1 次脱落细胞涂片检查,可以大幅度减少宫颈癌的发生率,对于 65 岁以上并且宫颈涂片检查一直阴性的妇女,可适当延长检查的间隔时间。

9) 乳腺癌筛检。40 岁及以上妇女应每年接受 1 次乳房临床检查,50～75 岁妇女每年还应增加一次乳房钼靶摄片检查;有乳腺癌家族史的妇女,可提前至 35 岁进行常规的临床乳房检查,在进行乳房自我检查时如果发现可疑肿块或其他病变等应当立即就医。

10) 结肠直肠癌筛检。40 岁及以上人群应每年进行一次直肠指检。而粪便隐血试验和乙状结肠镜检查可以更敏感地发现结肠癌和直肠癌。50 岁及以上人群应每年进行 1 次大便隐血试验(和)或不定期乙状结肠镜检查。

13.2.3　免疫接种

免疫接种(immunization)是根据传染病的流行特点和疾病预防控制规划,用人工方法将免疫原或免疫效应物质输入到机体内,使人体通过人工自动免疫或人工被动免疫的方法获得对某种或某些疾病的特异性抵抗力,从而保护易感人群,预防传染病发生。预防接种是公认的最有效、最可行、特异好的初级预防措施,如卡介苗预防结核病,乙肝免疫球蛋白(HBIG)预防乙肝,标准免疫球蛋白预防甲肝,狂犬疫苗＋狂犬免疫球蛋白预防狂犬病。

13.2.4 化学预防

化学预防(chemoprophylaxis)是指对无症状者使用药物、营养素、生物制剂或其他天然物质作为第一级预防措施,提高人群抵抗疾病的能力,以防止某些疾病的发生。已出现症状的病人和有既往病史者通过使用上述物品进行治疗或相关预防时,均不属于化学预防的范畴。常见的化学预防方案有:

1)阿司匹林预防。有脑血管疾病等多种危险因素的人群每日服用 30～40 mg 的阿司匹林可有效预防血管栓塞的突然发生,进而降低冠心病的发生风险。但阿司匹林容易导致胃肠道不良反应,降低血小板活性,大剂量的服用甚至可能会有出血危险。因此,在使用阿司匹林预防时,医务人员应与咨询者详细说明此项方案的利弊性,并严格控制使用剂量。

2)雌激素预防。临床上建议绝经后妇女通过使用雌激素预防骨质疏松症和心脏病。雌激素替代疗法可以增加骨无机盐的含量,降低骨质疏松骨折和缺血性心脏病的发病率,改善血清脂蛋白状况和纤维蛋白原水平,也可以缓解与绝经相关的精神状况。

3)叶酸预防。孕期摄入适量叶酸可以有效降低新生儿神经管畸形疾病的发生率,还可有效减少妊娠高血压、早产、新生儿体质差等不良妊娠结局的发生。育龄妇女可在医务人员的指导下,于孕前和孕早期坚持每日服用 0.4 mg 的叶酸,以有效预防神经管畸形的发生。

4)铁剂预防。妊娠期贫血是由于妇女在妊娠期血容量增加,血液成分发生变化,血浆增生速度与红细胞增生速度不一致,进而导致贫血。在妊娠早期服用铁剂补充(每日约 4 mg),可以预防贫血的发生,改善妇女妊娠期贫血状态,利于胎儿的成长及母婴的健康。

13.2.5 预防性治疗

预防性治疗(preventive treatment)是通过一些治疗性质的手段,预防某种疾病从一个阶段进展至更为严重的阶段,或预防疾病从某一较轻阶段发展至较为严重阶段的方法。例如,对早期糖尿病的血糖控制和对高血压病的血压控制,可预防将来可能出现的严重并发症;通过手术切除食管息肉、肠息肉,可预防将来发展成食管癌和结肠癌等疾病。

13.3 临床预防服务的实施

13.3.1 健康信息收集

健康信息的收集是实施临床预防服务的第一步,可以掌握和了解个人目前存在的健康危险因素。这些因素是机体内外存在的,与疾病发生、发展和死亡有关的诱发因素,如不良的行为(吸烟、酗酒、吸毒、网络成瘾、不安全性行为等),疾病家族史,职业环境以及不当的生活方式所致的血压、血脂、血糖、尿酸升高,超重,肥胖,心电图异常等。健康信息常通过问卷调查、健康体检和筛查等方法获得,也可通过门诊询问及住院病历的查阅获得。

13.3.2　健康风险评估

健康风险评估（health risk appraisal，HRA）属于疾病的初级预防，是根据所收集的健康危险因素对个人的健康状况及未来患病和（或）死亡危险性的量化评估，是阐明一系列健康问题必不可少的起点，是预防慢性病的有效手段。主要通过收集患者的行为生活方式、个人史、家族史、体检报告及相关危险因素等信息，借由评估工具或软件进行相关分析评估。HRA 的分类方法有多种。

1. 按应用的领域分类

1）临床评估。包括体检、门诊、入院、治疗评估等。

2）健康过程及结果评估。包括健康状态评估、患病危险性评估、疾病并发症评估及预后评估等。

3）生活方式及健康行为评估。包括膳食、运动、睡眠等习惯的评估。

4）公共卫生监测与人群健康评估。从人群的角度进行环境卫生、食品安全、职业卫生等方面的健康评估。

2. 从评估功能的角度分类

1）一般健康风险评估。即通过问卷、危险度计算和评估报告三个基本模块进行的健康风险评估，具有成本低、简单易行的特点，可以提供大量的基础数据。

2）疾病风险评估。与一般的健康风险评估不同，疾病风险评估指的是对特定疾病患病风险的评估。主要目的有：① 筛查出患有指定疾病的个体，引入需求管理或疾病管理；② 测量医务人员和患者良好临床实践的依从性和有效性；③ 测量特定干预措施所达到的健康结果；④ 测量医务人员和患者的满意度。

确定健康危险因素的优先次序原则是：① 危险因素导致的特定疾病的严重性；② 危险因素在特定疾病中是否具有普遍性；③ 危险因素对疾病的危险程度；④ 某危险因素能否被准确地检测；⑤ 有无证据表明采取措施后可促进健康；⑥ 上述方面与其他优先健康问题相比如何。

健康风险评估的目的在于帮助个体更加了解自己的身体情况，综合认识疾病风险因素，鼓励和帮助人们改善不健康的行为方式，有利于临床工作者制定更具个体化的健康干预计划，并且可以依靠健康风险评估来评价干预计划的有效性。

疾病风险评估与健康管理措施有着密切的联系。从某种程度上说，疾病风险评估起着健康管理分流器的作用，通过疾病风险评估可以将人群进行分类，对处于不同类型和等级的个人或人群实施不同的健康管理策略，实现有效的全人群健康管理。

13.3.3　制订健康维护计划

1. 健康维护计划的概念

健康维护计划（health maintenance schedule）是指在特定的时期内，依据服务对象的年龄、性别以及具体的危险因素等而计划进行的一系列干预措施。健康维护计划的制订应遵循以下四个原则:① 以健康为导向,个性化原则(不同个体的健康状况及危险因素往往不同);② 综合性利用原则(包括生理、心理和社会等多方面多层次);③ 动态性原则(依据个体不同阶段的不同情况进行实时的调整);④ 个人积极参与原则(服务对象积极参与配合,保证良好的依从性)。

2. 健康维护计划的步骤

(1) 收集个人健康信息

收集个人健康信息是临床预防服务的第一步,包括环境危险因素、行为危险因素、生物遗传因素等与疾病发生、发展和死亡有关的诱发因素。可以通过问卷调查、体检、筛查、查阅病历等途径获得个人健康信息,在临床服务中一般是通过门诊询问获得。需注意,不论通过何种方式获取健康信息,收集过程中都要注意信息的准确性。

由于各种原因,在临床服务过程中通过门诊所获得的信息通常是有限的,故医务人员在咨询相关问题时应注意询问技巧和方式。在初次见面时,应确定危险因素询问的主要内容,便于建立危险因素档案,通常包括:吸烟、饮酒、日常饮食、精神状态、家族史、过往疾病史、传染病史、接触职业与环境的危险因素、以往所做过的检查、免疫和化学预防状况等。在日后的接触过程中,医务人员应先简单查看病史记录,了解哪些危险因素已经询问过、哪些危险因素尚未讨论过等,以便确定本次讨论的主要内容。

为便于获取准确可靠的相关信息,医务人员每次与患者接触都应做到尊重患者,遵守医学访谈基本原则,并随时注意患者的情绪反应;不可使用冒犯性言语强迫患者回答问题,注重保护患者隐私,委婉和缓地与患者交流。

(2) 进行健康危险度评估

临床预防工作中倡议以某种特定疾病为基础,对健康危险因素进行评价。通过疾病监控、问卷调查、文献搜索等途径获取相关资料,用以分析某种疾病的患病水平和健康危险因素等信息,然后将各种健康危险因素转换为可测量的危险分数(代表发病危险的指标),并且计算组合危险分数和患病风险。一般来说,患病风险 = 平均患病率×组合危险分数。

(3) 制订健康维护计划

制订健康维护计划应当遵循如下 5 个原则:① 根据危险度评估结果找出最主要的危险因素进行干预;② 结合患者的具体情况、资源的可利用性和实施的可行性,选择合适的、具体的干预措施;③ 计划的制订应与患者共同商量确定;④ 制订行为改变的目标要切实可行,应该从小而简单的开始;⑤ 确定健康筛检频率和健康维护的随访。

健康维护计划的制订宜采取以问题为导向的记录方式,主要包括以下方面:① 主观资料:包括主诉、症状、疾病史、家族史、社会生活史等;② 客观资料:如体检、实验室检查结果、心理行为测量结果、患者态度、行为等;③ 对健康问题的评价:对疾病的诊断、鉴别诊断、预后以及对危险因素的评价等;④ 健康维护计划:包括疾病诊断、治疗方案、预防保健措施、开展健康指导等。

此外,针对个体化健康维护计划的制订还需注意以下原则:① 健康为导向的原则(以健康为中心,充分调动个体的主观能动性);② 个性化原则;③ 综合利用原则(个体化健康维护计划是一整套以健康为中心的、全方位、多层次的健康促进方案）；④ 动态性原则（经常随访服务对象,根据服务对象的健康危险因素和健康状况的变化及时调整方案计划）；⑤ 个人积极参与的原则（改变既往被动型健康保健模式,增加个人健康促进活动的主动性与参与性）。

个体化健康维护计划服务包括 6 个子项目：① 健康档案管理服务；② 健康体检管理服务；③ 团体健康评估服务；④ 个人健康评估服务；⑤ 健康知识讲座服务；⑥ 健康通信资料服务。

13.3.4 实施健康维护计划

健康维护计划的实施,首先是建立健康维护流程表,在此基础上,为了有效地纠正某些高危人群的行为危险因素,还需与患者共同制订另外一份某项健康危险因素干预行动计划,在实施的过程中还要为患者提供健康教育资料,加强健康维护的随访,跟踪患者执行计划的情况以及感受和要求,以便及时发现曾被忽视的问题。

1. 建立流程表

目的是便于健康维护计划的实施和监督。每一份成年人健康维护流程表都应有编号、年份、年龄等信息,便于记录查询;流程表的主要包括健康指导、疾病筛检、免疫接种三方面内容。每部分应留有空白,以便医务人员依据患者具体情况确定其他需要开展的项目并做好相关记录。在具体操作时,医务人员应根据患者的特征和需求增删项目,使流程表更个体化。已建立的流程表允许医务人员在随访过程中根据患者的需求作适当修正。

2. 单个健康危险因素干预计划

在已建立的健康维护流程表的基础上,为了有效纠正某些高危人群的行为危险因素,还需与患者共同制订另一份某项健康危险因素干预行动计划,如吸烟者的戒烟计划、肥胖者的体重控制计划等。由于不良行为和不良生活方式改变的困难性与艰巨性,纠正不良行为危险因素最好分步实施,待一个成功后再纠正另一个,并且宜从最容易纠正的因素开始。制订的目标不宜太高,应在近期通过努力就可达到,使患者看到自己的进步,逐步树立纠正不良行为危险因素的信心,从而能长期坚持,达到维护健康的目的。

3. 提供健康教育资料

健康教育旨在提高教育对象对疾病的认知水平,了解行为与健康之间的相互关系,能够合理地通过对行为方式的干预提升健康水平,降低疾病的发生。提供的健康教育资料应有较强的针对性。实施健康教育时,应强调只有患者自己下决心主动承担健康责任,改变不良行为和不良生活方式,才能真正提高其健康水平和生活质量。

4. 健康维护随访

在干预计划实施后,医务人员跟踪患者执行计划的情况、感受和要求等,以便及时发现曾被忽视的问题。一般而言,所有患者在执行健康维护计划 3 个月后都需要进行定期随访,随访时间应根据具体情况确定。50 岁以下健康成年人,2 年随访一次;50 岁及以上健康成年人,每年随访一次。若出现某一健康问题,应根据该健康问题的管理要求调整随访时间。

随访的频率宜适中,频繁的随访可能会增加检查出现假阳性结果的概率,耗费大量的时间和金钱,增加不必要的工作;过少的随访会影响健康干预计划的连续性,患者容易出现怠惰性。

┃ 知 识 拓 展 ┃

▲健康咨询的"5A 模式"

健康咨询的"5A 模式"是临床工作者帮助和(或)协助患者改变不良行为和不良生活方式及指导"如何做"的一套流程和步骤。医务人员可以用许多特定的工具(如电脑、手机、事先印刷好的表格等),完成对患者的健康咨询以及促进不良行为的改变。"5A 模式"不限定开始步骤并按部就班的展开咨询,临床工作者也可依据实际情况从其中的某一个步骤开始,且可以在任何一个步骤结束。① 评估(assess):对寻求帮助者的行为现状、知识、技能、自信心等进行评估,可以通过询问或者评估工具完成;② 劝告(advise):为患者提供有关健康危害的相关信息以及行为改变的益处等;③ 达成共识(agree):根据患者的兴趣、能力,共同设定一个改善健康或行为的目标;④ 协助(assist):为患者找出行动可能遇到的障碍,帮助他们确定正确的策略,学会解决问题的技巧及获得社会支持;⑤ 安排随访(arrange):明确随访的时间与方式(上门、电话、电子邮件等)。

▲坚定不移贯彻预防为主的方针

坚持防治结合、联防联控、群防群控,努力为人民群众提供全生命周期的卫生与健康服务。要重视对重大疾病防控,优化防治策略,最大限度地减少人群患病。重视少年儿童的健康,全面加强幼儿园、中小学的卫生与健康工作,加强健康知识宣传力度,提高学生主动防病意识,有针对性地实施贫困地区学生营养餐或营养包行动,保障生长发育。重视重点人群健康,保障妇幼健康,为老年人提供连续的健康管理服务和医疗服务,努力实现残疾人"人人享有康复服务"的目标,关注流动人口健康问题,深入实施健康扶贫工程。倡导健康文明的生活方式,树立大卫生、大健康的观念,把以治病为中心转变为以人民健康为中心,建立健全健康教育体系,提升全民健康素养,推动全民健身和全民健康深度融合。加大心理健康问题基础性研究,做好心理健康知识和心理疾病科普工作,规范发展心理治疗、心理咨询等心理健康服务。

【章节概要】

临床预防医学是预防医学和临床医学的重要组成部分,临床预防服务是医务人员在临床现场对健康者和无症状"患者"的健康危险因素进行评估,依据评估结果实施个体化干预措施,从而达到预防疾病和促进健康的目的,是在临床环境下第一级预防和第二级预防的结合。主要强调纠正人们的不良行为和不良生活习惯,推行临床与预防一体化的卫生服务。医务人员与个体接触机会多,为个体患者提供面对面的个体化服务,同时患者对医生的建议依从性较强,医生便于随访和了解患者的健康及行为改变情况。临床预防服务的内容包括对求医者的健康咨询、健康筛检、免疫接种、化学预防及预防性治疗等,依据实施六原则,有计划、有针对性地开展临床预防服务。

【复习思考题】

1. 何为临床预防服务? 由临床医务人员开展临床预防服务有哪些优势?

2. 调查并思考你所在的社区是如何为居民提供临床预防服务的?

3. 案例题:李先生,男,48 岁,司机。单位五年前体检,发现血压偏高,因无任何不适,故一直未正规就诊,也未自行监测血压。每日吸烟约 15 支左右,时常咳嗽,爱好打牌,经常与牌友玩至深夜,睡眠质量较差,有时失眠需服用安眠药。近期反复出现上腹部烧灼感,进食后加重;服用抗酸药可以减轻,无恶心、呕吐、腹泻、便秘;腹软,上腹部轻度压痛,无包块;大便隐血试验阳性。哥哥、妹妹均患有高血压,哥哥前年发生过中风,母亲 70 岁时因胃癌去世。问:针对以上情况,你作为临床医务人员应如何对其开展健康评估,并为其制订一份健康维护计划。

第14章 传染病的预防与控制

学习目的：掌握传染病的概念与分类，影响传染病流行的三个基本环节；熟悉传染病发生与传播的基本条件，传染病的防控策略与措施，传染病报告制度；了解常见传染病的流行特征、计划免疫与预防接种、新冠肺炎、结核病和艾滋病的预防与控制。

知识要点：传染病的概念；传染病流行的三个基本环节，传播途径，预防控制策略；结核病、艾滋病和新冠肺炎的预防与控制。

传染病属于常见病，也是多发性疾病。在人类历史中，传染病曾经一度猖獗流行，严重危害人类的健康和生命安全。随着抗生素和疫苗的广泛应用，大多数传染病被控制或消灭，但传染病仍然是危害人类健康的重要疾病，不仅一些古老的传染病病原体不断发生变异变迁，新的病原体也层出不穷，给传染病的发现、诊断、预防与控制等工作都带来了新挑战。本章重点介绍传染病的概念与分类、流行特征与影响因素、发生流行的基本条件、预防与控制策略以及常见传染病的预防与控制。

14.1 传染病概述

14.1.1 概念与分类

1. 概念

传染病(communicable diseases)是指由特异性病原体(病毒、细菌、立克次体、螺旋体、原虫和蠕虫等)引起，能在人与人、动物与动物或人与动物之间相互传播，且在一定条件下可造成流行的感染性疾病，包括新发传染病、再现传染病以及常见传染病。感染性疾病(infection diseases)是指由病原生物感染引起的所有人类疾病的统称。

2. 分类

1989年我国颁布了《中华人民共和国传染病防治法》(简称《传染病防治法》)，并分别于2004年、2013年进行了修订。依据传染病的传播方式、速度及其对人类危害程度的不同，我国的传染病分为甲、乙、丙三类，实行分类管理。

(1) 甲类传染病

也称为强制管理传染病，共2种：鼠疫、霍乱。

— 231 —

（2）乙类传染病

也称为严格管理传染病，共 27 种：传染性非典型肺炎、人感染高致病性禽流感、病毒性肝炎、细菌性和阿米巴性痢疾、伤寒和副伤寒、艾滋病、淋病、梅毒、脊髓灰质炎、麻疹、百日咳、白喉、新生儿破伤风、流行性脑脊髓膜炎、猩红热、流行性出血热、狂犬病、钩端螺旋体病、布鲁氏菌病、炭疽、流行性乙型脑炎、肺结核、血吸虫病、疟疾、登革热、甲型 H1N1 流感、新型冠状病毒感染。

（3）丙类传染病

也称为监测管理传染病，共 11 种：流行性和地方性斑疹伤寒、黑热病、丝虫病、包虫病、麻风病、流行性感冒、流行性腮腺炎、风疹、急性出血性结膜炎，以及除霍乱、痢疾、伤寒和副伤寒以外的感染性腹泻病、手足口病。

对乙类传染病中的传染性非典型肺炎、炭疽中的肺炭疽和人感染高致病性禽流感，采取《传染病防治法》所称甲类传染病的预防、控制措施。其他乙类传染病和突发原因不明的传染病需要采取《传染病防治法》所称甲类传染病的预防、控制措施的，由国务院卫生行政部门及时报经国务院批准后予以公布、实施。

省、自治区、直辖市人民政府对本行政区域内常见、多发的其他地方性传染病，可以根据情况决定按照乙类或者丙类传染病管理并予公布，报国务院卫生行政部门备案。自 2019 年底新型冠状病毒肺炎在世界范围内大流行以来，国家卫生健康委员会于 2020 年发布 1 号公告，将新型冠状病毒肺炎纳入传染病防治法规定的乙类传染病，但采取甲类传染病的预防、控制措施，同时将其纳入检疫传染病管理（2022 年 12 月 26 日，国家卫健委发布公告，将新型冠状病毒肺炎更名为新型冠状病毒感染；2023 年 1 月 8 日，我国新冠病毒感染由"乙类甲管"调整为"乙类乙管"）。

14.1.2　流行概况

在人类历史上，传染病曾是导致人类死亡的主要原因。20 世纪以来，随着经济和社会的发展，以及抗生素、消毒剂和预防接种的应用，许多烈性传染病被控制，天花、脊髓灰质炎已被消灭，麻风、白喉、鼠疫等多种传染病得到有效控制。20 世纪 50 年代以来，全球传染病的发病率、死亡率以及多数传染病的病死率都在持续下降，大规模的流行减少。人类疾病谱、死因谱从以传染病为主向以慢性非传染性疾病为主转变。

新中国成立以前，霍乱、鼠疫、天花等烈性传染病以及伤寒、痢疾、疟疾等疾病广泛流行，严重危害人类的健康。新中国成立后，传染病的发病和流行得到有效控制。但近几十年来，传染病的全球化蔓延和流行趋势，再次给我国的公共卫生事业敲响了警钟，一些已经被控制的传染病死灰复燃，如霍乱、鼠疫、疟疾、肺结核和白喉等开始重新出现或扩大传播范围，还有一些新发的传染病如新型冠状病毒肺炎（COVID-19）、艾滋病（AIDS）、埃博拉出血热、军团病、甲型 H1N1 流感、大肠杆菌 O157:H7 感染性腹泻、莱姆病和严重急性呼吸综合征（SARS）等纷纷出现，给人类带来了巨大的灾难和恐慌。因此，在今后相当长时间内传染病预防与控制仍是我国卫生防疫工作的重点。

2021 年全国法定传染病疫情概况显示:全国(不含香港、澳门特别行政区和台湾地区)共报告法定传染病 6233537 例,死亡 22198 例,报告发病率为 442.16/(10 万),报告死亡率为 1.57/(10 万)。与 2020 年全国法定传染病例(5806728 例,死亡 26374 例)相比,病例总数增加 42.68 万例,死亡人数下降了 4200 人。

14.1.3　影响传染病流行过程的因素

影响传染病流行的外界因素,主要包括自然因素和社会因素。它们通过对传染源、传播途径、易感人群三个环节的影响,促进或抑制传染病的流行过程。

1. 自然因素

自然因素包括气候、地理、土壤和生态环境等。其中,气候和地理因素是影响传染病流行的主要因素。

(1) 对传染源的影响

自然疫源性传染病的发生与当地地理、气候及气象等因素密切相关。例如,我国北方以黄鼠作为传染源的鼠疫,仅在有黄鼠的地方才可能发生这种鼠疫;黄鼠在寒冷季节冬眠,鼠疫菌在其体内转入潜伏状态,当气温转暖,黄鼠出蛰后,鼠疫才会发生。

(2) 对传播途径的影响

大多数寄生虫病和虫媒传染病都具有明显的地区性分布和季节性增高的特点。如血吸虫病主要流行于长江流域及其以南的省区,该病与钉螺的分布一致。自然因素可直接影响病原体在外环境中的生存能力,如钩虫病主要发生在温暖、潮湿、多雨的夏季;全球变暖使得局限于热带和亚热带的传染病蔓延至温带。

(3) 对人群易感性的影响

气候变化可通过降低机体的非特异性免疫力而促进流行过程的发展,如寒冷可减弱人体对呼吸道疾病的抵抗力,炎热可以减少胃酸的分泌等。

2. 社会因素

社会因素包括人类的一切活动,如人们的卫生习惯、卫生条件、医疗卫生状况、经济和生活条件、居住环境、人口流动、风俗习惯、宗教信仰、社会安定程度等。近年来新发、再发传染病的流行,很大程度上与社会因素有关。战争、动乱、难民潮和饥荒等社会因素,会促进传染病的流行;而开展计划免疫、爱国卫生运动等,则可阻止传染病的发生和蔓延。社会因素还可以通过改变自然因素而影响传染病的流行过程,如通过改造自然、改变疫源地生态环境等控制传染病的发生。

14.2　传染病发生与流行的基本条件

14.2.1　病原体与宿主

1. 病原体

病原体(pathogen)是指能引起宿主疾病的生物。任何一种传染病都有其特异的病原体,病原体侵入人体后是否致病,主要与病原体的特性、数量以及宿主机体的免疫功能等有关。病原体的特性包括传染力、致病力和毒力。然而病原体的特性并非一成不变,其毒力可因周围环境或遗传因素的变化而发生变异。

2. 宿主

宿主(host)是指为病原体提供生存环境的生物,包括人和动物。一些病原体(如麻疹病毒、痢疾杆菌、伤寒杆菌)只感染人,预防和控制工作的对象也仅限于人类;也有一些病原体可能有很多宿主,如狂犬病病毒可以寄生在狗、狼、猫等动物体内。宿主可以主动产生抵制、中和外来病原菌侵袭的能力,如果宿主的抵抗力较强,病原体就难以侵入或侵入后迅速被排除或消灭。免疫力还可以通过在该病的流行期间发病或隐性感染获得,也可以通过计划免疫获得。

宿主排出病原体的方式有很多种,常见于呼吸道、消化道、皮肤和血液(吸血昆虫的叮咬)。其排出途径决定于侵入门户、病原体的特异性定位和可能的传播条件。比如消化道的传染病定位于肠道,可随着粪便排出体外;虫媒传染病的病原体定位于血液,可经过昆虫传播使病原体离开宿主。

14.2.2 流行过程的三个环节

传染病的流行过程必须具备三个环节:传染源、传播途径和易感人群。三个环节必须同时存在,相互作用、相互联系,缺乏任何一个环节,传染就不可能发生。

1. 传染源

传染源(source of infection)是指体内有病原体生长、繁殖并且能排出病原体的人和动物,包括传染病患者、病原携带者和受感染的动物。

(1) 患者

传染病患者体内常存在大量的病原体,是重要的传染源,若患者所特有的症状与体征(如咳嗽、腹泻)有利于病原体排出,则可增加易感者受感染的机会。

患者在潜伏期(incubation)、临床症状期(clinical stage)和恢复期(convalescent period)等病程不同阶段,是否排出病原体,以及排出病原体的量和频度有差异,故作为传染源的意义不同。多数传染病在临床症状期传染性最强(病原体在宿主内的繁殖量和排出量最大)。有些疾病在潜伏期和恢复期也具有传染性,如麻疹在潜伏期末有传染性,痢疾、伤寒等在恢复期也有传染性。

感染者排出病原体的整个时期,称为传染期(communicable period)。传染期的长短可影响到传染病的流行病学特征,是决定传染病患者隔离期限的重要依据。

(2) 病原携带者

病原携带者是指没有临床症状,但能排出病原体的人,包括带菌者、带病毒者和带虫者等。病原携带者按照其携带状态和疾病分期的关系,分为三类:① 潜伏期病原携带者(incubatory carrier):是指从病原体侵入机体起,到最早开始出现临床症状的病原携带者。② 恢复期病原携带者(convalescent carrier):是指临床症状消失后继续携带和排出病原体者。

携带病原体期限在 3 个月以内者称为暂时性病原携带者,3 个月以上者称为慢性病原携带者,少数患者可持续较长时间甚至延续终生,如乙肝和伤寒。③ 健康病原携带者(healthy carrier):是指整个感染过程中均无明显临床症状与体征而排出病原体者,如白喉、乙肝和脊髓灰质炎等。健康病毒携带者病原体排出量通常较少,持续时间较短。

病原携带者作为传染源的意义主要取决于排出病原体的数量、携带时间、携带者的职业、卫生习惯、社会活动范围和携带者所处环境的卫生状况等。病原携带者由于无临床症状,不易被发现,而且有些传染病的病原携带者(如乙肝病毒携带者)数量多,可成为主要传染源。

(3) 受感染的动物

人类罹患的某些传染病是由动物传播所引起的,如森林脑炎、鼠疫等。有些疾病在脊椎动物和人之间传播,称为人兽共患病,如炭疽、狂犬病等。动物作为传染源的意义主要取决于人与受感染动物接触的机会和密切程度、传播该病的适宜条件以及受感染动物的种类和密度等。

2. 传播途径

传播途径(route of transmission)是指病原体自传染源排出后,侵入新的易感宿主前,在外环境中所经历的全部过程。传染病可通过一种或多种途径传播。

(1) 经空气传播

经空气传播(air-borne transmission),即主要传播媒介是空气,是呼吸道传染病的主要传播途径。

1) 经飞沫传播。病人通过打喷嚏、咳嗽、说话等将病原体随飞沫排入环境,被传染源周围的密切接触者吸入而引起传播;此传播易发生在人口密度大、通风不良和拥挤的公共场所。

2) 经飞沫核传播。飞沫失去水分只剩下由蛋白质和病原体组成的飞沫核,悬浮于空气中,可造成远距离传播。

3) 经尘埃传播。含有病原体的分泌物或较大飞沫落在地面,干燥后形成尘埃重新飞扬在空气中,被易感者吸入后感染。

经空气传播传染病的流行特征:① 传播途径易于实现,发病率高,可致短潜伏期疾病的暴发或流行;② 冬春季节高发;③ 少年儿童高发;④ 受居住条件、人口密度等影响。

(2) 经水传播

经水传播(water-borne transmission),即传播的媒介是水,包括饮用水和疫水。

1) 经饮用水传播。合格安全的饮用水在输配和储存过程中被病原体污染,或水源地地面的污水、污物等污染后未经消毒供居民饮用,可引起经水传播的传染病。经饮用水传播传染病的流行特征:① 病例的分布与供水范围一致,均有共同饮用同一水源史;② 发病无人群特征差异,即不同年龄、性别、职业人群均可发病;③ 水源被一次大量污染后可呈现暴发或流行,若水源经常被污染,病例可终年不断;④ 对水源进行消毒处理后,疾病的流行即可得到有效控制。

2) 经疫水传播。是指人们接触含有病原体的疫水时,病原体经皮肤黏膜侵入机体所造成的感染,如血吸虫病、钩端螺旋体病等。经疫水传播传染病的流行特征:① 患者有疫水接触史;② 发病有季节性、地方性和职业性;③ 大量易感人群进入疫区,可致疾病发生暴发或流行式增长;④ 加强对疫水的处理和个人防护,可以控制病例发生。

(3) 经食物传播

经食物传播(food-borne transmission),即食物本身带有病原体或受到病原体污染,又未经彻底消毒或生食、半生食而引起传染病的传播。主要包括肠道传染病和某些寄生虫病。经食物传播传染病的流行特征:① 患者有进食某一食物史,不食用者不发病;② 若某种食物被大量污染,则在用餐者中可呈暴发或流行;③ 停止食用污染食物后,暴发可平息;④ 一般潜伏期较短,且临床症状较重。

(4) 经接触传播

经接触传播(contact transmission)分为直接接触传播和间接接触传播。直接接触传播指在没有外界因素参与下,传染源与易感者直接接触而发生的传播,例如性传播疾病、狂犬病、鼠咬热。间接接触传播是指易感者接触了被传染源的排出物或分泌物等污染的日常生活用品所造成的传播。间接接触传播传染病的流行特征:① 呈散发,有家庭聚集性;② 流行过程缓慢,无明显的季节性升高;③ 在卫生条件较差的地方及卫生习惯不良的人群中发病率较高;④ 加强对传染源管理及严格消毒制度,可减少病例的发生。

(5) 经节肢动物传播

经节肢动物传播(arthropod-borne transmission)分为机械性传播和生物性传播。机械性传播是指媒介生物通过接触、反吐和粪便排出病原体,污染食物或餐具,媒介生物仅起到机械携带作用。如伤寒、痢疾等肠道传染病的病原体可以在苍蝇、蟑螂等体表和体内存活数天。生物性传播是指病原体在节肢动物体内需要完成其生命周期的某个阶段后(如生长、发育或繁殖等)才具有传染性,这段时间称为外潜伏期(extrinsic incubation period)。如疟原虫只有通过在按蚊体内发育成熟后才能感染易感者。

(6) 经土壤传播

经土壤传播(soil-borne transmission)是指传染源的排泄物、分泌物或传染病患者及病畜的尸体处理不当,可使病原体污染土壤,易感者接触污染的土壤可感染某些传染病。常见的有蛔虫、钩虫、鞭虫等肠道寄生虫病和以芽孢形式存在的病原体,如炭疽、破伤风、气性坏疽等均可经土壤传播。

(7) 医源性传播

医源性传播(iatrogenic transmission)是指在医疗、预防工作中,由于未能严格执行规章制度和操作规程,人为地造成某些传染病的传播。如医疗器械消毒不严格,药品或生物制剂被污染,使用了被病原体污染的血及血制品等。

(8) 垂直传播

垂直传播(vertical transmission),亦称为母婴传播,是指母亲在受孕后及生产期间将病原体传给子代。该传播是孕妇与胎儿两代之间的传播,包括经胎盘传播、上行性传播和分娩引起的传播。① 经胎盘传播:受感染的孕妇经胎盘血液将病原体传给胎儿引起宫内感染,如风疹、艾滋病、乙型肝炎等;② 上行性感染:病原体从孕妇阴道到达绒毛膜或胎盘引起胎儿宫内感染,如葡萄球菌、大肠杆菌、单纯疱疹病毒等;③ 分娩时传播:分娩过程中胎儿在通过严重感染的产道时被感染,如淋球菌、乙肝病毒、疱疹病毒等。

3. 易感人群

易感人群就是对某传染病的病原体不具备免疫力的特定人群。人群作为一个整体对传染病的易感程度称为人群易感性(herd susceptibility)。人群易感性的高低取决于该人群中易感个体所占比例的大小。人群免疫性(herd immunity)是人群对传染病的抵抗程度,常用人群中免疫人口占全部人口的百分比来表示。

人群易感性的高低可直接影响传染病的传播程度,如人群易感性低不仅可使传染病的发病率降低,而且还可以对易感者起到免疫屏障作用,从而阻断传染病的流行。反之,传染病的流行较易发生。影响人群易感性的因素较多,如新生儿增加、免疫人口免疫力自然消退、易感人口迁入、病原体变异或新型病原体的出现均可使人群易感性升高;反之,计划免疫的实施和传染病流行后,可使人群易感性降低。

14.3　传染病的预防与控制

《中华人民共和国传染病防治法》提出"对传染病防治实行预防为主的方针,防治结合、分类管理、依靠科学、依靠群众"的指导原则。预防为主是我国一贯的卫生工作方针。以预防为主,群策群力、因地制宜,发展三级预防保健网,采取综合性防治措施是我国多年来与传染病作斗争策略的概括。

14.3.1　防控措施

1. 传染病报告制度

根据 2013 年修正的《中华人民共和国传染病防治法》的规定,需报告的传染病有 3 类共39 种(详见本章 14.1　传染病概述)。

2. 传染病的防疫措施

(1) 对传染源的防疫措施

1) 患者。对患者做到"五早",即早发现、早诊断、早报告、早隔离、早治疗。对患者和疑似患者按照《中华人民共和国传染病防治法》的规定实施分级管理。

2) 疑似患者。应尽早明确诊断。甲类传染病的疑似患者必须在指定场所进行隔离观察、诊疗。乙类传染病的疑似患者,应在医疗保健机构指导下治疗或隔离。传染病疑似患者必须接受医学检查、随访和隔离治疗等措施。

3) 接触者。必须进行检疫。检疫期限从最后接触之日开始至该病的最长潜伏期为止。主要措施包括留验、医学观察、应急接种和药物预防。

(2) 对传播途径的防疫措施

对被传染源污染的环境所采取的具体措施。如:呼吸道传染病流行时,重点是空气消毒;肠道传染病发生后,对患者的排泄物消毒则十分必要;而虫媒传染病流行时应注意杀虫。

(3) 对易感者的防疫措施

1) 免疫接种。可采用被动免疫以保护易感者。如注射胎盘球蛋白或人体丙种球蛋白，对麻疹、流行性腮腺炎、甲型肝炎有一定的预防效果。

2) 药物预防。如用磺胺类药物预防流行性脑脊髓膜炎；抗病毒冲剂、板蓝根等预防病毒性传染病等。

3) 个人防护。如佩戴口罩、手套、鞋套，用蚊帐、避孕套等阻隔病原体传播。

14.3.2 计划免疫与预防接种

1. 计划免疫

计划免疫（planned immunization）是根据疫情监测和人群免疫状况分析，按照规定的免疫程序，有计划地利用疫苗对特定人群进行预防接种，以提高人群免疫水平，达到预防、控制乃至最终消灭针对性传染病的目的。

2. 预防接种

预防接种（prophylactic vaccination）是指将含有抗原或抗体的生物制品注入机体，使人体主动或被动获得对某些传染病的特异性抵抗力，保护易感人群，预防传染病的发生。

预防接种是有效预防传染病的重要措施，包括人工自动免疫、人工被动免疫和被动自动免疫三种类型。

(1) 人工自动免疫

人工自动免疫（artifical active immunity）是指将具有抗原性的生物制剂（如疫苗）接种于人体，使机体自行产生特异性免疫，是预防接种的最主要部分。常用制剂有减毒活疫苗、灭活疫苗、类毒素疫苗、亚单位疫苗、基因工程疫苗和多联多价疫苗等6种。本法优点是免疫力持续时间较长，一般为1~5年。

(2) 人工被动免疫

人工被动免疫（artifical passive immunity）是指将含有抗体的血清或制剂接种于人体，使机体立即获得现成抗体的免疫方法。常用制剂有免疫血清和免疫球蛋白。本法产生作用快，输入后立即发生作用；但该免疫作用维持时间较短，一般只有2~3周。主要用于治疗和应急预防。

(3) 被动自动免疫

被动自动免疫（artifical passive and active immunity）是指先进行被动免疫，再实施自动免疫，使机体迅速获得特异性抗体，并产生较持久的免疫力。例如，为了预防破伤风的发生，在接种破伤风抗毒素的同时接种破伤风类毒素疫苗。

3. 我国的计划免疫程序

主要内容是儿童基础免疫，即对7周岁及以下儿童进行卡介苗、脊髓灰质炎三价混合疫苗、百白破混合制剂、麻疹疫苗和乙型肝炎疫苗等的免疫接种，以及以后的适时加强免疫。国家卫生健康委员会（简称"卫健委"）于2021年2月印发了《国家免疫规划儿童免疫程序及说明（2021年版）》，我国现行的儿童计划免疫程序依照此说明进行，详见相关文件。国家免疫规划疫苗儿童免疫程序表(2021 年版)见表 14.1。

4. 计划免疫评价

疫苗免疫效果的评价指标包括免疫效果评级指标、流行病学效果评价指标和计划免疫管理评价指标三种。具体指标包括抗体阳转率、抗体滴度、抗体持续时间,保护率、效果指数,疫苗接种率、覆盖率、冷链设备完好率等。

14.4　常见传染病的预防与控制

14.4.1　结核病的预防与控制

结核病是由结核分枝杆菌引起的慢性传染性疾病,可侵及许多脏器,以肺部结核感染最为常见。

1. 流行特征

结核病是青年人容易发生的一种慢性和缓发的传染病。一年四季均可发病,尤以 15～35 岁青少年人群高发。WHO 发布的《2021 年全球结核病报告》显示,全球结核潜伏感染人群接近 20 亿。2020 年,全球新发结核病患者 987 万,发病率为 127/(10 万),估算发病数和发病率持续呈现下降趋势,但较往年有所减缓。2015～2020 年间结核病发病率累计下降了11%,仅略高于 2020 年终止结核病策略里程碑的一半(20%)。各国结核病流行的严重程度差异较大。30 个结核病高负担国家占全球所有估算发病数的 86%,其中 8 个国家占全球总数的 2/3:印度(26%)、中国(8.5%)、印度尼西亚(8.4%)、菲律宾(6.0%)、巴基斯坦(5.8%)、尼日利亚(4.6%)、孟加拉国(3.6%)和南非(3.3%)。

我国 2020 年估算的结核病新发患者 84.2 万人(2019 年 83.3 万人),估算结核病发病率为 59/(10 万)(2019 年 58/(10 万)),在 30 个结核病高负担国家中我国估算结核病发病数排第 2 位,低于印度(259 万人)。

2. 危险因素

肺结核接触史、肺结核家族史、吸烟、暴露于大量粉尘和接触有害化学气雾是结核病的危险因素,卡介苗接种史、有卡痕和已婚为其保护因素。卡介苗从 1921 年起在全球推广应用至今,对预防结核病起到了非常重要的作用。艾滋病人,有营养不良、糖尿病、吸烟、酗酒等特征人群罹患结核病的风险较高。

3. 预防与控制

(1) 预防

结核病预防的主要措施有:① 卡介苗接种;② 加强宣传教育;③ 对未感染者进行预防性治疗。

(2) 控制

WHO 于 2006 年推荐全球结核病控制策略(directly observed treatment short-course,DOTS),DOTS 策略的主要内容:① 政府的承诺,首先应该明确控制结核病是各级政府的责任,政府的人力与经费投入应满足现代结核病控制工作的需要;② 利用痰涂片显微镜检查

表 14.1 国家免疫规划疫苗儿童免疫程序表（2021 年版）

可预防疾病	疫苗种类	接种途径	剂量	英文缩写	出生时	1月	2月	3月	4月	5月	6月	8月	9月	18月	2岁	3岁	4岁	5岁	6岁
乙型病毒性肝炎①	乙肝疫苗	肌内注射	10 或 20 μg	HepB	1	2					3								
结核病①	卡介苗	皮内注射	0.1 mL	BCG	1														
脊髓灰质炎	脊灰灭活疫苗	肌内注射	0.5 mL	IPV			1	2											
脊髓灰质炎	脊灰减毒活疫苗	口服	1粒或2滴	bOPV					3								4		
百日咳、白喉、破伤风	百白破疫苗	肌内注射	0.5 mL	DTaP				1	2	3				4					
	白破疫苗	肌内注射	0.5 mL	DT															5
麻疹、风疹、流行性腮腺炎	麻腮风疫苗	皮下注射	0.5 mL	MMR								1		2					
流行性乙型脑炎②	乙脑减毒活疫苗	皮下注射	0.5 mL	JE-L								1			2				
	乙脑灭活疫苗	肌内注射	0.5 mL	JE-I								1,2			3				4
流行性脑脊髓膜炎	A群流脑多糖疫苗	皮下注射	0.5 mL	MPSV-A							1		2						
	A群C群流脑多糖疫苗	皮下注射	0.5 mL	MPSV-AC												3			4
甲型病毒性肝炎③	甲肝减毒活疫苗	皮下注射	0.5 或 1.0 mL	HepA-L										1					
	甲肝灭活疫苗	肌内注射	0.5 mL	HepA-I										1	2				

接种年龄

注：① 主要指结核性脑膜炎、粟粒性肺结核等。② 选择乙脑减毒活疫苗接种时，采用两剂次接种程序；乙脑灭活疫苗接种时，采用四剂次接种程序。选择乙脑灭活疫苗接种时，采用两剂次接种程序。③ 选择甲肝减毒活疫苗接种时，采用一剂次接种程序。选择甲肝灭活疫苗接种时，采用两剂次接种程序。

以发现更多的传染性肺结核病人;③ 对所有发现的传染性肺结核病人,每次服药都要在医务人员的直接面视下服用,并进行记录,以保证病人的正规治疗;④ 建立持续不间断的免费抗结核药物供应系统,国家对抗结核药物的生产、供应实行有效管理,以保证药品质量并满足病人治疗的需要;⑤ 建立结核病登记、报告和评价的监控系统,及时掌握全国的结核病信息,以不断指导和改进工作。

在 DOTS 策略的基础上,又发展为"遏制结核病策略",作为全球控制结核病规划的基础。其指导思想为:控制结核病的最有效办法是从根源上控制它,发现并治愈传染源,以减少结核杆菌在人群中的传播。结核病得以传播的根源是传染源,特别是痰涂片阳性的肺结核病人。结核菌传播正是由于传染性肺结核病人未得到治愈所致,一旦这些病人得到痊愈,也就停止了传播。WHO"终止结核病策略"的具体目标包括:与 2015 年相比,2030 年结核病死亡人数减少 90%,结核病发病率下降 80%。要实现如此宏大的目标,需要在研发新诊断技术、新药核心治疗方案及有效的疫苗方面取得重大突破,并全面推广应用。

14.4.2　艾滋病的预防与控制

艾滋病,即获得性免疫缺陷综合征(acquired immunodeficiency syndrome,AIDS),是人类感染人类免疫缺陷病毒(HIV)后导致免疫缺陷,并发一系列机会性感染及肿瘤,严重者可导致死亡的综合征。目前尚无有效治愈办法,是病死率较高的传染病,在世界范围内流行,已成为一个严重的公共卫生问题和社会问题。

1. 流行特征

《2022 全球艾滋病防治进展报告:危急关头(In Danger)》显示,2021 年,艾滋病病毒感染人数为 3840 万,有 65 万人死于艾滋病相关疾病。与 2020 年相比,约有 150 万例新发艾滋病病毒感染病例——比全球目标要多出 100 万例。2020~2021 年间,全球新增艾滋病病毒感染者仅减少 3.6%,降幅为 2016 年以来的最低水平。预计到 2025 年,每年的新增感染者将会超过 120 万例。

目前,我国有艾滋病病毒感染者约 84 万人,其中,艾滋病病人约 8 万例。根据 WHO 统计,我国艾滋病病毒感染者占总人口的比例虽然很低,但感染人数在亚洲位居第二位,在全球位居第十四位,且疫情依然呈上升趋势,艾滋病死亡人数居于乙类传染病首位。我国艾滋病流行具有五个特征:① 全国艾滋病疫情依然呈低流行态势,但部分地区疫情严重;② HIV 感染者和 AIDS 患者数量继续增加,但新发感染人数保持在较低水平;③ 既往 HIV 感染者陆续进入发病期,AIDS 发病和死亡人数增加;④ 传播途径以性传播为主,所占比例继续增高;⑤ 感染人群多样化,流行形式复杂化。

2. 危险因素

1) 不安全性行为。包括异性不安全性行为和同性不安全性行为,如嫖娼、同性恋、多性伴侣等。推广使用安全套能够有效减少其传播。

2) 血液传播。如注射毒品、输血或血制品、采血、公用牙刷、医疗注射与针灸、牙科诊疗和各种手术、理发与纹身等用具的使用。因此保证血液及其制品安全是阻断艾滋病血液传播的重要关口。

3）母婴传播。包括 HIV 阳性女性的怀孕、分娩和母乳喂养。为 HIV 阳性孕妇提供抗病毒治疗、人工代乳品可以降低病毒母婴传播的风险。此外，还包括采取育龄妇女的基本艾滋病预防服务、预防感染艾滋病病毒的女性意外怀孕和为 HIV 阳性母亲提供适当的阻断治疗、关怀与支持。

3. 预防与控制

多年来，我国各地区、各部门认真贯彻党中央、国务院决策部署，落实艾滋病防治各项措施，取得了显著成效；但我国艾滋病流行形势依然严峻，防治工作中新老问题和难点问题并存，预防与控制任务依然艰巨。

(1) 预防

主要包括如下五点：① 加强宣传教育，营造良好的社会氛围。加强对农村、边远贫困地区、易感染艾滋病人群、流动人群的艾滋病防治知识宣传。② 促进安全和负责任的性行为和活动。性传播是艾滋病传播的主要途径；正确认识艾滋病，做到洁身自爱，是防止感染艾滋病的最简单、有效的预防措施。③ 血液传播的预防。供输血用的血液应经过艾滋病毒抗体检测，医院和防疫部门应尽可能使用一次性注射器或对注射器进行严格消毒，针灸治疗用针也须经过严格消毒。医务工作者应注意避免外伤、针刺伤等意外事故的发生，避免直接接触病人的血液、分泌液等。④ 完善艾滋病监测网络，性病监测网络，加强对高危人群的监测，并依法告知监测结果。⑤ 扩大预防母婴传播覆盖面。已明确感染艾滋病的妇女不应怀孕。近年的临床实践发现，在孕妇分娩前 3 个月给予治疗艾滋病的药物二叠氮胸苷，可预防 70%携带 HIV 的母亲所生的婴儿感染艾滋病毒。

(2) 控制

WHO 制定《2016～2021 年全球卫生部门艾滋病毒战略草案》（简称"战略草案"），战略草案提倡以人为本的方针，建立在人权和卫生公平性的原则之上，将有助于根本性地降低新发艾滋病毒感染和相关死亡率，改善艾滋病毒感染者的健康和福祉。

战略草案包括五个战略方向：① 通过完善的战略信息和良好治理，加强和关注国家艾滋病毒项目和计划；② 制定一套艾滋病毒基本服务和高影响力干预措施，贯穿艾滋病毒服务的连续过程；③ 针对不同人群和地点，调整和提供艾滋病毒服务的连续过程，以获得最高质量和实现公平覆盖目标；④ 实施各项系统，以全面资助艾滋病毒服务的连续过程，将需要服务的人群面临财务困境的风险降至最低；⑤ 支持创新，以推动快速进展。

14.4.3 新冠肺炎的预防与控制

新型冠状病毒肺炎（Corona Virus Disease 2019，COVID-19），简称"新冠肺炎"，世界卫生组织命名为"2019 冠状病毒病"，2020 年命名为"COVID-19"，是指 2019 新型冠状病毒感染导致的肺炎。

1. 流行病学特点

(1) 传染源

传染源主要是新型冠状病毒感染的患者和无症状感染者，在潜伏期即有传染性，发病后 5 天内传染性较强。

（2）传播途径

经呼吸道飞沫和密切接触传播是其主要的传播途径。接触病毒污染的物品也可造成感染。在相对封闭的环境中长时间暴露于高浓度气溶胶情况下存在经气溶胶传播的可能。由于在粪便、尿液中可分离到新型冠状病毒，应注意其对环境污染造成接触传播或气溶胶传播。

（3）易感人群

人群普遍易感。感染后或接种新型冠状病毒疫苗后可获得一定的免疫力，但持续时间尚不明确。

2. 流行特征

2020 年 3 月 11 日，WHO 宣布此次疫情已构成"全球大流行"，截至 2022 年 9 月 26 日，全球已有 223 个国家和地区累计报告超过 6 亿名确诊病例，导致超过 6500 万名患者死亡。其中美国为确诊病例数最多的国家，确诊病例达 9700 万，死亡病例有 108 万，病死率达 1.81%，其次为印度、法国、德国等。我国自 2019 年 12 月开始，湖北省武汉市陆续发现了多例不明原因肺炎病例，后证实为 2019 新型冠状病毒感染引起的急性呼吸道传染病。仅仅两个月之内，新冠肺炎就以极快的速度传播到全国各地。截至 2022 年 9 月 26 日 24 时，去除香港特别行政区、澳门特别行政区和台湾省外，内地 31 个省、自治区、直辖市和新疆生产建设兵团报告，累计确诊病例 249929 例，累计死亡病例 5226 例。

3. 危险因素

多种因素可影响新冠肺炎的传播扩散速度。已证明大范围的人口流动和便利的公共交通均能促进新型冠状病毒的快速传播。新冠肺炎的传播可能与温度、降水、相对湿度、风速和空气质量等有关。

4. 预防与控制

（1）总体要求

我国全面落实"外防输入、内防反弹"总策略和"动态清零"总方针，根据《新型冠状病毒肺炎防控方案（第九版）》规定，坚持"预防为主、防治结合、依法科学、分级分类"的原则，坚持常态化精准防控和局部应急处置相结合，按照"及时发现、快速处置、精准管控、有效救治"的工作要求，坚决防范境外疫情输入和境内疫情反弹。坚持科学精准防控，落实"早预防、早发现、早报告、早隔离、早治疗"措施，进一步加强源头管控，坚持人、物、环境同防，加强重点时段、重点地区、重点人群疫情防控，提高监测预警灵敏性，及时发现散发病例和聚集性疫情，有力、有序、有效处置疫情，做到发现一起扑灭一起，以最短时间、最低代价将疫情控制在最小范围，切实维护人民群众生命安全和身体健康，最大限度统筹疫情防控和经济社会发展。

（2）主要防控措施

1）公共措施。具体公共措施包括以下三条：① 宣传教育。人们保持良好的个人及环境卫生，均衡营养、适量运动、充足休息，避免过度疲劳。提高健康素养，养成社交间隔"一米线"、勤洗手、戴口罩等卫生习惯和生活方式，打喷嚏或咳嗽时应掩住口鼻。保持室内通风良好，科学做好个人防护。② 疫苗接种。新冠病毒疫苗接种人群范围从成年人扩大至 3 岁以上儿童,坚持知情、同意、自愿原则,鼓励 3 岁以上适龄无接种禁忌人群应接尽接。③ 爱国卫生运动。坚持预防为主,深入开展爱国卫生运动,突出农村、城乡结合部、公共聚集场所等重点地区和薄弱环节,创新方式方法,持续推进城乡环境整治,不断完善公共卫生设施。

2) 疫情监测。首先针对疫情发现报告。病例、无症状感染者和聚集性疫情按照《新型冠状病毒肺炎防控方案(第九版)》进行报告和处置。同时,做好重点场所、重点机构和重点人群的防控措施;做好多渠道预警监测;开展外溢风险人群协查与管控。

▌知 识 拓 展▌

▲艾滋病预防与控制的曙光

2022 年美国拉霍亚免疫学研究所牵头的研究团队在 *Nature* 发表了一项研究成果,即一种"缓慢给送、剂量递增"的疫苗接种策略可以促使 B 细胞花几个月的时间来突变和进化它们对抗病原体的抗体。这一发现是朝着开发有效、持久的疫苗来对抗病原体(如 HIV、流感病毒、疟原虫和 SARS-CoV-2)迈出的重要一步。同年,瑞典皇家理工学院等研究机构的研究人员,基于牛黏液开发出一种防止 HIV 病毒和疱疹病毒传播的合成预防凝胶;在实验室测试中,这种润滑性的凝胶被证明对 HIV 的有效性达到 70%,相关研究成果发表于 *Advanced Science*。2023 年,美国威尔康奈尔医学院领衔的研究团队,在期刊 *Cell* 上报道了全球第一例接受 CCR5Δ32/Δ32 干细胞移植后艾滋病得到缓解的混血女性病例。该患者移植的干细胞来自于脐带血,这也是脐带血干细胞首次成功帮助艾滋病患者摆脱 HIV-1。

【章节概要】

人类发展史也是人类与传染病作斗争的历史。随着社会进步和医学科学的迅速发展,传染病的总发病率、死亡率均显著下降;与此同时,新发传染病也给传染病的防控带来了新挑战。本章主要介绍了传染病的概念与分类、流行特征、流行条件和预防与控制策略等。学习时要特别留意传染病的分类管理以及影响传染病流行的三个基本环节,即传染源、传播途径、易感人群在传染病防控中的重要意义。此外,本章还选取三种代表性传染病,即结核病、艾滋病和新冠肺炎,分别就其流行特征、危险因素及预防与控制策略等作了简要介绍。人类与传染病的斗争任重道远,作为医学工作者更需时刻保持警惕,以便更好地维护人类的生命健康。

【复习思考题】

1. 影响传染病流行的三个环节是什么?

2. 传染病的常见传播途径有哪些?

3. 人类普遍缺乏对新发传染病的免疫力,当一种传染病新出现时,极易暴发流行。作为一名新时代的医学类大学生,请思考如何才能尽可能减少新发传染病的出现。

第 15 章　慢性非传染性疾病预防与控制

　　学习目的：掌握慢性非传染性疾病的概念及危险因素；熟悉慢性非传染性疾病的预防控制措施；了解慢性非传染性疾病的管理以及常见慢性病的三级预防策略；树立慢性病重在预防的观念。

　　知识要点：慢性非传染性疾病的概念、危险因素、预防控制措施。

　　随着社会发展，人们的行为生活方式、生存的环境都在不断地发生改变，影响人类健康的疾病谱也发生了相应变化，总体上看传统的传染病得到有效控制，而以心脑血管病、糖尿病、恶性肿瘤等为代表的慢性非传染性疾病日益成为影响人类健康的主要病种。这类疾病病因和发病机理复杂多样，但其发病主要与长期的不良行为和不良生活方式有关，故也被称为"生活方式病"。本章简要介绍慢性非传染性疾病的流行情况、危险因素以及预防控制策略等。

15.1　慢性病概述

　　慢性非传染性疾病（non-communicable diseases，NCD），简称慢性病，是一组起病隐匿、无明显病因证据、病程时间长、迁延不愈、长期持续并逐渐进展的非传染性疾病的概括性总称。高血压、糖尿病、冠心病、恶性肿瘤、慢性阻塞性肺疾病等都属于常见的慢性非传染性疾病，均具有病程长、病因复杂、损害健康和危害社会等特点。

15.1.1　流行概况

1. 全球流行概况

　　根据 WHO 统计数据显示，2019 年全世界共死亡 5540 万人，其中 4099 万人（74%）死于慢性病。每年有 1500 万 30 岁至 69 岁的人死于慢性病，这些"过早"死亡中 85% 以上发生在低、中等收入国家，男性多于女性。其中心血管疾病每年死亡 1790 万人，癌症 900 万人，呼吸系统疾病 380 万人，糖尿病 160 万人；全球范围内，30~70 岁之间，成人死于这四种主要慢性非传染性疾病的风险从 2000 年的 22% 下降到 2016 年的 18%。

2. 我国流行概况

（1）疾病负担

2015 年国家卫健委的统计数据显示，我国慢性病患者已超过 2.6 亿，并且每年以 8.9% 的速度递增，由慢性病导致的疾病负担占总疾病负担的 70%，而其造成的死亡占到了所有人口死亡的 85%。WHO 估计，中国慢性病防治费用占全国医疗费用的 80%。2015 年慢性病直接医疗费用超过 5000 亿美元，估计到 2030 年，慢性病负担将增加 40%。

2020 年我国恶性肿瘤发病人数为 457 万人，死亡人数为 300 万人。恶性肿瘤已经成为我国居民仅次于心血管疾病的第二大死因，全球 22% 的新发病例和 27% 的死亡病例发生在中国（前五位分别是肺癌、肝癌、胃癌、食道癌、结直肠癌）。中国 18 岁以上成人的糖尿病患病率为 11.6%，而糖尿病前期的患病率高达 50.1%；预计到 2030 年我国糖尿病的防治成本将达到 1320 亿美元。

（2）流行因素

我国慢性病的多发与相应危险因素的暴露水平高有关。据统计，我国现有吸烟人数超过 3 亿，15 岁以上人群吸烟率为 28.1%，其中男性吸烟率高达 52.9%，非吸烟者中暴露于二手烟的比例为 72.4%。2015 年全球 15 岁及以上人均年酒精摄入量为 6.42 升，其中有接近 1/5（18.3%）的人群有重度饮酒行为。成人经常锻炼率为 18.7%。吸烟、过量饮酒、身体活动不足和高盐、高脂等不健康饮食都是慢性病发生、发展的主要行为危险因素。经济社会快速发展和社会转型给人们带来的工作、生活压力，对健康造成的影响也不容忽视。

15.1.2　危险因素

1. 吸烟

吸烟是许多慢性病的高危险因素之一。据报道，全球每年有 800 多万人死于烟草（包括二手烟暴露等）。我国是烟草使用最多的国家，虽然人群的吸烟率较以往有所下降，但随着人口总数的增多，实际吸烟人数较以往仍然有所增加，吸烟已经成为严重影响我国人民健康的重大公共卫生问题。

吸烟会造成脑卒中、肺癌、喉癌、口腔癌等癌症和呼吸系统、神经系统等疾病。吸烟对女性会造成一些特殊伤害，如孕妇吸烟易发生早产、死产、胎儿体重不足、发育不良和先天畸形等；吸烟的女性若同时服用避孕药，会增加自身心脏病、中风和下肢静脉血栓等疾病发生的风险。

吸烟者每吸入一支烟约吸入尼古丁 0.46 mg，而散到吸烟者周围的尼古丁约为 2.35 mg，可见二手烟的危害更是大于吸烟者本身。此外，烟雾中含有的致癌物质，仅查明的就有 40 多种，所含有的化学物质对人体的危害都较大。

2. 饮酒

通常认为饮酒与健康之间呈"U"形关系，即适当饮酒者比非饮酒者和过度饮酒者罹患高血压、心脏病、脑出血等心脑血管疾病的风险要小。全球每年约有 330 万人死于酒精的危害，其中慢性病患者占半数以上。大量饮酒会导致人的大脑、神经、心脏、肝脏等器官受到损害,引起肝硬化、肝癌,导致抑郁症、精神错乱、糖尿病、性无能、食管癌、口腔癌等疾病,不仅对人体自身造成危害,也会影响社会安全。

新近也有报道,即便是少量饮酒也会损害机体的协调能力、判断力,从而增加家庭内部或工作场所的失误及事故,甚至造成意外事故(如车祸)的发生风险。自家酿造的白酒,因工艺步骤不当,危害可能更大,甚至会引发失明、死亡。孕妇过度饮酒会诱发流产、早产及影响胎儿生长等不良后果。

3. 饮食及肥胖

不健康的饮食习惯与慢性病的发生关系密切。不良的饮食习惯会影响身体的正常功能,导致机体代谢能力降低,免疫力下降,引发肠胃病,增加胃癌、食管癌、胰腺癌等疾病的发生风险。

体质指数(BMI = 体重(kg)/身高(m)的平方)是衡量肥胖与否的常用指标,我国设定 BMI 在 18.5~23.9 之间为正常,24~27.9 之间为超重,≥28 为肥胖。长期高热量、高脂肪、高蛋白饮食,以及体力活动不足是导致肥胖的主要原因。由于腹型肥胖是我国肥胖人群的特点之一,故男性腰围大于 90 cm、女性腰围大于 85 cm,或男性腰臀比大于 0.9、女性腰臀比大于 0.85,也属于肥胖。

超重或肥胖会增加心脏病、高血压、高血脂、糖尿病、脑卒中、骨关节炎等疾病发生的概率和危险。肥胖也会影响呼吸功能,导致出现睡眠中呼吸困难、呼吸暂停等;肥胖甚至还会造成自卑等心理疾病,影响社交功能和生活质量。妇女肥胖会导致月经不调、难以怀孕、易于流产、乳腺癌等疾病。青少年时期肥胖可能为成年时期发生心血管疾病留下隐患,并且会危害生长发育及性器官发育,出现女孩早熟、男孩女性化等现象。

4. 体力活动

缺乏体力活动和静坐生活方式也是增加慢性病发生风险的重要因素之一。随着生活方式的改变和汽车等代步工具的出现,静坐生活方式的人群日益增多。WHO 指出,缺乏体力活动和静坐生活方式是 21 世纪全球最大的公共卫生问题,已成为造成慢性病死亡的四大危险因素之一,仅次于高血压和吸烟。

体力活动不足和静坐生活方式会导致体力、基础代谢率和肌肉耐力下降,胃肠道蠕动减慢,导致便秘的发生。长期伏案工作使颈肩部肌肉处于紧张状态,影响局部血液循环,造成肌肉僵硬、功能下降,还会影响颈椎生理曲度,压迫颈部动脉,造成脑供血不足,引起头晕、头痛、耳鸣、眼花等症状。体力活动不足会增加高血压、糖尿病、乳腺癌、结肠癌、冠心病等疾病的发生和死亡风险。

值得注意的是,儿童和青少年已经成为当前体力活动不足的高发人群。儿童和青少年每天参加中、高强度的体力活动不足 1 h 者达到 80% 以上,绝大多数学生没有达到 WHO 所推荐的体力活动标准,有 1/3 以上的学生每天除上课和做作业外,静坐时长超过了 3 小时。

5. 心理压力

心理因素与慢性病的关系十分复杂。现代人工作节奏快、压力大,加上感情生活和个体性格特征的影响,若心理承受能力不好,不能及时调节心态,化解压力,精神长时间的压抑会导致机体功能障碍,内分泌失调,引发机体出现亚健康状态。长期的持续性紧张、绝望、焦虑等,是引发癌症的重要精神心理因素,也会导致高血压、心脏病等心脑血管疾病和失眠、厌食或嗜吃、记忆力下降等表现。压力过大甚至会引发孤僻、抑郁、自闭等的产生,或冒险行为增加,攻击他人,破坏公共财产,精神疲劳,产生错觉和思维混乱,自杀或企图自杀等。

15.2 慢性病预防与控制策略及措施

绝大多数慢性病可以治疗但不能治愈,因此慢性病防治的目的是:注重人生命全程的预防和控制慢性病的发生;降低慢性病造成的死亡及失能;提高患者及伤残者的生活质量,延长生存期。慢性病防治应在明确疾病发生与发展规律、危险因素及其间内在关系的基础上,选择有效的策略及方法。在慢性病发生发展的任何一个阶段都应积极实施干预,干预越早,效果越好。

15.2.1 国际慢性病防治策略

慢性病不仅是公共卫生问题,更是社会经济发展问题。2011 年联合国慢病预防高级会议上,通过了关于预防和控制慢性病的政治宣言,并明确提出了慢性病防治的应对方案,强调政府责任和多部门合作。并且强调预防是全球防治慢性病的基石;鼓励拟定多部门政策,创造公平的促进健康环境,使个人、家庭和社区有能力做出健康的选择。

1. 战略目标

建立全球性预防与控制慢性病的公共卫生方法。发展多种国际层面的预防活动,促进多数会员国采取行动,将慢性病的预防与控制作为卫生工作的重点领域,发展综合防治措施和多部门参与的活动计划,共同进行慢性病的预防与控制,改变全人口的健康状况。

2. 总目标

1) 绘制疾病的流行图,分析社会、行为和政治决定因素,为发展政策、立法和财政支持提供依据。

2) 减少危险因素及其决定因素水平。

3) 制定具有成本效益的干预措施、规范和准则。

3. 原则

1) 强调在社区及家庭水平上降低最常见慢性病的 4 种共同危险因素,即吸烟、饮酒、不健康饮食、静坐生活方式,进行生命全程预防。

2) 三级预防并重,采取以健康教育、健康促进为主要手段的综合措施,把慢性病作为一类疾病进行共同防治。

3) 全人群策略和高危人群策略并重。

4) 改变传统的保健系统服务内容和方式,形成以鼓励患者共同参与,促进和支持患者自我管理,加强患者定期随访,加强与社区、家庭合作等内容的创新型慢性病保健模式发展。

5) 加强社区慢性病防治行动。

6）改变行为危险因素预防慢性病时,应以生态健康促进模式及科学的行为改变理论为指导,建立以政策及环境改变为主要策略的综合性社区行为危险因素干预项目。

15.2.2　我国慢性病防治策略及措施

2017 年初,国务院批准了《中国防治慢性非传染性疾病中长期规划(2017~2025 年)》。当前我国慢性病防治的要点如下:

1. 慢性病防治的四项基本原则

(1) 坚持统筹协调

统筹各方资源,健全政府主导、部门协作、动员社会、全民参与的慢性病综合防治机制,将健康融入所有政策,调动社会和个人参与防治的积极性,营造有利于慢性病防治的社会环境。

(2) 坚持共建共享

倡导"每个人是自己健康第一责任人"的理念,促进群众形成健康的行为和生活方式。构建自我为主、人际互助、社会支持、政府指导的健康管理模式,将健康教育与健康促进贯穿于全生命周期,推动人人参与、人人尽力、人人享有。

(3) 坚持预防为主

加强行为和环境危险因素控制,强化慢性病早期筛查和早期发现,推动由疾病治疗向健康管理转变。加强医防协同,坚持中西医并重,为居民提供公平可及、系统连续的预防、治疗、康复、健康促进等一体化的慢性病防治服务。

(4) 坚持分类指导

根据不同地区、不同人群慢性病流行特征和防治需求,确定针对性的防治目标和策略,实施有效防控措施。充分发挥国家慢性病综合防控示范区的典型引领作用,提升各地区慢性病防治水平。

2. 防治目标

慢性病防控环境显著改善,降低因慢性病导致的过早死亡率,到 2025 年,慢性病危险因素得到有效控制,实现全人群全生命周期健康管理,力争 30~70 岁人群因心脑血管疾病、癌症、慢性呼吸系统疾病和糖尿病导致的过早死亡率较 2015 年降低 20%。逐步提高居民健康期望寿命,有效控制慢性病疾病负担。

3. 贯彻八项措施

1）健康教育与健康促进项目,全民健康生活方式行动。"三减三健"(减盐、减油、减糖、健康口腔、健康体重、健康骨骼)等专项行动。健康教育:全民健康素养促进行动、健康中国行动、健康家庭行动。

2）慢性病筛查干预与健康管理项目,早期发现和干预。癌症早诊早治,脑卒中、心血管疾病、慢性呼吸系统疾病筛查干预,高血压、糖尿病高危人群健康干预,重点人群口腔疾病综合干预。健康管理:居民健康档案、健康教育、慢性病(高血压、糖尿病等)患者健康管理、老年人健康管理、中医药健康管理。

3) 强化规范诊疗,提高治疗效果。

4) 促进医防协同,实现全流程健康管理。

5) 完善保障政策,切实减轻群众就医负担。

6) 控制危险因素,营造健康支持性环境。危险因素控制:减少烟草危害行动、贫困地区儿童营养改善项目、农村义务教育学生营养改善计划。健康环境建设:大气污染防治、污水处理、重点流域水污染防治等环保项目,卫生城镇创建、健康城镇建设,慢性病综合防控示范区建设。

7) 统筹社会资源,创新驱动健康服务业发展。

8) 慢性病监测:疾病监测(慢性病与营养监测、死因监测、肿瘤随访登记);环境健康危害因素监测(城乡饮用水卫生监测、农村环境卫生监测、公共场所健康危害因素监测、空气污染等对人群健康影响监测、人体生物监测);重点人群健康监测(健康危害因素和常见病监测)。慢性病科技重大项目和工程:健康保障重大工程,国家科技重大专项"重大新药创制"专项,国家重点研发计划"精准医学研究""重大慢性病防控研究"等重点专项有关内容。科技成果转化和适宜技术应用:健康科技成果转移、转化行动,基层医疗卫生服务适宜技术推广。

4. 保障措施

强化组织领导,促进规划实施;落实部门责任,形成防治工作合力;加强人才培养,提高服务能力;营造良好氛围,凝聚社会支持;强化监督监测,实行考核评价。

15.3　慢性病管理

15.3.1　概述

慢性病管理指的是以生物-心理-社会-生态医学模式为指导,组织慢性病专业医生及护理人员,通过为健康人群、慢性病风险人群和慢性病患者提供全面、连续、主动的管理,以达到促进健康、延缓慢性病进程、减少并发症、降低伤残率、延长寿命、提高生活质量,同时降低医疗费用为目的的一种科学健康管理模式。

20世纪70年代,美国最先研究并初步应用慢性病管理模型(CCM),目的在于降低过快增长的医疗费用,动员政府、医务人员和患者都加入到管理活动中,将慢性病管理工作列为公共卫生服务重点投入的项目。芬兰也开始探索一种通过改变人群生活、行为方式,发挥基层社区卫生服务中心的预防功能,从根本上降低疾病危险因素的健康管理模式,即慢性病自我管理计划模型(CDSMP)。

2002年,WHO提出创新性慢性病照护框架(ICCC)更适合中低等收入国家。该模式对以上两种模式进行融合调整,更强调政府及政策的支持,增加经费,培养全科医生,以慢性病患者为重点签约对象,开展签约服务,对签约慢性病患者及家庭成员提供基本诊疗服务、相关随访、健康教育等。以预防为重点,为慢性病患者提供一体化、综合性管理,增强自我管理意识和培养自我管理技能,从根本上达到初步卫生保健的目的。

15.3.2　自我管理

慢性病自我管理,指采用自我管理的方法控制慢性病,即通过卫生保健专业人员的协助,个人承担部分预防性或治疗性的卫生保健活动。慢性病自我管理通过传授健康知识,使患者了解慢性病管理应具备的知识、技能、信念以及与医师沟通的技巧,在医师有效的支持下,依靠自身解决疾病给日常生活带来的各种生理和心理方面的问题。

20 世纪 50～60 年代,欧美发达国家就已经开始运用自我管理的方法对慢性病患者进行疾病的预防和控制,英国的"经验病人计划",美国将自我管理战略纳入慢性病教育,都取得显著效果。1998 年,上海在斯坦福慢性病自我管理模式的基础上,设立了上海慢性病自我管理项目,是我国第一个本土化的慢性病自我管理项目。

创新性慢性病自我管理框架包含以下 4 个方面的内容。

1. 患者自我管理

1) 慢性病自我管理的任务:① 医疗行为管理,例如应该如何检测自己的病情,如何向医生报告病情,如何正确服药等;② 角色管理,即病人不应将自己看作病人,而应像健康人一样,需承担一些任务,包括力所能及的家务及其他工作等;③ 情绪管理,重点是如何控制好自己的情绪等。

2) 实行自我管理时,患者应掌握一些基本技能:① 解决问题的技能,例如怎样发现问题,病情恶化及其原因并报告医生;② 目标设计及制订行动计划的能力,例如制订戒烟限酒的目标及实施计划等;③ 获取和利用社区资源的能力,例如寻找社区医院或居委会帮助自己;④ 与医生建立良好伙伴关系的能力;⑤ 设定目标并能为之采取行动的能力。

2. 社区对患者自我管理的支持

社区是患者与患者之间、医务人员与患者之间互动最长久、最密切的场所,为连续性(社会性及专业性双重支持)与长期性的慢性病病人自我管理模式提供场所。同时,社区还应努力利用社区资源,以社区医务人员和同伴教育者综合支持为核心,为医患之间、患者之间进行双向、及时、有效的信息交流,提供人员、技术、体制和方法支持。比如,组织培训提供专业技术支持的医务人员;培训慢性病病人进行自我管理;营造鼓励与支持慢性病病人自我管理的氛围;建立慢性病病人自我管理咨询与服务中心;成立健康自我管理小组并定期开展相关活动等。

3. 医生对患者自我管理的支持

在慢性病病人自我管理中,医务人员是指导病人全身心康复的专业导师,作为慢性病病人的伙伴、指导者,与其协商治疗方案,鼓励和支持其在日常生活中通过自己来管理所患的疾病。医务人员应成为有准备、有积极性、能支持病人自我管理的服务团队。医生对病人自我管理活动的支持应整合到其日常诊疗、随访工作之中,作为常规工作内容之一。提供支持的内容主要包括:日常自我管理活动的支持、指导,有效的临床管理,准确的诊疗计划,紧密的随访。要帮助医生完成这些支持任务,需进行有关慢性病自我管理的培训,让医生掌握有效的自我管理支持技巧。

4. 支持医生对患者自我管理支持的系统改变

即卫生系统对医生支持病人自我管理的支持,主要包括:① 创建支持培训患者自我管理的机制,促进服务创新;② 改变服务提供方式,确保临床服务是有效的;③ 提供科学证据及患者选择服务,运用循证医疗服务及决策;④ 提供信息系统支持,利用数据来提高效率。

15.4 常见慢性病的三级预防

15.4.1 糖尿病

糖尿病(diabetes mellitus,DM)是一组以高血糖为特征的代谢性疾病。据国际糖尿病联盟(IDF)调查数据显示,2021 年全球成年糖尿病患者数量约 5.37 亿,其中,中国成年糖尿病患者数量超过 1 亿,占全球总数的 1/5 左右,并且随着人口老龄化和生活方式的改变,患病人数逐年增加,我国已成为世界上糖尿病患者最多的国家。临床常见 2 型糖尿病,1 型糖尿病和其他类型糖尿病少见,并且男性多于女性。长期血糖增高,会损害大血管、微血管并危及心、脑、肾、周围神经、眼睛、足等,糖尿病并发症高达 100 多种,是目前已知并发症最多的疾病。心血管疾病是糖尿病最主要的并发症,半数以上糖尿病患者死亡都由此引起,糖尿病视网膜病变还会导致成年人失明。因此,应尽早对糖尿病患者进行预防和治疗。

1. 第一级预防

本级预防的目标是控制 2 型糖尿病的危险因素,预防 2 型糖尿病的发生。常用的措施包括在人群中开展健康教育,提高人群对糖尿病防治的知晓度和参与度,倡导合理膳食、控制体重、适量运动、限盐、控烟、限酒、心理平衡的健康生活方式,提高社区人群的糖尿病防治意识。鼓励肥胖患者减肥,多食蔬菜,减少糖类摄入,坚持每日至少 30 分钟有氧锻炼。要求对糖尿病前期患者定期随访并给予社会心理支持,以确保患者的生活方式得到改变并能够长期坚持下来;定期检测血糖,随时注意高危险因素,如吸烟、高血压、高血脂等,并适当进行干预。

2. 第二级预防

本级预防的目标是早发现、早诊断和早治疗 2 型糖尿病患者,在高危人群中开展疾病筛查、健康干预等,指导其进行自我管理,预防糖尿病并发症的发生。

糖尿病高危人群指的是 18 岁以上人群中有以下任意一项及以上危险因素者:① 年龄≥40 岁;② 糖耐量受损病史;③ 超重或肥胖(BMI≥24 或 BMI≥28),男性腰围≥90 cm,女性腰围≥85 cm;④ 糖尿病家族史;⑤ 妊娠糖尿病史;⑥ 心血管疾病史;⑦ 高血压病史;⑧ 血脂异常(HDL-C≤0.91 mmol/L 及 TG≥2.22 mmol/L(200 mg/dL),或正在接受调脂治疗;⑨ 动脉粥样硬化性心脑血管疾病患者;⑩ 严重精神病和(或)长期接受抗抑郁症药物治疗的患者;⑪ 有一过性类固醇糖尿病史;⑫ 多囊卵巢综合征(PCOS)患者。

对于新诊断、年轻、无并发症或合并症的 2 型糖尿病患者,及早进行血糖控制,服用降糖药物(二甲双胍等)以降低糖尿病并发症的发生风险。对于没有明显糖尿病血管并发症但具有心血管疾病危险因素的 2 型糖尿病患者,应采取降糖、降压、调脂(主要是降低 LDL-C)及应用阿司匹林治疗,以预防心血管疾病和糖尿病微血管病变的发生。

3. 第三级预防

本级预防的目标是延缓糖尿病并发症的发生、进展,降低致残率和死亡率,并改善患者的生存质量。对于病程较长、老年、已经发生过心血管疾病的 2 型糖尿病患者,依据分层管理的原则,继续采取降糖、降压、调脂(主要是降低 LDL-C)、应用阿司匹林治疗等综合管理措施,以降低心血管疾病及微血管并发症反复发生和死亡的风险。对已出现严重糖尿病慢性并发症者,推荐至相关专科进行针对性治疗。

15.4.2　高血压

高血压(hypertension)为临床中常见慢性病,主要是舒张压或者收缩压明显上升(前者 $Pa \geqslant 90$ mmHg,后者 $Pa \geqslant 140$ mmHg),分为原发性高血压和继发性高血压两种,其中原发性高血压占高血压病的 95% 以上,常以头晕、头痛等为主要临床表现。长期高血压会引发冠状动脉疾病、中风、心力衰竭和慢性肾脏疾病等。我国高血压的患病率较高且存在上升趋势,18 岁及以上成人患病率由 2002 年的 18.8% 上升到了 2018 年的 27.9%,每年新增高血压患者约 1000 万。我国每年由心血管疾病引起的死亡约 300 万人,其中半数与高血压病直接或间接有关;每年用于直接治疗高血压的费用高达 400 亿元,治疗心脑血管疾病的费用约 3000 亿元。

1. 第一级预防

该级预防针对全人群开展,是对危险因素的预防,主要通过健康教育,倡导健康生活方式,减少或消除高血压危险因素,来预防高血压的发生。健康教育的内容主要包括高血压的诊断标准、高血压的危害、与高血压相关的危险因素、血压达标水平、长期规律服药的重要性、减少食盐摄入、控制体重、适当运动、戒烟戒酒等非药物治疗的重要性、定期测量血压的必要性等,以及为何要接受随访和管理。改善膳食结构,减少钠盐和高脂含量食物的摄入,补充钾摄入量,多吃水果蔬菜,减少饮酒,控制体重和增加体育活动都是很好的第一级预防措施。

2. 第二级预防

该级预防针对高危人群,力争做到高血压病的早发现、早诊断和早治疗。对高危人群通过定期测量血压,及时发现血压异常情况;对已发现的高血压患者积极进行治疗,开展规范的联合药物治疗,防止病情进一步加重。

3. 第三级预防

该级预防主要针对高血压患者,通过对高血压患者进行规范化管理,按照发生心血管疾病的危险程度分为低、中、高 3 级,进行分类管理和随访。并结合长期、规范化的非药物和药物治疗,使血压下降并达标,从而减少心脑血管疾病的发生危险。

15.4.3　恶性肿瘤

恶性肿瘤(cancer)是当前危害人类健康的主要病种,是仅次于心脑血管疾病的第二大死亡原因。恶性肿瘤的发病率及死亡率一直居高不下。2020年,全球范围内有1929.2万位恶性肿瘤患者,995.8万人因恶性肿瘤死亡;同年我国恶性肿瘤发病456.8万,死亡300.2万。发病率与死亡率均排在前列的癌症为乳腺癌、肺癌、结直肠癌、前列腺癌、胃癌、肝癌、宫颈癌、食管癌、甲状腺癌、膀胱癌。

1. 第一级预防

该级预防针对病因,通过减少危险因素暴露,降低易感人群发病率,从根本上预防癌症的发生。包括:

1)劝导戒烟戒酒,提倡科学饮食,改变不良生活方式。约1/3的癌症与吸烟有关,特别是肺癌,控制吸烟是预防肺癌的重要措施。长期摄入霉变食物、烟熏食物、腌制食品可增加患胃癌的风险,摄入过多肉食和过少纤维素也易增加患大肠癌和胰腺癌的风险,宣传健康饮食,平衡膳食,提倡少食高脂食物,多食新鲜食品等,是预防消化系统恶性肿瘤的重要措施。

2)消除环境中的致癌因素。鉴定环境中的致癌和促癌剂,尤其应加强已明确的致癌剂检测、控制和消除,制定其环境浓度标准,保护和改善环境,防止环境污染。对于职业致癌因素应尽力去除或取代,在不能去除时,应限定工作环境中这些化合物的浓度,提供良好的防护措施,尽力防止工人接触,对往常接触致癌因素的职工要定期体检,及时诊治。

3)建立疫苗接种和化学预防方法,如接种乙肝疫苗对预防肝癌有积极作用。

2. 第二级预防

该级预防是在疾病的早期或癌前病变期通过定期检查将其发现,早诊断其性质、以控制其发展,提高治愈率。具体措施包括:

1)定期体检。疾病的发展都有一个缓慢的过程,开展定期的检查,可以在早期发现疾病或疾病潜在的风险,做到早期干预。如定期体格检查、乳房B超、肛门指诊、大便潜血、脱落细胞学检查等。

2)肿瘤的筛检或普查。根据年龄、性别是否属于高危人群确定普查对象,对肿瘤高危人群实施动态监测,提高早期诊断能力,对癌前患者尽早根治等。

3)宣传教育和自我检查。宣讲预防常识和识别早期症状,指导他们学会容易掌握的自我检查方法,如每隔一周检查两侧乳房的大小、对称性、乳头的状态及有无溢液,触摸有无结节、肿块、压痛,若有异常,及时就医检查治疗。

3. 第三级预防

该级预防是鼓励确诊的恶性肿瘤患者积极就医,进行规范、针对性治疗,避免病情延误。在进行放化疗、靶向治疗和细胞免疫等多种治疗方案时可以结合中医药治疗,以起到减毒增效、抑制肿瘤细胞增殖、改善临床症状、提高机体免疫力、延长生存时间、提高生活质量的作用。对慢性肿瘤晚期患者开展姑息镇痛治疗,减轻病人痛苦,注意临终关怀,提高晚期癌症病人的生存质量。

15.4.4 慢性阻塞性肺疾病

慢性阻塞性肺疾病(chronic obstructive pulmonary diseases,COPD),简称慢阻肺,为全

球第三大死亡原因。据 2018《柳叶刀》数据显示,我国慢阻肺患病人数约 1 亿人,40 岁以上人群慢阻肺患病率为 13.7%,60 岁以上人群高达 27.4%。全球疾病负担研究表明,2015 年全世界约有 300 万人死于 COPD,造成极大的经济负担。我国慢阻肺的知晓率低、患者对疾病认知不足、自我管理水平不高。

1. 第一级预防

该级预防在于识别慢阻肺的主要危险因素并尽量减少接触,提高人们对慢阻肺的认知程度,降低人群总体危险水平。① 预防 COPD 最简单、最经济、最有效的措施就是切实做好控制吸烟工作,反复宣传吸烟的危害,并说明吸烟产生的危害具有渐进性、累积性、隐蔽性、依赖性和选择性等特点。被动吸烟,甚至儿童被动吸烟也会增加慢阻肺的发生概率。② 尽量避免暴露于典型的环境危险因素中,如减少职业粉尘接触,改善居住环境,加强空气污染治理等。

2. 第二级预防

该级预防是针对高危人群,做到慢阻肺的早发现、早诊断和早治疗。对于年长者(≥60岁)、重度吸烟者和长期从事接触粉尘或刺激性气体者,不管有没有临床症状,都应定期进行肺功能检查。对没有临床症状或仅有轻微临床表现的早期慢阻肺患者,应尽早进行干预和药物治疗,防止病情加重,提高生活质量。

3. 第三级预防

该级预防主要是对临床期慢阻肺患者实施积极有效的治疗,以及对稳定期患者进行药物和非药物治疗,达到减少急性发作和就医次数、减慢肺功能衰退速度、延缓病情发展、促进康复、改善活动能力和减少病死率的目的。在医生的指导下进行肺康复训练,增强肺功能,改善活动能力。定期随访,检测肺功能进展情况,并检查督促戒烟情况。

▌知 识 拓 展▐

▲国内癌症研究新证据

癌症已成为世界范围内严重威胁人类健康的疾病,癌症的防控重在预防。癌症的形成需要较长的时间,然一旦形成则快速进展。图 15.1 简明地展示了我国居民罹患的主要癌症种类及其在不同性别患者人群中的构成比情况。图 15.2 给出了癌症发展的三个阶段及其防控意义。图 15.3 给人们推荐了癌症预防的策略。图片来自国家癌症中心(2022)。

癌症已成为世界范围严重威胁人类健康的疾病

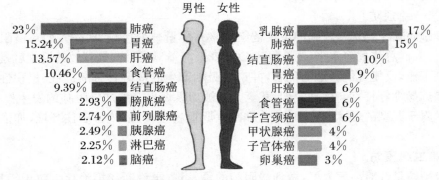

男性　女性

男性			女性		
23%	肺癌		乳腺癌		17%
15.24%	胃癌		肺癌		15%
13.57%	肝癌		结直肠癌		10%
10.46%	食管癌		胃癌		9%
9.39%	结直肠癌		肝癌		6%
2.93%	膀胱癌		食管癌		6%
2.74%	前列腺癌		子宫颈癌		6%
2.49%	胰腺癌		甲状腺癌		4%
2.25%	淋巴癌		子宫体癌		4%
2.12%	脑癌		卵巢癌		3%

癌症发病数：中国每年新发癌症病例约为312万例
癌症发病率：中国人一生中患癌概率高达22%，每分钟有6人被诊断为癌症
癌症死亡率：中国人一生中有13%的概率患癌死亡

——《2012中国肿瘤登记年报》

肿瘤的转移已经成为其难以治愈的核心原因，同样也是癌症高死亡率的罪魁祸首。

图 15.1　我国居民罹患的主要癌症及其构成比

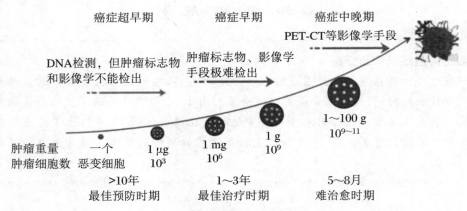

图 15.2　癌症的发展阶段示意图

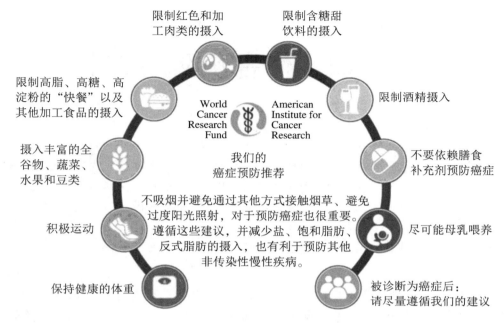

图 15.3　癌症预防策略示意图

【章节概要】

目前,以心脑血管病、糖尿病、恶性肿瘤等为代表的慢性病日益成为影响人类健康的主要病种,其发病风险大、患病率高,对人类健康带来严重威胁,疾病负担巨大。遗憾的是多数慢性病至今没有理想的治疗方法,然而,可喜的是其发病因素主要与人们的不良行为和不良生活方式有关。若人们能自觉抵制吸烟、酗酒、药物滥用、不洁性行为等行为习惯,学会合理膳食,坚持锻炼身体,保持良好心理状态等,即做好预防工作,自然会降低或延迟罹患慢性病的风险,从而减低其危害。诚然,慢性病的有效防控,自身的努力(内因)很重要,国家通过立法建规等保护有利于健康的生活和工作环境以及社会环境(外因),也是非常有必要的。其实,不管是内因还是外因,其本质上都是在三级预防策略的指导下,开展具体工作。

【复习思考题】

1. 常见慢性病的主要危险因素有哪些?

2. 慢性病自我管理的主要任务及其基本技能有哪些?

3. 超重和肥胖是高血压病的主要危险因素之一,请思考如何在超重和肥胖群体中开展高血压的预防与控制。

第16章　伤害预防与控制

　　学习目的:掌握伤害预防的主动干预和被动干预策略,伤害预防的四项干预措施;熟悉伤害的定义与分类,伤害的流行病学特征,伤害的常用测量指标和研究方法;了解伤害预防的 Haddon 十大策略,伤害预防的一般策略、安全社区、常见伤害类型的主要预防措施。

　　知识要点:伤害的定义,伤害的流行病学特征,伤害预防的策略。

　　伤害是一个全球性的公共卫生问题。根据 WHO 的报告,伤害与慢性非传染性疾病、传染病已成为危害人类健康的三大疾病负担,是继恶性肿瘤、脑血管病、心脏病和呼吸系统疾病之后的第五位死亡原因。据 WHO 估算,2000～2019 年中国每年伤害死亡人数由 82.8 万下降至 70.6 万,但年新发受伤人数由 7703 万增至 9001 万,年合计受伤人数由 2.16 亿增至 3.09 亿。伤害是全球 10～24 岁年龄段的第一位死因,占总死亡数的 42.2%,且 87% 的伤害死亡负担发生在中、低收入国家。2016 年,我国约有 77 万人死于伤害,2.7 亿人因受伤需要赴医疗机构就诊。目前最为常见的伤害主要有道路交通伤害、自杀、溺水、中毒、跌落等,导致的死亡案例占全部伤害死亡的 70% 左右。估算每年因伤害引起的直接医疗费达650 亿元,因伤害休工而产生的经济损失达 60 多亿元。伤害的预防与控制刻不容缓。

16.1　伤害概述

16.1.1　定义

　　相对统一的伤害定义来自美国疾病预防控制中心(CDC):"由于运动、热量、化学、电或放射线的能量交换,在机体组织无法耐受的水平上,所造成的组织损伤或由于窒息而引起的缺氧称为伤害。"但该定义以躯体组织损伤和机能障碍为标准进行界定,没有反映伤害导致的精神损伤和心理障碍。比较完整的伤害定义为:由于运动、热量、化学、电或放射线的能量交换超过机体组织的耐受水平而造成的组织损伤和由于窒息而引起的缺氧,以及由此引起的心理损伤统称为伤害。

　　WHO 对伤害的标准理论定义是:由于机械能、热能、电能、化学能及电离辐射的能量交换超过机体组织耐受水平而造成的躯体损伤。在某些情况下(如溺水、冻伤),伤害是由于氧气或热能等生命基本物质的急性缺乏导致。

在实际的伤害研究过程中,需要根据伤害的定义和研究的实际情况,制定可操作性强的伤害诊断标准,又被称为操作性定义。1998 年国内学者王声湧教授提出,满足以下任何一种情况即可定义为伤害事件:① 到医疗机构诊治,诊断为某一种伤害;② 由家人、老师或其他人做紧急处置或看护;③ 因伤请假半天以上。2010 年,中华预防医学会伤害预防与控制分会通过了关于我国伤害界定标准的决定,今后的流行病学调查研究和干预效果评价将统一应用"伤害流行病学界定标准",即经医疗单位诊断为某一类损伤或因伤请假(休工、休学、休息)一日以上。

伤害与疾病一样,可被认识、被预防、被控制。

16.1.2　分类

伤害的种类复杂,目前国内外对伤害的分类方法很多,尚无统一的分类标准,归纳起来,伤害的分类方法主要有以下几种:

1. 按造成伤害的意图分类

1) 故意伤害(intentional injury)。是指有目的、有计划地自害或加害于他人所造成的伤害。主要包括自杀或自伤、他杀或加害、虐待、疏忽、斗殴、行凶、遗弃、与酒精和毒品消耗相关伤害、暴力、战争和性伤害。

2) 非故意伤害(unintentional injury)。是指无目的(无意)、无计划造成的伤害。主要包括道路交通伤害、坠落(跌倒)、医疗事故、烧烫伤、中毒、溺水和窒息、运动与休闲伤害、产品(消费品)伤害、职业伤害和其他,如割(刺)伤、叮咬伤、碰撞(打击)伤、电击伤、火器伤、训练伤、爆炸伤、气压伤、动物咬(抓)伤等。

3) 意图不明的伤害。是指造成伤害的意图不明确,分类时不能准确判断伤害的类型。

2. 按伤害发生的地点分类

1) 道路伤害。该伤害发生的最常见的原因是撞车。引起此类伤害最常见的危险因素是违反交通规则、饮酒过量、车速过高、疲劳驾驶、路况差及夜间行车等。

2) 劳动场所伤害。如工伤,主要发生在工作场所,或由工作环境中某事件所造成,主要伤及躯干。

3) 家庭伤害。如家庭暴力伤害,主要发生在家庭内。

4) 公共场所伤害。凡是发生在公共场所的伤害,如斗殴、踩踏、火灾和性骚扰等均属此类。

3. 按伤害的性质分类

1) 国际疾病分类。根据国际疾病分类(international classification of disease,ICD)第十次修订版本确定的伤害分类是国际上比较公认和客观的伤害分类方法。ICD-10 中包括按伤害发生的部位分类(表 16.1)和伤害发生的外部原因分类(表 16.2)。

表 16.1　ICD-10 伤害发生部位分类

伤害发生部位	ICD-10 编码	伤害发生部位	ICD-10 编码
所有部位伤害	S00-T97	脊柱、皮肤、血管损伤及异物进入	T08-T19
头部损伤	S00-S09	烧伤、灼伤及冻伤	T20-T35
颈部、喉部及气管损伤	S10-S19	各类中毒、药物反应及过敏反应等	T36-T65、T88
胸部损伤	S20-S29	自然和环境引起的伤害	T66-T78
腹部、会阴、背及臀部损伤	S30-S39	伤害并发症、医疗意外及并发症	T79-T87
肩及上肢损伤	S40-S69	陈旧性骨折及损伤	T90-T96
下肢损伤	S70-S99	中毒后遗症	T97
多部位损伤	T00-T07		

资料来源：WHO，2016。

表 16.2　ICD-10 损伤与中毒的外部原因分类

损伤与中毒的外部原因分类	ICD-10 编码	损伤与中毒的外部原因分类	ICD-10 编码
损伤与中毒的全部原因	V01-Y98	暴露于自然力量下	X30-X39
交通事故	V01-V99	有毒物质的意外中毒	X40-X49
跌倒	W00-W19	过度劳累、旅行及贫困	X50-X57
砸伤、压伤、玻璃和刀刺割伤、机械事故	W20-W31、W77	暴露于其他和未特指的因素	X58-X59
火器伤及爆炸伤	W32-W40	自杀及自残	X60-X84
异物进入眼或其他腔口、切割和穿刺器械损伤	W41-W49	他人加害	X85-Y09
体育运动中的拳击伤及敲击伤	W50-W52	意图不确定的事件	Y10-Y34
动物咬伤或动、植物中毒	W53-W59、X20-X29	刑罚与战争	Y35-Y36
潜水或跳水意外、溺水	W65-W74	药物反应、医疗意外、手术及医疗并发症	Y40-Y84
窒息	W75-W84	意外损伤后遗症及晚期效应	Y85-Y89
暴露于电流、辐射、极度环境气温及气压	W85-W99	其他补充因素	Y90-Y98
火灾与烫伤	X00-X19		

资料来源：WHO，2016。

2）中国疾病分类。根据中国疾病分类（Chinese classification of diseases，CCD）所确定的损伤和中毒外部原因分类，是我国卫生部于 1987 年参照 ICD－9 分类的标准制定的，详见表 16.3。

表 16.3 中国 CCD 损伤和中毒外部原因分类

内　容	CCD-87 编码	内　容	CCD-87 编码
损伤和中毒全部原因	E1	意外机械窒息	E9
机动车辆交通事故	E2	砸死	E10
机动车辆以外交通事故	E3	机械切割和穿刺工具意外事故	E11
意外中毒	E4	触电	E12
意外跌落	E5	其他意外效应和有害效应	E13
火灾	E6	自杀	E14
自然和环境因素所致事故	E7	他杀	E15
溺水	E8		

资料来源：吴系科，1996。

16.1.3 测量指标与研究方法

1. 伤害的测量指标

1）伤害发生率（incidence rate）。是指单位时间内伤害发生人数与同时期人口数之比，是伤害流行病学调查研究常用的指标。

2）伤害死亡率（mortality）。是指因伤害致死的频率或强度，即某人群中因伤害死亡的人数与同时期该人群平均人数之比，可粗略反映伤害致死的程度。

3）潜在减寿年数（PYLL）。是指某一年龄组人群死亡者的期望寿命与实际死亡年龄之差的总和，即因伤害所致早死造成的人群寿命损失。

4）伤残调整寿命年（DALY）。是指从发病开始到死亡所损失的全部健康寿命年，包括因早死所致的寿命损失年和疾病所致的健康寿命损失年两部分。

2. 伤害的主要研究方法

与其他疾病的流行病学研究类似，针对伤害的常见研究类型有：早期的探索性研究或系列病例研究（以定性研究为主），针对未知总体参数估计的横断面研究，探索研究因素与结局之间关联的病例对照研究和队列研究，评价干预措施效果的实验性研究等。

16.2 伤害流行病学特征

16.2.1 全球流行病学特征

WHO 数据显示，2020 年较 1990 年全球因伤害造成的死亡增加 65%，达到 840 万人。伤害是各年龄组的主要死亡原因，伤害所致的疾病负担正逐渐增加，尤其是道路交通伤害。全球疾病负担（global burden of disease，GBD）数据显示，2017 年全球伤害发生率最高的前三位原因分别是跌倒、自杀/自伤、道路交通伤害。2018 年全球疾病负担数据显示，每年由道路交通伤害导致的死亡约 130 万人，低收入和中等收入国家的交通伤害死亡率呈上升趋势,而高收入国家的交通伤害死亡率在下降。职业伤害在不同收入国家中呈现出与道路交通伤害类似的特征。自杀仍然是较为严峻的伤害问题。跌倒导致的死亡每年约 68 万,其中 80%发生在中低收入国家,60 岁以上老年人是构成致命性伤害的主要人群。

伤害是引起 0~14 岁儿童死亡的首位因素,也是引起儿童非致命损伤和残疾的第一位原因。2017 年全球儿童意外伤害占全球意外伤害的三分之一,道路交通伤害是儿童及 25 岁以下成年人的首位死亡原因,男性高于女性。2018 年 GBD 数据显示,在东南亚国家,溺水是 1~19 岁儿童及青少年伤害死亡的首要原因。2010 年 GBD 数据显示,全世界每年有 17.5 万 0~19 岁儿童及青少年因溺水死亡,其中 97%发生在中低收入国家。但死亡并非溺水的唯一结局,2004 年全球 0~14 岁儿童非致死性溺水有 200 万~300 万,其中,至少 5%住院治疗者留有严重神经损伤,并导致终生残疾,给家庭带来情感和经济上的严重负担。

16.2.2　国内流行病学特征

我国自 2005 年起建立全伤害监测系统(NISS),以医院门、急诊数据为基础开展伤害监测。GBD 中国数据显示,2017 年我国人群伤害死亡数约为 73 万,占总死亡的 7.0%,其中, 5~14 岁伤害所致死亡数占该年龄段所有死亡数的 56.7%,在 15~49 岁组占 34.4%,在 5 岁以下儿童组占 19.6%。1990~2017 年间伤害的年龄标化发病率增加了 50.6%,年龄标化死亡率为 45.9/(10 万),其中道路交通伤害为 16.1/(10 万)。目前最为常见的伤害主要有道路交通事故伤害、跌倒、自杀、溺水、中毒等,其所导致的死亡占全部伤害死亡的 84%左右。

道路交通伤害是我国人群伤害死亡的第一位原因。我国道路交通伤害死亡数约占全球道路交通伤害总死亡数的 8%。我国道路交通伤害以东部地区最高、中部最低,比较严重的地区为西藏、宁夏、新疆、青海等西部地区和浙江、广东沿海地区。道路交通伤害死亡人员中男性多于女性,男女性别比为 3∶1。半数以上死亡者在 16~45 岁年龄段,且 65 岁以上的死亡人数逐年上升。60%以上的道路伤害死亡人员是行人、乘客和骑自行车者,摩托车驾驶者占 1/5。中国道路交通伤害的影响因素是机动车数量剧增,道路建设发展速度低于经济增长速度,道路安全系统不能满足道路交通发展的需要,而发生道路交通伤害的主要原因是司机的不良驾驶行为和不遵守交通规则。例如,超速行驶、操作不当、疏忽大意、违章占道、酒后驾车、疲劳驾车等,其中,超速行驶是最危险的因素。

2018 年,NISS 监测数据表明,0~5 岁儿童伤害发生原因前 3 位为跌倒/坠落、钝器伤及动物伤,发生地点主要为家中、公共居住场所及公路/街道;6~17 岁儿童伤害发生原因前 3 位为跌倒/坠落、钝器伤及道路交通伤害,发生地点主要为家中、学校与公共场所及公路/街道。就溺水而言,不同年龄组人群溺水地点有所不同,1~4 岁主要发生在室内脸盆、水缸及浴池,5~9 岁主要发生在水渠、池塘和水库,10 岁以上主要发生在池塘、湖泊和江河中。溺水一年四季均会出现,但多发生于 4~9 月、雨季和较炎热季节,7 月为高峰。这与雨季池塘、河流、湖泊等水平面较高和在炎热季节水上活动较多有关。我国儿童溺水死亡率存在明显的地域和城乡差别。高溺水死亡地区主要集中在南方各省,包括四川、重庆、贵州、广西和江西等地的农村地区。农村绝大多数自然水体如池塘、湖、河、水库等无围栏,也无明显的危险标志,这些水体多数距离村庄、学校比较近,是儿童溺死的主要发生地。

16.2.3　伤害发生的影响因素

伤害预防的经典理论 Haddon 伤害矩阵认为伤害的发生取决于过程。以道路交通伤害为例,在伤害发生前,驾驶者(宿主)的技巧及车辆的安全状况(媒介)是伤害是否发生的基础;驾驶时,车道的状况和天气路面状况都受自然环境因素的影响;社会经济环境是否支持安全保护措施的法律法规,从事前事中两个层面都起到了作用。考虑到矩阵的不同阶段和不同影响因素的特点,有利于制订出适当的干预措施。

1. 致病因子

1) 物理因素。动能、热能、电能、辐射能、窒息和压力等。

2) 化学因素。化学品及其反应副产品所造成的急、慢性危害。

3) 生物因素。动物、昆虫和有毒/有害的植物。

2. 宿主因素

1) 性别、年龄、民族、职业、文化程度等。

2) 生理、心理、性格、行为、嗜好和生活方式等。

3. 环境因素

1) 自然环境因素。生活环境和工作环境,如气温、气湿、地域;劳动时间、强度等。

2) 社会环境因素。安全法规、安全设施、经济与消费水平、教育、医疗条件等。

16.3　伤害的预防与控制

16.3.1　预防策略

关于伤害的预防策略,主要有以下几种理论。

1. 一般策略

由于伤害同疾病一样,威胁着人群的健康,因此,疾病的预防策略同样适用于伤害。

1) 全人群策略。针对全人群,如社区居民、工厂职工、学校师生开展伤害预防的健康教育。该策略旨在提高全民对伤害的认识以及预防伤害重要性的认识,进而提高每个人的伤害预防意识,加强自我保护能力。

2) 高危人群策略。针对伤害的高危险人群有针对性地开展伤害预防教育与培训。比如,对驾驶员进行的文明驾驶和安全驾驶培训,对学生进行交通安全、防火、防电、防溺水的专题健康教育等,从而降低伤害易发人群的暴露危险概率。

3) 健康促进策略。如针对工作场所的伤害发生状况,采取工作场所健康促进项目,即通过如下项目的实施使工作场所的伤害得以有效地控制:① 把伤害预防纳入企业政策;② 由雇员与雇主共同讨论建立一个安全的工作环境;③ 通过岗位培训和职业教育加强工人的伤害预防能力;④ 通过投资改善不合理的生产环境;⑤ 明确雇主和雇员在职业伤害预防中的责任;⑥ 共同参与伤害预防活动等。

2. Haddon 十大策略

该策略由美国人 Haddon 于 1981 年提出。

1）预防危险因素的形成。如禁止生产有毒、致癌杀虫剂,宣布禁止进口或销售潜在性有害物质,达到消除危险物形成的目的。

2）减少产生危险因素的数量。如为了预防车祸,限制车速;限制城市游泳池跳台的高度;限制武器的使用范围,禁止私人藏有武器;有毒物品应采用小包装,安全包装等。

3）预防已有危险因素的释放或减少其释放的可能性。如用儿童安全药物容器盛放药物,防止儿童误食药引起中毒;浴盆不要太滑,以防跌倒等。

4）改变危险因素的释放率及其空间分布。可减少潜在性致伤能量至非致伤水平,如儿童勿穿易燃衣料缝制的睡衣,防止火灾烧伤;机动车司机及乘客应使用安全带及自动气囊等。

5）将危险因素从时间、空间上与被保护者分开。如为预防车祸,要求行人走人行道,自行车走慢车道,汽车走快车道;戴安全帽、穿防护服、穿防护背心、戴拳击手套等。

6）用屏障将危险因素与受保护者分开。如用绝缘物把电缆与行人隔开。

7）改变危险因素的基本性质。机动车车内突出的尖锐器件应改成钝角或软体,以防撞车触及人体导致伤害;加固油箱防止撞车时油箱破裂,漏油造成火灾。

8）增加机体对危险因素的抵抗力。如治疗血友病及骨质疏松症患者,防止机械性伤害发生。

9）对已造成的损伤提出针对性控制与预防措施。如加强现代化通信设施,路旁设置报警电话,让急救中心派车将受伤者运走,实施抢救措施,减少残疾率和死亡率。

10）使伤害患者保持稳定,采取有效治疗及康复措施。如保证提供良好的救护和有效的治疗以减少伤残与死亡。

3. 主动干预与被动干预策略

按照宿主的行为把伤害预防策略分为两类:主动干预和被动干预。主动干预是宿主自身主动选择一定的安全装备或采取某些行为方式以避免伤害,如主动系安全带、正确佩戴安全头盔等;被动干预是指在外界环境中配备安全措施来减少伤害的发生,如安装安全气囊、药物的安全药盖等。

16.3.2 预防措施

1. 四 E 干预措施

伤害预防与控制的根本在于设计、装备、立法、监督和教育,政府行为的作用是不言而喻的。国外学者把伤害作为一项政府行为进行干预,即四 E 干预。具体如下:

1）工程干预(engineering intervention)。是指通过对环境与产品的工程设计和技术革新,生产更安全的产品,目的在于通过干预措施影响媒介及物理环境对发生伤害的作用。

2）经济干预(economic intervention)。即用经济鼓励或罚款等手段影响人们的行为。

3）强制干预(enforcement intervention)。是指国家通过立法来保证某些行为或规范的实施，也包括禁止某些危害公众安全的行为，即用法律法规影响人们的行为。

4）教育干预（educational intervention）。即通过说理教育及普及安全知识影响人们的行为，通过健康教育增强人们对伤害危险的认识，改变不良行为方式。

2. Haddon 模型

根据伤害发生的阶段，Haddon 提出按伤害发生前、中、后三个阶段进行有针对性的预防。表 16.4 为 Haddon 伤害预防模型简表（以道路交通伤害为例）。

表 16.4　Haddon 伤害预防模型简表

伤害发生时间阶段	伤害发生条件	伤害预防主要内容
发生之前	宿主	遴选合格司机
	致病因子	上路前车辆安全检查，特别是车闸、轮胎、灯光
	环境	公路的状况及维修
发生之中	宿主	司机的应变能力和乘车者的自我保护意识
	致病因子	车辆内部装备（尤其是轮胎）性能
	环境	路面状况与路边障碍物
发生之后	宿主	防止失血过多，妥善处理骨折
	致病因子	油箱质地的改善与防止漏油
	环境	车祸急救、消防、应急系统与措施
结局	宿主	伤害严重程度制定和预防死亡
	致病因子	车辆损坏度评价及修复
	环境	公路整治与社会、家庭经济负担

注：Haddon，1979。

3. 安全社区模式

安全社区（safe community，SC）就是社区水平的安全促进，指具有针对所有人、环境和条件的积极的安全和伤害预防项目，并且具有包括政府、卫生服务机构、志愿者组织、企业和个人等共同参与的工作网络的地方社区。安全社区的基本思想是强调针对所有类型的安全和伤害预防，包括所有年龄、环境与条件，以及政府与民间组织机构部门。安全社区项目的基本原则是以社区范围内固有的相关机构为基础，与所有有关的部门密切联系。

第一个安全社区模式创立和应用于瑞典。1989 年 WHO 在瑞典首都斯德哥尔摩举行了第一届世界事故和伤害预防大会，通过了《安全社区宣言》，并从 1991 年开始每年都举行安全社区大会。瑞典的 Lidköping 社区成为第一个被认定的"国际安全社区"（1989 年）。从那时起，安全社区模式作为一个协调提高社区安全性和降低伤害的方法，开始被全世界所接受。我国香港的屯门和葵青社区于 2003 年通过世界卫生组织安全社区促进合作中心（WHO collaborating centre on community safety promotion，WHOCCCSP）"国际安全社区"认证；台湾省的阿里山等 4 个社区于 2005 年通过 WHOCCCSP 的认证；内地第一个"国际安全社区"——山东省济南市槐荫区青年公园街道于 2006 年通过认证。在此之后，安全社区的模式迅速在国内传播和开展。

WHO"国际安全社区"的准则包括以下 7 条：

1）有一个负责安全促进的跨部门合作的组织机构。

2）有长期、持续、能覆盖所有年龄、性别的人员和各种环境及状况的伤害预防计划。

3）有针对高风险人群和环境，以及促进弱势群体安全的伤害预防项目。

4）项目基于现有的证据。

5）有记录伤害发生频率及其原因的制度。

6）有安全促进项目、工作过程、变化效果的评价方法。

7）持续参与国家和国际安全社区网络的相关活动。

在国际安全社区准则基础上，我国于 2006 年发布了"全国安全社区"标准的 12 个要素，即：

1）安全社区创建机构与职责。

2）信息交流和全员参与。

3）事故与伤害风险辨识及其评价。

4）事故与伤害预防目标及计划。

5）安全促进项目。

6）宣传教育与培训。

7）应急预案和响应。

8）监测与监督。

9）事故与伤害记录。

10）安全社区创建档案。

11）预防与纠正措施。

12）评审与持续改进。

在上述基本准则的指导下，不同社区根据本社区内的伤害问题及其严重程度，确定本社区优先项目内容和危险人群。由于早期以社区为基础的伤害预防项目约束了年龄，所以并没有覆盖所有伤害类型。因此，JW Farquhar 提出了类试验设计方法（a quasi-experimental design）来进行以社区为基础的伤害预防干预项目，该方法属于非随机对照社区试验，国外几乎所有的安全社区干预试验都是采用类试验设计方法。

16.3.3 常见伤害类型的主要预防措施

1. 道路交通伤害的预防

1）建立健全交通安全法规，加强交通管理。

2）制定饮酒驾车的相关干预措施，如制定法定饮酒年龄、媒体引导酒驾的危害等。

3）广泛开展道路交通安全的健康教育工作。

4）确认并治疗有酒精相关问题的驾驶者。

5）加强道路工程建设，优化路况。

6）提高交通工具的安全性能。

7）建立健全急救机构。

8）完善机动车司机及乘员的保护设施,如儿童座椅、安全带、安全头盔等。

2. 溺水的预防

世界儿童伤害预防报告提出了 4 项有效和 2 项可能有效的溺水干预措施,包括:去除(或遮掩)水害、在游泳池边(或水边)设置隔离护栏、穿戴漂浮装置、确保遇险时能获得及时救治、确保游泳场所有救生人员在场、提升人们对溺水的防范意识。

1）在社区内广泛宣传游泳常识,配合中小学做好初学游泳人员的安全教育。

2）教育孩子不要在河边、池塘边玩耍,尤其是学龄前儿童。

3）下水的个人应熟知水域情况和救护设施,佩带救生圈等救护设施,并尽量在有他人在场的情况下下水。下水前要作准备活动,以防下水后发生肌肉抽搐。一旦腓肠肌痉挛,应及时呼救,同时将身体抱成一团,浮出水面,深吸一口气,将脸浸入水中,将痉挛下肢的母趾用力往前上方拉,使母趾翘起来,持续用力至剧痛消失。反复吸气和按摩痉挛疼痛部位,慢慢向岸边游。

4）安装隔离护栏,竖立标牌,对急救人员进行技术培训。

5）不会游泳者一旦落水,保持冷静,设法呼吸,等待他救机会。具体方法:采取仰面体位,头顶向后,尽量使口鼻露出水面,切不可将手上举或挣扎,否则更易下沉。

6）针对水上作业人员的作业特点,进行安全教育,严格遵守操作规程。

3. 自杀/自伤的预防

自我伤害是指由于故意伤害自己的身体并导致自身相关组织损伤的行为。WHO 2014年预防自杀报告列出了以下 3 种预防策略。

1）"通用的"预防策略。面向全人群的预防策略,具体措施包括:基于学校的心理健康教育计划、评估筛查高危人群、限制自杀/自伤工具或药品的贩卖、积极舆论引导及相关法律政策的颁布和实施。

2）"选择性"预防策略。面向易感人群(遭受过创伤或虐待者、冲突或灾难受难者、自杀者亲友)选择性使用预防策略,根据不同的特征(如年龄、性别、职业和家族史)而制订的特定人群的干预措施。

3）"针对性"预防策略。面向特定易感人群(特别是有早期自杀潜在症状或是曾经尝试过自杀者)针对性的采取预防措施,如提供社区支持、建立社区自杀预防工作网络、对高危人群进行疏导和治疗。

4. 烧、烫伤的预防

1）沐浴时应先放冷水后放热水,勿把幼儿单独留在浴缸内,以免开启水龙头而烫伤。

2）安装烟雾报警器、自动喷水灭火系统。

3）切勿在做饭中途离家外出或睡觉,以免燃烧中的火烧着附近可燃物品造成火灾。

4）建筑物的安全通道应保持畅通,勿堆放杂物。

5）如有火灾应用湿毛巾捂住口鼻,禁乘电梯,应从楼梯逃生。

6）夏季外出应戴草帽遮阳,野外操作人员应穿长袖上衣、长裤,避免晒伤。

5. 中毒的预防

1）加强中毒预防的宣传教育，向社区居民宣传防止各种生活源性意外中毒的防范知识。

2）正确储存家庭中的毒物及潜在的毒物，如农药、家用洗涤剂、化学品、药物等，防止儿童误食。

3）保持厨房空气流通，夜间睡眠时厨房内可开一扇窗。

4）通风不良的空调车内汽车尾气产生的 CO 亦可使人中毒，应定时打开车窗，以使空气流通。

5）冬季沐浴时小心使用燃气热水器，宜选择对流平衡式，尤其是老人体弱者应当在家中有人时洗澡。

6）室内用煤炉取暖，要设置排废气的烟道。

7）食物不宜放置时间过长，应吃新鲜卫生的食物，不要误食有毒的动植物性食物。

┃ 知 识 拓 展 ┃

> **▲健康中国行动（2019～2030 年）**
>
> 　中共中央、国务院于 2019 年印发并实施，指出：逐步建立环境与健康的调查、监测和风险评估制度。加强与群众健康密切相关的饮用水、空气、土壤等环境健康影响监测与评价，开展环境污染与疾病关系、健康风险预警以及防护干预研究，加强伤害监测网络建设，采取有效措施预防控制环境污染相关疾病。宣传"人与自然和谐共生""人人享有健康环境"理念，普及环境掌握科学的应对方法，促进心理健康。保持积极向上的健康心理状态，积极参加文体活动和社会实践。了解不良情绪对健康的影响，掌握调控情绪的基本方法。正确认识心理问题，学会积极暗示，适当宣泄，可以通过深呼吸或找朋友倾诉、写日记、画画、踢球等方式，将心中郁积的不良情绪，如痛苦、委屈、愤怒等发泄出去，可向父母、老师、朋友等寻求帮助，还可主动接受心理辅导（心理咨询与治疗等）。健康知识，营造全社会关心、参与环境健康的良好氛围。重视道路交通安全。严格遵守交通法规，增强交通出行规则意识、安全意识和文明意识，不疲劳驾驶、超速行驶、酒后驾驶，具备一定的应急处理能力。正确使用安全带，根据儿童年龄、身高和体重合理使用安全座椅，减少交通事故的发生。预防溺水。建议选择管理规范的游泳场所，不提倡在天然水域游泳，下雨时不宜在室外游泳。建议下水前认真做准备活动，以免下水后发生肌肉痉挛等问题。水中活动时，要避免打闹、跳水等危险行为。避免儿童接近危险水域，儿童游泳时，要有成人带领或有组织地进行。加强看护，不能将儿童单独留在卫生间、浴室、开放的水源边。

【章节概要】

伤害是一个全球性的公共卫生问题，与慢性非传染性疾病和传染性疾病共同构成危害人类健康的三大疾病负担。目前最为常见的伤害主要有道路交通伤害、自杀、溺水、中毒、跌落等,导致的死亡案例占全部伤害死亡的 70% 左右。伤害的预防与控制刻不容缓。伤害具有常见、多发、病死率高、致残率高的特征,伤害是低年龄人群的首位死因,其中自杀对社会的危害较大,伤害造成的直接和间接经济损失巨大,社会负担特别重。动员社会、单位、家庭和个人合力综合预防与控制伤害,做到"三分治疗、七分预防","三分救援、七分自救",营造良好的社会氛围和法制氛围;加强预防伤害的健康教育、健康促进,增强每个个体防范伤害的意识和能力。伤害与疾病一样,是可以被认识、被预防、被控制的。

【复习思考题】

1. 试述伤害的概念与分类。
2. 如何才能做好大学生群体伤害的预防?
3. 结合安全社区模式的开展,思考如何构建安全校园?

第 17 章　突发公共卫生事件预防与控制

　　学习目的:掌握突发公共卫生事件的概念、特征及分类;熟悉突发公共卫生事件的处理原则和预防与控制措施;了解突发公共卫生事件的分级。
　　知识要点:突发公共卫生事件的概念、特征、分类、分级,及其处理原则和防控措施。

　　突发公共卫生事件(emergency public health events)是关乎人类健康、社会安全的重要公共卫生问题。预防和应对各种突发公共卫生事件或危机,始终贯穿于人类历史发展的进程。特别是进入 21 世纪以来,世界范围内出现了一系列重大危机事件,如 2003 年的 SARS 疫情、2019 年的新型冠状病毒感染(corona virus disease 2019,COVID-19)疫情。在当代全球化背景下,各类突发公共卫生事件的破坏力更大,影响力更强。宏观上,突发公共卫生事件,诸如 SARS 疫情、COVID-19 疫情给政府的危机应急体系带来严峻挑战,同时也反映出整个社会管理体系在应对传染性疾病这类突发公共卫生事件时的能力。微观上,危机造成的最大危害在于日常生活秩序遭到破坏并由此带来心理的脆弱和心理疾病的发生。疫情最终会得到控制和消除,但它给人们留下的恐惧和心理创伤却可能长久存在。因此,作为发展中国家,建立强有力、灵活的公共卫生体系,有效预防和控制突发公共卫生事件,保障民众的生命安全和身心健康,最大限度降低突发公共卫生事件对社会造成的各种损失已成为当务之急。

17.1　突发公共卫生事件概述

17.1.1　相关概念

1. 突发公共事件

　　突发公共事件也称突发事件,通常是指由于各种"天灾人祸"的突然发生,造成或可能造成重大人员伤亡、财产损失、生态环境遭到破坏等危及公共安全、具有重大社会影响的紧急事件。根据突发公共事件的发生过程、性质和机理,突发公共事件主要分为自然灾害、事故灾难、公共卫生事件、社会安全事件四类。各类事件往往是相互交叉和相互关联的。

2. 突发公共卫生事件

　　对于突发公共卫生事件的定义,虽然各国在表述上略有不同,但其所涉及的内容和性质基本相同。美国公共卫生突发事件的定义是"一个疾病或一个卫生状况的发生或即将发生，这种疾病或卫生状况由生物恐怖主义、传染病、新致命传染因子或生物毒素造成，构成重大威胁，致重大人员死亡或永久、长期的伤残。这种疾病或卫生状况可能导致国家的灾难，也可能超出国家范围"。根据国务院颁布的《突发公共卫生事件应急条例》，我国突发公共卫生事件是指突然发生，造成或者可能造成社会公众健康严重损害的重大传染病疫情、群体性不明原因疾病、重大食物和职业中毒以及其他严重影响公众健康的事件。

17.1.2　特征

1. 突发性

突发公共卫生事件多为突然发生，难以预料事件发生的真实时间、地点、危害，往往超乎人们的心理惯性和社会的常态秩序。

2. 危害性

突发公共卫生事件可对公众的健康和生命安全、社会经济发展、生态环境事件等造成不同程度的危害。这种危害往往是群体性的。突发公共卫生事件往往同时累及多人，甚至波及整个工作或生活的群体，而且随着国际交往和交流机会的增加，可能导致其跨地区、跨国界传播。例如，2003 年的 SARS，席卷了全球 30 多个国家和地区，导致全球发病 8422 例，死亡 900 余例，使人产生焦虑、抑郁等精神神经症状，至少造成数千亿元人民币的损失等。2019 年以来，新冠病毒疫情肆虐全球，给人类生命、财产安全造成的灾难历史罕见。

3. 紧迫性

突发公共卫生事件不仅是一个公共卫生问题，还是一个社会问题，往往需要政府协调多系统、多部门的密切配合才能有效应对。通常情况紧急、社会公众健康损害严重、发展迅速，如不迅速采取处置措施，事件危害将进一步加剧，造成更大范围的影响。因此，要求在尽可能短的时间内作出决策，采取具有针对性的措施将事件的危害控制到最低程度。通常需要采取非常态措施、非程序化作出决定，才有可能避免局势恶化。

4. 不确定性

由于突发公共卫生事件的突然性，难以准确判断所需的技术手段、设备、物资和经费等，而且事件是随着事态的发展而演变的，难以根据既有经验和措施判断、掌控、预测其发展途径、演变规律以及严重程度等，处理不当就可能导致事态迅速扩大，且经常伴随着次生事件、衍生事件。

5. 复杂性

突发公共卫生事件的种类繁多、成因复杂、变化迅速等，大大增加了应对的难度。如传染病类突发事件（COVID-19 疫情），其可能的病原不计其数，细菌、病毒、寄生虫、尚未发现或明确的病原体；病原变异速度快，新冠病毒先后经历了多次变异，分别为阿尔法、贝塔、伽马、德尔塔和奥米克戎；公众的表现缺乏特异性，症状可见于众多疾病，且存在个体差异，即使同样的病原在不同时期不同人群中也可能出现不同的疫情表现形式，处置措施也没有统一的模式。

17.1.3　分类

根据突发公共卫生事件的定义,可将其分为四类:重大传染病疫情、群体性不明原因疾病、重大食物和职业中毒、其他严重影响公众健康的事件。其中,传染病是最主要的一类。

1. 重大传染病疫情

主要是指发生或发现《中华人民共和国传染病防治法》(以下简称传染病防治法)中规定的已知法定传染病的暴发流行,其在短时间内发生、波及范围广泛,出现大量患者或死亡病例,发病率远远超过常年的发病率水平。例如,2004 年的青海鼠疫疫情。

2. 群体性不明原因疾病

是指在短时间内,某个相对集中的区域内同时或者相继出现多名具有共同临床表现的患者,且病例不断增加、范围不断扩大,又暂时不能明确原因的疾病。例如,2019 年,COVID-19 疫情发生之初,由于对病原方面认识不足,虽然知道这是一组同一症状的疾病,但对其发病机理、诊断标准、流行途径、预后等认识不清,这便是群体性不明原因疾病的典型案例。

3. 重大食物和职业中毒

是指由于食品污染和职业危害而造成的人数众多或者伤亡较重的中毒事件。

4. 其他严重影响公众健康的事件

如生物、化学、核辐射等恐怖袭击事件,药品或免疫接种引起的群体性反应或死亡事件,动物疫情(指可能对公众身体健康和生命安全造成危害的动物疫情)、医源性感染等。

17.1.4　分级

根据突发公共卫生事件的性质、危害程度、涉及范围,突发公共卫生事件可划分为四级:特别重大(Ⅰ级)、重大(Ⅱ级)、较大(Ⅲ级)和一般(Ⅳ级),分别用红色、橙色、黄色、蓝色进行预警标识。

1. 特别重大事件

1)肺鼠疫、肺炭疽在大、中城市发生,并有扩散趋势,或肺鼠疫、肺炭疽疫情波及两个以上的省份,并有进一步扩散的趋势。

2)发生传染性非典型肺炎、人感染高致病性禽流感病例,并有扩散趋势。

3)涉及多个省份的群体性不明原因疾病,并有扩散趋势。

4)发生新传染病,或我国尚未发现的传染病发生或传入,并有扩散趋势,或发现我国已消灭的传染病重新流行。

5)发生烈性病菌株、毒株、致病因子等丢失事件。

6)周边以及与我国通航的国家和地区发生特大传染病疫情,并出现输入性病例,严重危及我国公共卫生安全的事件。

7)国务院卫生行政部门认定的其他特别重大突发公共卫生事件。

2. 重大事件

1)在一个县(市)行政区域内,一个平均潜伏期内(6 天)发生 5 例以上肺鼠疫、肺炭疽病例,或者相关联的疫情波及 2 个以上县(市)。

2) 发生传染性非典型肺炎、人感染高致病性禽流感疑似病例。

3) 腺鼠疫发生流行,在一个市(地)行政区域内,一个平均潜伏期内多点连续发病 20 例以上,或流行范围波及 2 个以上市(地)。

4) 霍乱在一个市(地)行政区域内流行,1 周内发病 30 例以上,或波及 2 个以上市(地),有扩散趋势。

5) 乙类、丙类传染病波及 2 个以上县(市),1 周内发病水平是前 5 年同期平均发病 2 倍以上。

6) 我国尚未发现的传染病发生或传入,尚未造成扩散。

7) 发生群体性不明原因疾病,扩散到县(市)以外的地区。

8) 发生重大医源性感染事件。

9) 预防接种或群体预防性服药出现人员死亡。

10) 一次食物中毒人数超过 100 人并出现死亡病例,或出现 10 例以上死亡病例。

11) 一次发生急性职业中毒 50 人以上,或死亡 5 人以上。

12) 境内外隐匿运输、邮寄烈性生物病原体、生物毒素造成境内人员感染或死亡的。

13) 省级以上人民政府卫生行政部门认定的其他重大突发公共卫生事件。

3. 较大事件

1) 发生肺鼠疫、肺炭疽病例,一个平均潜伏期内病例数未超过 5 例,流行范围在一个县(市)行政区域以内。

2) 腺鼠疫发生流行,在一个县(市)行政区域内,一个平均潜伏期内连续发病 10 例以上,或波及 2 个以上县(市)。

3) 霍乱在一个县(市)行政区域内发生,1 周内发病 10~29 例,或波及 2 个以上县(市),或市(地)级以上城市的市区首次发生。

4) 一周内在一个县(市)行政区域内,乙、丙类传染病发病水平是前 5 年同期平均发病水平 1 倍以上。

5) 在一个县(市)行政区域内发现群体性不明原因疾病。

6) 一次食物中毒人数超过 100 人,或出现死亡病例。

7) 预防接种或群体预防性服药出现群体心因性反应或不良反应。

8) 一次发生急性职业中毒 10~49 人,或死亡 4 人以下。

9) 市(地)级以上人民政府卫生行政部门认定的其他较大突发公共卫生事件。

4. 一般事件

1) 腺鼠疫在一个县(市)行政区域内发生,一个平均潜伏期内病例数未超过 10 例。

2) 霍乱在一个县(市)行政区域内发生,1 周内发病 9 例以下。

3) 一次食物中毒人数 30~99 人,未出现死亡病例。

4) 一次发生急性职业中毒 9 人以下,未出现死亡病例。

5) 县级以上人民政府卫生行政部门认定的其他一般突发公共卫生事件。

17.2　突发公共卫生事件预防与控制

在突发公共卫生事件发生前后,需要采取相应的监测、预警、物资储备等应急准备,以及现场处置等措施,及时预防引起突发公共卫生事件的潜在因素、控制已发生的突发公共卫生事件,实施紧急的医疗救治,以减少突发公共卫生事件对社会、政治、经济、人民群众健康和生命安全的危害公众健康和安全造成的影响,保障公众身心健康与生命安全。

17.2.1　处理原则

1. 预防为主

任何突发事件应对都应该首先遵循预防为主的原则,提高全社会对突发公共卫生事件的防范意识,落实各项防范措施,防患于未然。保证突发事件应急处理所需的应急人员、医疗救护设备、救治药品、医疗器械、经费等供应充足。铁路、交通、民用航空行政主管部门应当保证及时运送相关物资。及时分析、预测、预警可能引发突发公共卫生事件的危险因素,做到早发现、早报告、早处置。

2. 及时上报

根据国家《突发事件应对法》《突发公共卫生事件应急条例》《传染病防治法》等法律法规要求,国务院卫生行政主管部门制定突发事件应急报告规范以及《突发公共卫生事件报告管理信息系统》等,严格按照规定时限和程序进行突发公共卫生事件的报告,认真实施突发公共卫生事件、传染病疫情定期统计分析、报告反馈制度,并要对其他源自媒体、群众举报等非官方途径的突发公共卫生事件相关信息进行主动监测、核实、报告和处置。

3. 协同合作

突发公共卫生事件的特征决定了其应对必然是在各级人民政府负责突发公共卫生事件应急管理部门的统一领导和指挥下,多系统、多部门密切协作,在各自的职责范围内通力合作、资源共享、联防联控,做好突发公共卫生事件应急处理的有关工作。

4. 社会动员

现代社会,突发公共卫生事件往往广泛涉及卫生、经济、政治、外交等多个领域,并引起一系列的后续效应和连锁反应。现代社会信息和交通高度发达,世界各地彼此间的联动性加强,这就使得突发公共卫生事件的扩散力、影响力迅速增大,一旦处理不当就会引起国际恐慌和危机。因此,迫切需要通过政治动员、经济动员、人力动员、信息和文化动员、物资动员等策略将整个社会充分动员起来应对突发公共卫生事件。

5. 科学赋能

应急工作要充分尊重和依靠科学,要重视开展防范和处理突发公共卫生事件的科研及培训,为突发公共卫生事件应急处理提供科技保障。

17.2.2　预防控制措施

1. 制定法律、法规和卫生政策

2003 年 5 月,国务院公布施行《突发公共卫生事件应急条例》,标志着我国进一步将突发公共卫生事件应急处理工作纳入到了法制化轨道。2006 年 1 月,国务院发布《国家突发公共事件总体应急预案》,2011 年 1 月,国务院修订发布《突发公共卫生事件应急条例》,2011 年 10 月,国务院修订《国家食品安全事故应急预案》。这些法律、法规、卫生政策的制定和完善为今后有效处理突发公共卫生事件提供了制度保障。

2. 制定和启动突发公共卫生事件应急预案

制定突发公共卫生事件应急预案,对于及时、有效处理突发事件至关重要。国务院卫生行政主管部门应按照分类指导、快速反应的要求,制定全国突发公共卫生事件应急预案。省、自治区、直辖市人民政府根据全国突发公共卫生事件应急预案,制定本行政区域的突发公共卫生事件应急预案。

突发事件发生后,卫生行政主管部门应当组织专家对突发事件进行综合评估,初步判断突发事件的类型,提出是否启动突发事件应急预案的建议。在全国范围内或者跨省、自治区、直辖市范围内启动全国突发事件应急预案,由国务院卫生行政主管部门报国务院批准后实施。省、自治区、直辖市启动突发事件应急预案,由省、自治区、直辖市人民政府决定,并向国务院报告。

3. 设立突发公共卫生事件应急处理指挥部

设立突发公共卫生事件应急处理指挥部。全国突发事件应急处理指挥部对突发事件应急处理工作进行督察和指导,地方各级人民政府及其有关部门应当予以配合。省、自治区和直辖市设立地方突发公共卫生事件应急处理指挥部,负责对本行政区域内突发公共卫生事件应急处理工作。

4. 突发公共卫生事件应急报告和信息发布

(1) 应急报告制度

国务院卫生行政主管部门制定突发事件应急报告规范,建立重大、紧急疫情信息报告系统。有下列情形之一的,省、自治区、直辖市人民政府应当在接到报告 1 小时内,向国务院卫生行政主管部门报告:① 发生或者可能发生传染病暴发、流行的;② 发生或者发现不明原因群体性疾病的;③ 发生传染病菌种、毒种丢失的;④ 发生或者可能发生重大食物和职业中毒事件的。国务院卫生行政主管部门对可能造成重大社会影响的突发事件,应当立即向国务院报告。

突发事件监测机构、医疗卫生机构和有关单位发现有上述情形之一的,应当在 2 小时内向所在地县级人民政府卫生行政主管部门报告。接到报告的卫生行政主管部门应当在 2 小时内向本级人民政府报告,并同时向上级人民政府卫生行政主管部门和国务院卫生行政主管部门报告。

县级人民政府应当在接到报告后 2 小时内向设区的市级人民政府或者上一级人民政府

报告;设区的市级人民政府应当在接到报告后 2 小时内向省、自治区、直辖市人民政府报告。

(2) 举 报 制 度

国家建立突发公共卫生事件举报制度,公布统一的突发事件报告、举报电话。任何单位和个人有权向人民政府及其有关部门报告突发事件隐患,有权向上级人民政府及其有关部门举报地方人民政府及其有关部门不履行突发事件应急处理职责,或者不按照规定履行职责的情况。接到报告、举报的有关人民政府及其有关部门,应当立即组织对突发事件隐患、不履行或者不按照规定履行突发事件应急处理职责的情况进行调查处理。

对举报突发事件有功的单位和个人,县级以上各级人民政府及其有关部门应当予以奖励。

(3) 信 息 发 布 制 度

国务院卫生行政主管部门负责向社会发布突发事件的信息。必要时,可以授权省、自治区、直辖市人民政府卫生行政主管部门向社会发布本行政区域内突发事件的信息。信息发布应当及时、准确、全面。

5. 突发公共事件的应急运作

1) 识别突发公共卫生事件的风险源、演化规律、传播预测模型。对突发公共卫生事件风险源进行及时和科学地识别,引入多领域专家和社会相关人员科学评估风险演化规律,以及采用新的技术方法对风险源传播进行预测预警,可以有效预防危机的发生。因此,借助云计算、大数据、人工智能和虚拟现实等信息技术应运而生的数字孪生技术,探索突发公共卫生事件的风险源识别方法、风险演化规律和传播预警,是实现对突发公共卫生事件传播的精细化、精准化时空一体预测和预警的关键,并为后续设计应急物资保障体系提供清晰的突发公共卫生事件风险传播的全景图谱。

2) 规范应急物资的生产、储备、物流派送、需求匹配。突发公共卫生事件时,医疗物资和生活物资的需求往往呈现出爆发式增长,短时间内如何保障该类物资的按需供应在应急管理中占据重要地位。地方各级政府应做好突发公共卫生事件应急处理所需的医疗器械、药品和疫苗等物质的生产、储备、物流派送、需求匹配,以保证在发生大规模突发公共卫生事件时,抗击疫情的工作者、群众的生活乃至生命有保障,不出现恐慌,以及降低疫情传播的速度等。

3) 保障应急处理经费。按规定落实对突发公共卫生事件应急处理专业技术机构的财政补助政策,以及突发公共卫生事件应急处理经费。国务院有关部门和各级人民政府应积极通过国际、国内等多渠道筹集资金,用于突发公共卫生事件应急处理工作。

6. 加强卫生人才队伍建设

各级人民政府要推进公共卫生人才队伍建设,进一步建立健全卫生人才评价体系,完善卫生人才管理制度,注重加强公共卫生人员专业能力培养。建立一支集卫生行政领导、疾病预防控制、医疗、卫生监督等多机构及多学科专家组成的突发公共卫生事件应急处理队伍。

7. 开展科学研究

积极动员各级医疗卫生部门、科研单位、高等院校联合开展科学研究,全面提高突发公共卫生事件的预防和应急处理,为有针对性地进行预防和处理突发公共卫生事件提供科学依据。例如,研究构建和优化突发公共卫生事件的应急物资物流配送体系,政府与物流企业之间的协同配合,借助无人机、无人驾驶车辆、智慧配送车辆等新型智慧物流设备进行应急物资的送达。

8. 加强全民卫生安全文化建设

以学校、社区、农村为重点,广泛开展突发公共卫生事件应急知识的宣传和教育,普及卫生知识,动员全社会积极参与预防、控制和处理工作,提高民众自我防治意识和能力,塑造全民卫生安全的文化氛围。

‖ 知 识 拓 展 ‖

▲公共卫生事件应急体系建设的重要推动者

2020 年《求是》杂志"英模人物"专栏的主角是我国著名呼吸病学专家、中国工程院院士钟南山——公共卫生事件应急体系建设的重要推动者。在近年来每一次突发重大呼吸道传染病暴发之际,他都率先挺身而出,勇担重任,在每一场战斗中都表现出色。面对最近暴发的新冠肺炎疫情,84 岁高龄的钟南山院士再次奋战在最前线,出任国家卫健委高级别专家组组长。他实地研判疫情,传播专业观点,带领团队加紧科研攻关,被称为疫情中的"最美逆行者"。钟南山曾荣获"改革先锋""全国先进工作者""全国道德模范"等荣誉称号,及国家科学技术进步奖一等奖,2020 年 8 月,国家主席习近平签署命令,授予钟南山"共和国勋章"。

【章节概要】

突发公共卫生事件是关乎人类健康、社会安全的重要公共卫生问题,在当代全球化背景下,各类突发公共卫生事件的破坏力更大,影响力更强。本章简要介绍了突发公共卫生事件的概念、特征、分类、分级,及其处理原则和防控措施,旨在使读者对突发公共卫生事件有初步的认知,同时引起人们对公共卫生事件处置的思考:即如何建立强有力、灵活的公共卫生保障体系,有效预防和控制突发公共卫生事件,保障民众的生命安全和身心健康,最大限度降低突发公共卫生事件对社会造成的各种损失。

【复习思考题】

1. 什么是突发公共卫生事件? 其有哪些特点?
2. 突发公共卫生事件的处理原则是什么?
3. 如何预防和控制突发公共卫生事件?

第18章 医源性疾病预防与控制

　　学习目的：掌握医源性疾病的概念；熟悉医源性疾病的预防与控制措施；了解医源性疾病的分类。
　　知识要点：医源性疾病的概念、分类、预防与控制措施。

　　医源性疾病是临床医学和社会医学的重要组成部分，是治疗过程中产生的附加伤害，特别是随着现代医学的发展，新技术、新药物、新器材的不断应用，医源性疾病的危害日趋严重，已成为当今社会关注的敏感医疗问题。因此，关注医源性疾病的发生原因、种类、预防和控制措施等，从而有效减少对患者造成的不必要伤害，避免医患纠纷，促进社会和谐稳定发展，俨然成为世界各国医学界关注的重点之一。

18.1　医源性疾病概述

18.1.1　相关概念

1. 感染

　　感染（infection）是由病原体侵入人体，并在体内滞留与繁殖所引起的局部组织（和）或全身性炎症反应。

2. 医院内感染

　　根据《中华人民共和国传染病防治法实施办法》，医院内感染指就诊患者在医疗保健机构内受到的感染，又称院内感染（nosocomial infection，hospital infection）或医院获得性感染（hospital acquired infection）。其包括在住院期间发生的感染和在医院内获得而出院后发生的感染；但不包括入院前已开始或入院时已处于潜伏期的感染。除就诊患者外，医院工作人员、探视、陪护等在医院内获得的感染也属于医院内感染。

3. 医源性感染

　　根据《中华人民共和国传染病防治法实施办法》，医源性感染指在医学服务中，因病原体传播引起的感染。医源性感染是医院内感染的一部分，因此需要在医院内感染的条件下进行判断。

4. 医源性疾病

　　医源性疾病是指由于医务人员的诊断、治疗或预防措施不当，而使病人伴发新的疾病，或引起原有的疾病加重,造成病人的病程延长、致残或死亡,包括院内感染、药源性疾病、长期大量使用某些药物引起的营养缺乏症等。

18.1.2 分类

1. 按发生的原因和环节

1) 感染性医源性疾病

是指在医院防治疾病过程中因感染而引起的疾病。感染性医源性疾病较为普遍,严重威胁着病房、病区或整个医院的广大住院患者或门诊患者的健康。定期检测门诊、病房以及诊疗科室的感染源,采取相应的消毒灭菌措施是预防感染性疾病的关键。

(2) 诊断性医源性疾病

是由于医者的诊断水平低、判断失误、尚未掌握新的诊断措施和器材,以及诊断条件差等情况所造成的,在临床上比较多见。随着医学的发展,新的诊断方法和仪器不断应用到临床,进一步加剧了这类医源性疾病的发生。不断提高诊断水平和熟悉器材并定期维修是预防此类医源性疾病的关键。

(3) 治疗性医源性疾病

多由误治、诊断不明的对症治疗、用药不妥以及粗心大意等原因引起。过度治疗引起不良结果,在临床上也时有发生。医者应在正确诊断的基础上,遵照循证医学和权威治疗指南的要求,精心为患者施治,才能避免或减少此类医源性疾病的发生。

(4) 药物性医源性疾病

是指在防治疾病时,由于用药失当引起的医源性疾病,包括滥用抗生素、药物过量、不合理使用维生素、联合用药等引起的不良反应。其中,胃肠道反应、造血系统损伤、肝功能损害、药物流产后出血最多见。

(5) 手术性医源性疾病

是指在手术诊疗疾病过程中引起的意外、事故、并发症和后遗症等疾病。手术后并发症的种类较为复杂,以肠麻痹、胃肠功能紊乱、发热、尿潴留、肠粘连多见,其中有些术后并发症是难以避免的。

(6) 护理性医源性疾病

"三分治病七分养"说明了护理工作在防治疾病过程中的重要性。护理性医源性疾病是指因护理失误引起的疾病。护理失误引起的医源性疾病在临床中比较多见,加强护理工作是减少或避免此类医源性疾病的关键。

(7) 乏德性医源性疾病

医病要尽职尽责是医者起码的职业道德。乏德性医源性疾病是指因医务人员缺乏医德在诊疗过程中引起的医源性疾病。因此,作为医务工作者必须要有高尚的医德,提高自身素质,如此才能避免此类医源性疾病的发生。

(8) 制度性医源性疾病

是指临床防治机构没有制定应有的规章制度和操作规程或医务人员未严格执行相应的

规章制度和操作规程,从而造成本类医源性疾病的发生。

2. 按能否避免分类

(1) 难免性医源性疾病

由于理论错误、实验失误、诊疗水平及条件的限制、患者的体质差异等引起的医源性疾病是难以避免的,被称为难免性医源性疾病。

(2) 可免性医源性疾病

因为无规可循、制度不严、粗心大意、玩忽职守和缺乏医德等原因所引起的医源性疾病,是可以避免的,被称为可免性医源性疾病。

3. 按发生范围分类

(1) 流行性医源性疾病

是指由于某种原因在同一时期引起很多相同的医源性疾病。最常见的是由于某一错误的医学理论或同一批号质量低劣的药物、疫苗、仪器等所引起。2008 年 9 月,西安交通大学医学院第一附属医院新生儿科 9 名新生儿自 9 月 3 日起相继出现发热、心率加快、肝脾肿大等临床症状,其中 8 名新生儿于 9 月 5 日～15 日间发生弥漫性血管内凝血相继死亡,1 名新生儿经医院治疗好转。经专家组调查,认为该事件为医院感染所致,是一起严重医源性感染事件。

(2) 散发性医源性疾病

是指由于某种原因在某一时期引起的医源性疾病呈散发发生,即个别散在发病。误诊误治、用药不当等是引起散发性医源性疾病的常见原因。由于引起医源性疾病的原因和环节很多,通常经过详细询问病史和认真检查可以发现不少患者既往发生过或现在正在遭受着散发性医源性疾病的危害。

18.1.3 医院内感染的种类

1. 内源性感染(不可避免、难以预防)

内源性感染(endogenous infection)亦称自身感染,是指由原来存在体内或者体表的病原体(如肠道、胆道、肺或者阑尾等)而造成的感染。即病原体来自患者体内或体表的感染,由人体的正常菌群或条件致病菌引起。因患者抵抗力下降或免疫功能受损,以及长期应用抗生素、免疫抑制剂或激素导致的微生物感染,如术后白色葡萄球菌引起的伤口感染。

2. 外源性感染(可以预防)

外源性感染(exogenous infection)是指病原体由体表或者外界环境侵入人体而造成的感染,包括交叉感染和环境感染。

(1) 交叉感染

交叉感染(cross infection)是指患者与患者、患者与医护人员及患者与陪护人员或探视人员之间,通过直接和间接接触途径而引起的感染。

(2) 环境感染

环境感染(environmental infection)是指患者接触到被污染的物品所引起的感染,例如,尿布、被单、床架、床头柜、擦桌布、病历卡、门把手、拖把、食具、玩具等。有时在拥挤而通风不良的候诊室,空气也可以成为感染的途径。

18.1.4　医院内感染的传播途径

1. 手

手的接触面积广泛,容易受到微生物污染和传播微生物,是造成医源性疾病的重要传播途径。因此,医护人员的手卫生、手消毒是十分重要的感染控制环节,可以阻断医护人员在诊疗护理过程中传播病原微生物。

2. 空气

空气传播是以空气为媒介,病原微生物经悬浮在空气中的微粒随气流流动而引起的。空气传播有不同的形式。

(1) 飞沫传播

通过呼吸道飞沫传播病原微生物,飞沫不会在空气中长期漂浮,可以在空气中短距离(1 m 内)移动到易感人群的口、鼻黏膜、眼黏膜等部位,从而引起医源性疾病。如猩红热、百日咳、白喉、非典、新型冠状病毒肺炎等。

(2) 飞沫核传播

悬浮于空气中、能在空气中远距离传播(>1 m),并长时间保持感染性的空气传播。飞沫核传播包括经空气传播的开放性肺结核和优先经空气传播的麻疹和水痘等。

3. 医疗器械和设备

医疗器械和设备是共享的,如果使用后没有进行彻底的消毒和灭菌,病原微生物可能经由这些医疗器械和设备进入患者体内继而引起感染。根据医疗器械和设备污染后对病人引发感染的机会或造成的危害程度可以将医疗器械和设备划分为三类:高度危险性物品、中度危险性物品和低度危险性物品。近年来,随着包括超声工程技术在内的各项技术的迅猛发展,临床上侵入性诊疗的应用日益广泛。常见超声侵入性诊疗方式为腔内超声、超声引导下穿刺活检、抽吸、注入药液和超声在手术中的应用等。

4. 药物及各种制剂

通过被污染的药物、各种制剂传播疾病。临床常见于:① 输血导致丙型肝炎;② 输液导致输液反应;③ 易受真菌污染的糖浆、饮剂等含糖较多的口服液剂;④ 不宜进行灭菌(因灭菌后失效、改变药性或产生副作用)的非无菌制剂;⑤ 因为配制时所用的洗涤剂或容器被污染而引起消毒剂和抗菌制剂等外用制剂的污染。

18.2　医源性疾病预防与控制

医源性疾病是人类医疗活动的伴生物,不仅不会随着医学的发展消失,反而呈现多样化的趋势。社会、组织、个体迫切需要联防联动,同频共振,切实做好医源性疾病的预防与控制,防治现代医学可能带来的医源性疾病。

1. 健全管理组织

健全医院医源性疾病管理组织是预防与控制医源性疾病的基石。为保障医疗安全、提高医疗质量,各级各类医院必须积极组建医源性疾病管理小组,定期进行质量监督和不定期抽查,制定相应奖惩举措促进各项医源性疾病防控制度的落实。

2. 完善各项规章制度

各级各类医院必须依照国家有关卫生行政部门的法律、法规建立医院各项规章制度。与医源性疾病有关的制度有清洁卫生制度、消毒灭菌制度、隔离制度、消毒灭菌质量监测制度、重点监控科室(如手术室、供应室、换药室、导管室、监护室等)的感染管理报告制度等。

由于医学的迅猛发展,应根据有关法规,结合本医疗机构的实际情况,及时完善各项规章制度以适应时代的需求。倡导在临床工作中研究和发现医源性问题,找出产生的原因,提出防止其发生的可行性办法,以制度的形式要求相关人员执行和遵守。

3. 加强人员管理

1)强化防范意识。医疗机构应定期开展医源性疾病预防与控制知识的全员培训,通过医疗安全教育强化医护人员医源性疾病的防范意识,促使医护人员严格执行规章制度,从而控制医疗中薄弱环节,减少医源性疾病的发生。

2)提升医德修养。加强医德教育,提升医护人员的个人修养,无论是否有人监督,均应在操作前后严格落实七步洗手法或使用快速手消毒剂消毒双手,在诊疗护理的过程中严格执行消毒隔离原则,同时做好个人防护措施。深入开展"以病人为中心"的思想道德教育,规范职业道德,抵制医疗活动中的不良行为,真正做到"一切为了病人健康"。

3)提高医疗水平。医疗机构应注重再教育问题,加大人力资源的投入和开发,激励医务人员通过再教育夯实基础理论,不断汲取新知识。积极鼓励自学,同时有计划、有步骤地安排人员外出参加短期培训或进修学习,拓宽知识面,提高知识层次,不断提高医院的医疗水平和服务质量,减少医源性疾病的发生。

4. 加强监测控制

政府部门与各级医疗单位应高度重视医源性疾病的监测工作,国家、省、市、自治区政府管理部门要成立监测中心,医疗第一线成立专门机构,配备专门人员,以便随时全面开展对医源性疾病的监测工作,如医院感染病例的监测、消毒灭菌效果的监测、环境卫生学的监测、合理使用抗菌药物的监测和规章制度执行情况的监测等。

5. 建立反馈机制

医院管理人员应在监督、检查中发现问题后,及时向有关部门反馈监测结果,及时解决问题,不断完善现有各项制度及操作规程,把技术性因素所导致的医源性问题降低到最低限度。

6. 开展科学研究

医源性疾病的发病原因、病理改变、临床表现等均有特殊性,各级医疗卫生部门、科研单位、高等院校应该联合开展科学研究,充分利用网络技术实现院内、区域内医院之间的联网,实现医源性疾病资源的共享,系统监测疾病进展、调查发病病因以及研究其病理改变和防治方法。

知　识　拓　展

▲中医预防医源性疾病有独特优势

　　中医预防医源性疾病具有独特优势,例如,"辩证法"思想——准确诊断防止医源性疾病发生,"治未病"思想——积极预防医源性疾病发生,"整体观"思想——平衡抵消医源性疾病危害。

　　(资料来源:马丽,戴铭.医源性疾病的中医防治[J].中医文献杂志,2014.)

【章节概要】

　　随着现代医学的发展,新技术、新药物、新器材的不断应用,医源性疾病的危害日趋突出,医源性疾病日益受到人们的关注。本章简要介绍了医源性疾病的概念、分类、传播途径,以及其预防、控制策略与措施等,旨在使大家对医源性疾病有初步的认知,并在今后的医疗实践中注意避免此类事件的发生,以减少对患者不必要的伤害,促进医患关系向着更加和谐的方向发展。

【复习思考题】

1. 简述医源性疾病的分类。
2. 简述医源性疾病的防治措施。
3. 试从病人和医生两个不同的角度思考医源性疾病的预防策略。

参 考 文 献

［1］ 史周华.预防医学[M].3 版.北京:中国中医药出版社,2021.

［2］ 朱继民,齐宝宁.预防医学[M].北京:中国协和医科大学出版社,2019.

［3］ 詹思延.流行病学[M].8 版.北京:人民卫生出版社,2017.

［4］ 魏高文,王泓午.预防医学[M].2 版.北京:人民卫生出版社,2023.

［5］ 绕朝龙,朱继民.预防医学[M].3 版.上海:上海科学技术出版社,2017.

［6］ 孙长颢.营养与食品卫生学[M].8 版.北京:人民卫生出版社,2017.

［7］ 杨克敌.环境卫生学[M].8 版.北京:人民卫生出版社,2017.

［8］ 邬堂春.职业卫生与职业医学[M].8 版.北京:人民卫生出版社,2017.

［9］ 李白坤,李静,王玉凤,等.中医"治未病"在预防医学教学中的应用[J].安徽中医药大学学报,2022,
41(4):102-104.

［10］ 王黎霞,成诗明,陈明亭,等.2010 年全国第五次结核病流行病学抽样调查报告[J].中国防痨杂志,
2012,34(8):485-508.

［11］ 周宇辉.我国传染病流行现状与防控体系建设研究[J].中国卫生政策研究,2023,16(4):74-78.

［12］ 罗雪纯,姜莹莹,吉宁,等.中国 6 省(直辖市)社区糖尿病患者共病患病情况及其影响因素分析[J/
OL].中国公共卫生:1—5[2023-07-10]. http://kns. cnki. net/kcms/detail/21. 1234. R. 20230605.
1515. 002. html.

［13］ 滕有明,毛玮,黄金梅,等.2014—2020 年广西儿童青少年伤害死亡流行特征分析[J].疾病监测,
2022,37(7):912-916.

［14］ 朱明胜,陈莲芬.2012—2017 年三亚市健康管理老年人超重和肥胖流行趋势分析[J].中国慢性病预
防与控制,2019,27(9):676-679.

［15］ 李弈萱,曾兰花.加强社区卫生服务中心建设　提升健康服务能力[N].岳阳日报,2021-10-14(8).

［16］ 王辰,肖丹,池慧.《中国吸烟危害健康报告 2020》概要[J].中国循环杂志,2021,36(10):937-952.